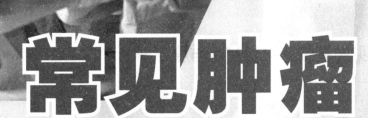

常见肿瘤

临床诊治策略与要点解析

曹娟 等 ◎主编

U0340024

吉林科学技术出版社

图书在版编目（CIP）数据

常见肿瘤临床诊治策略与要点解析 / 曹娟等主编
. 一长春：吉林科学技术出版社，2023.10
ISBN 978-7-5744-0388-8

Ⅰ.①常… Ⅱ.①曹… Ⅲ.①肿瘤－中西医结合－诊疗 Ⅳ.①R73

中国国家版本馆CIP数据核字（2023）第092826号

常见肿瘤临床诊治策略与要点解析

主　　编	曹娟 等	
出 版 人	宛　霞	
责任编辑	许晶刚	
封面设计	吴　迪	
制　　版	吴　迪	
幅面尺寸	185mm×260mm	
开　　本	16	
字　　数	360 千字	
印　　张	14.5	
印　　数	1－1500 册	
版　　次	2023年10月第1版	
印　　次	2024年2月第1次印刷	

出　　版	吉林科学技术出版社
发　　行	吉林科学技术出版社
地　　址	长春市福祉大路5788号
邮　　编	130118
发行部电话/传真	0431-81629529 81629530 81629531
	81629532 81629533 81629534
储运部电话	0431-86059116
编辑部电话	0431-81629518
印　　刷	三河市嵩川印刷有限公司

书　　号	ISBN 978-7-5744-0388-8
定　　价	104.00元

《常见肿瘤临床诊治策略与要点解析》编委会

主 编

曹 娟　深圳市儿童医院
吴国林　中国科学技术大学附属第一医院西区（安徽省肿瘤医院）
施 秀　苏州大学附属第一医院
张 蕾　复旦大学附属中山医院吴淞医院
许迎烈　上海市浦东医院（复旦大学附属浦东医院）
王新焘　上海市第一妇婴保健院

副主编

吕 进　南京市第一医院
徐 琦　常熟市第一人民医院
朱 宏　南京医科大学附属逸夫医院
蔡水彦　山西省肿瘤医院
王 晶　山西省肿瘤医院
符秋娟　广东医科大学附属医院
程瑜蓉　首都医科大学附属北京潞河医院
唐顺莉　达州市第二人民医院

编 委

马丹丽　宁波市第二医院
段学英　十堰市人民医院（湖北医药学院附属人民医院）

前　言

　　肿瘤是严重威胁人民健康的多发病和常见病,肿瘤学也是临床医学中更新和发展最为迅速的学科之一,国内外每年都有许多相关的著作问世。本书的任务是立足临床,吸收、归纳最新的肿瘤学进展,结合我国的国情和编者丰富的临床经验,将纷繁复杂的诊治方法负责任地、简明扼要地进行介绍,期望能够为每天面对着千差万别的患者的临床医师带来些许帮助。

　　全书采用分篇论述,上篇主要介绍与肿瘤发生发展相关的基础知识与研究,包括炎症、免疫机制、细胞因子、免疫营养等多个方面,试图从临床基础概念入手阐明其在肿瘤形成与发展过程中的重要作用。下篇为临床常见肿瘤的诊治策略,内容包括鼻咽癌、甲状腺癌、食管癌、肺癌、乳腺癌、原发性肝癌、胆道肿瘤、淋巴瘤等多个病种。针对各系统临床常见肿瘤均进行了详细介绍,包括肿瘤的流行病学、病因与发病机制、病理分型与分期、临床表现、诊断方法、各种治疗方法,如药物治疗、手术治疗、放射治疗、化学治疗、介入治疗等。强调临床实用价值,希望能为各级医院肿瘤科相关临床医务人员提供参考,起到共同提高肿瘤诊治水平的目的。

　　本书在编写过程中,借鉴了诸多肿瘤相关书籍与论文等资料,在此对原作者表示衷心感谢。由于本编委会人员均身负肿瘤临床诊治工作,编写时间仓促,难免有错误及不足之处,恳请广大读者见谅,并给予批评指正。

编　者

目 录

上篇 临床基础

第一章 肿瘤患者免疫功能评估 ·········· 2
第一节 概述 ·········· 2
第二节 炎性因子的检测 ·········· 3
第三节 细胞免疫功能的检测 ·········· 4
第四节 体液免疫功能的检测 ·········· 5
第二章 细胞因子与肿瘤 ·········· 7
第一节 细胞因子与细胞因子风暴 ·········· 7
第二节 癌性恶病质相关细胞因子的研究进展 ·········· 10
第三节 肿瘤治疗中细胞因子递送策略 ·········· 13

下篇 临床诊治策略

第三章 鼻咽癌 ·········· 19
第一节 鼻咽应用解剖 ·········· 19
第二节 鼻咽癌的危险因素 ·········· 21
第三节 鼻咽癌的临床表现与转移扩散 ·········· 25
第四节 鼻咽癌分期的改进与不足 ·········· 28
第五节 鼻咽癌早期筛查 ·········· 32
第六节 鼻咽癌放疗 ·········· 35
第四章 甲状腺肿瘤手术 ·········· 41
第一节 甲状腺腺叶切除术 ·········· 41
第二节 全/近全甲状腺切除术 ·········· 45
第三节 胸骨后及上纵隔甲状腺肿瘤处理 ·········· 47
第四节 功能性颈淋巴结清除术 ·········· 49
第五节 扩大中央区颈淋巴结清除术 ·········· 52
第五章 乳腺癌 ·········· 55
第一节 乳腺癌临床表现与分期诊断 ·········· 55
第二节 乳腺癌筛查 ·········· 58
第三节 乳腺癌放疗 ·········· 60
第四节 乳腺癌术后辅助化疗 ·········· 65

　　第五节　乳腺癌靶向治疗 ………………………………………………… 71

第六章　食管癌 ……………………………………………………………… 81
　　第一节　食管的大体解剖与组织学表现 ………………………………… 81
　　第二节　食管癌病因病理 ………………………………………………… 82
　　第三节　食管癌发生发展规律 …………………………………………… 83
　　第四节　食管癌影像学表现 ……………………………………………… 86
　　第五节　食管癌分期标准 ………………………………………………… 91

第七章　原发性肺癌筛查与病理分型 …………………………………… 95
　　第一节　肺癌的危险因素与高危人群筛查 ……………………………… 95
　　第二节　非鳞非小细胞肺癌基因检测 …………………………………… 97
　　第三节　非小细胞肺癌靶向基因及其检测 ……………………………… 101
　　第四节　肺癌病理分型与分期 …………………………………………… 105
　　第五节　肺癌的临床表现与实验室诊断 ………………………………… 109

第八章　肺癌的分子靶向治疗 …………………………………………… 111
　　第一节　晚期非小细胞肺癌分子靶向治疗 ……………………………… 111
　　第二节　小细胞肺癌的分子靶向治疗 …………………………………… 116
　　第三节　抗血管生成药物及其在肺癌个体化治疗中的作用 …………… 130
　　第四节　单克隆抗体及其在肺癌分子靶向治疗中的作用 ……………… 138
　　第五节　多靶点 TKIs …………………………………………………… 141

第九章　肺癌的免疫治疗 ………………………………………………… 152
　　第一节　肺癌的生物学特征 ……………………………………………… 152
　　第二节　非小细胞肺癌的免疫检查点抑制治疗 ………………………… 153
　　第三节　免疫检查点阻断治疗的生物标志 ……………………………… 168
　　第四节　NSCLC 的其他免疫治疗策略 ………………………………… 173

第十章　原发性肝癌 ……………………………………………………… 178
　　第一节　概述 ……………………………………………………………… 178
　　第二节　原发性肝癌的分子发病机制 …………………………………… 181
　　第三节　肝癌高危人群的确定和筛查策略 ……………………………… 186
　　第四节　临床表现 ………………………………………………………… 190
　　第五节　辅助检查 ………………………………………………………… 192
　　第六节　诊断及鉴别诊断 ………………………………………………… 195
　　第七节　治疗原则 ………………………………………………………… 199

第十一章　胆管系统肿瘤介入治疗 ……………………………………… 201
　　第一节　胆管系统肿瘤介入治疗 ………………………………………… 201
　　第二节　经皮肝穿胆管引流术及胆管内支架植入术 …………………… 203

第十二章　淋巴瘤 ………………………………………………………… 208
　　第一节　霍奇金淋巴瘤 …………………………………………………… 208

第二节　难治性非霍奇金淋巴瘤 ………………………………………… 212

第三节　套细胞淋巴瘤 …………………………………………………… 216

参考文献 …………………………………………………………………… 222

上篇　临床基础

第一章　肿瘤患者免疫功能评估

第一节　概述

　　肿瘤患者多存在免疫抑制及失控的炎症反应。体重下降、代谢异常、营养不良及恶病质是肿瘤患者常见的问题，另外，手术、放疗、化疗等治疗方法会进一步损害肿瘤患者的免疫系统，加重营养不良，增加其复发及死亡的风险。免疫营养治疗是通过使用一些特定的免疫营养物质，改善肿瘤患者的营养状况，发挥增强免疫，调节机体炎症反应的作用，免疫营养治疗不再是一种单纯给予营养物质的技术，而是调节免疫、代谢和炎症过程的针对性治疗。研究表明免疫营养治疗能够提高机体免疫功能，诱导肿瘤细胞凋亡，可明显降低感染等并发症的发生率，缩短住院时间。但是，由于免疫营养治疗作用机制复杂，体外实验及动物实验显示一些免疫营养素有着促进肿瘤和抑制肿瘤生长的双重性。同时，尽管很多临床试验显示出了肿瘤免疫营养治疗的积极作用，但一些实验的阴性甚至相反的结果，使免疫营养治疗充满了争议。所以，对于肿瘤患者免疫营养治疗前的诊断和治疗后的评价显得尤为重要。如何能够更好地评定肿瘤患者的免疫功能及免疫营养治疗对其的影响，需要进一步深入研究。

　　肿瘤相关营养不良主要表现为进行性消瘦、低蛋白血症、骨骼肌萎缩、内源性脂肪及内脏蛋白下降。各项人体检测指标均低于正常值。目前关于肿瘤营养不良的诊断指标主要包括上臂围、肌肉量、体重指数、清蛋白等。近年，随着临床营养支持治疗的应用，人们逐渐认识到营养支持治疗不仅具有提供热量、蛋白质等营养物质的作用，还直接参与机体的免疫防御，进而影响肿瘤患者的预后和转归。研究显示，谷氨酰胺、精氨酸、牛磺酸、核苷酸、维生素、微量元素、益生菌、膳食纤维等营养物质均具有一定的免疫调节作用，因此机体的免疫功能和营养状态之间的关系成为研究热点。在中国临床肿瘤学会（Chinese Society of Clinical Oncology，CSCO）肿瘤营养治疗专家委员会发布的《恶性肿瘤患者的营养治疗专家共识》中，免疫功能也被作为肿瘤患者营养评定的非特异性的参考指标。然而虽然肿瘤免疫功能的检测指标日趋广泛，但这些免疫指标和肿瘤患者营养状态的关系尚待进一步研究阐明。此外，营养治疗措施的多样性，肿瘤类型、分期及治疗方式的差异性，有效检测指标的缺乏及免疫机制的复杂和变化迅速等因素，增加了肿瘤患者营养状态所致免疫功能变化的评定与相关范围界定的难度。本章节将从炎性因子、细胞免疫及体液免疫三方面初步探讨肿瘤患者免疫功能的评估指标及与机体营养状态之间的关系。为进一步从营养角度调控抗肿瘤免疫的治疗提供参考。

第二节　炎性因子的检测

营养失调和免疫炎症反应是肿瘤发生发展过程中重要的病理过程,研究表明肿瘤患者的营养状况和炎症状态与预后密切相关。炎性因子是一类由免疫细胞合成的有免疫活性的小分子多肽,具有很高的生物活性,对免疫反应、炎症反应、机体代谢均有重要的调节和介导作用。炎症因子可促进肿瘤的生长,在肿瘤细胞迁移、侵袭和转移过程中有着重要作用。在众多的炎性因子中,起主要作用的是 C-反应蛋白(c-reactive protein, CRP)、肿瘤坏死因子-α(tumor necrosis factor-α, TNF-α)、白介素-6(interleukin-6, IL-6)、干扰素-γ(interferon-γ, IFN-γ)等。目前关于肿瘤患者体内各个细胞因子的水平仍需要进一步根据不同肿瘤,不同分期细化研究界定。

CRP:恶性肿瘤的发生、发展常伴随复杂的炎症反应通路。血清 CRP 浓度会随着肿瘤的进展与转归而发生变化,CRP 与恶性肿瘤的良恶性鉴别、病理分期、淋巴结转移、组织学特点、预后、治疗等方面均有一定的相关性。多项研究显示 CRP 和淋巴瘤、鼻咽癌、卵巢癌、肝癌、大肠癌等恶性肿瘤的病情严重程度、分期及预后相关。超敏 C-反应蛋白(hypersensitive c-reactive protein, hs-CRP)在肺癌、胃癌、肝癌、结直肠癌、淋巴瘤、多发性骨髓瘤等恶性肿瘤患者中持续高水平提示疾病进展,预后不良。对 200 例非终末期消化道恶性肿瘤患者基线营养风险筛查及营养状况评估与 CRP 的相关性研究显示,患者营养风险、营养不良与 CRP 均无明确相关性,虽然也有研究报道营养不良患者 CRP 可显著升高,经营养干预后 CRP 水平下降,但肿瘤患者 CRP 增高和营养状态的关系仍需要进一步研究阐明。

炎症营养指数(inflammatory-nutritional index, INI):INI 是由清蛋白(albumin, ALB)和 CRP 组成的一项重要而简明的指标,其计算公式为:INI = ALB(g/dL)/CRP(mg/dL)。炎症营养指数有效地避免了单一指标评价的不足,反映机体的综合状态。研究证明胃癌术后复发组的 INI 较小,肿瘤直径较大,分化程度较低,浸润较深和 TNM 分期较高,低 INI 组的病理特征均差于高 INI 组。INI 预测胃癌复发的敏感度为 62.5%,特异度为 79.5%。INI 预测胃癌预后的敏感度为 65.9%,特异度为 66.8%。低 INI 组预后差于高 INI 组。因此 INI 与胃癌的病变特征紧密相关,对预测胃癌的复发和预后有重要价值。

TNF-α:TNF-α 是炎症反应过程中出现最早、最重要的炎性递质之一,可激活中性粒细胞和淋巴细胞,使血管内皮细胞通透性增加,调节组织代谢并促进其他细胞因子的合成和释放。TNF-α 与宫颈癌、乳腺癌、直肠癌、肝癌等恶性肿瘤的发展及预后相关,也可作为疗效判定及病情监测的指标。TNF-α 与肿瘤患者营养状态具有一定相关性,研究证明 TNF-α 可增加促肾上腺皮质激素的释放,加速蛋白质代谢,提高脑内 5-羟色胺水平进而刺激饱食中枢降低食欲,并激活对葡萄糖敏感神经元,减少食物摄取,导致营养不良。有研究报道血清 TNF-α 水平高于 8.72pg/mL 的胃癌患者营养风险高,生活质量较差。由此可见,检测 TNF-α 可以较早筛选出存在营养风险的胃癌患者。另有研究证实,荷瘤动物腹腔内经注射可溶性重组人 TNF-α 受体的拮抗剂后可改善厌食。

IL-6：IL-6 是机体应激和防御的重要递质，是一种多功能细胞因子，参与机体的炎症及急性时相反应。IL-6 能诱导 B 细胞分化生成抗体，并诱导 T 细胞活化增生、分化，参与机体的免疫应答，是炎性反应的促发剂。研究证实，IL-6 同 CRP、TNF-α 等炎性因子相似，可作为肝癌、肺癌、卵巢癌的临床分期及预后判断指标。IL-6 可加速蛋白质降解，与体重下降、脂肪消耗、恶病质发展相关。有研究报道上消化道肿瘤患者的生存率降低、恶病质发生与 IL-6 及其刺激过量的急性时相反应蛋白的产生密切相关。另有研究发现，对存在恶液质的荷瘤小鼠使用 IL-6 单抗，可降低其恶病质参数。胃癌患者体重/标准体重值与 IL-6 水平呈负相关，这表示胃癌患者 IL-6 的水平越高，体重丢失越明显。有报道称 IL-6 和血清淀粉样蛋白（serum amid A，SAA）可通过协同作用削弱胰岛素/胰岛素样生长因子-1（insulin-like growth factors-1，IGF-1）信号，使肌肉蛋白水解增加，导致肌肉萎缩。在恶病质小鼠模型中，可观察到 IL-6 水平显著升高，同时伴有严重的肌肉损耗，炎性因子 IL-6 参与癌性恶液质的发生。有研究评估 200 例非终末期消化道恶性肿瘤患者基线营养风险筛查及营养状况评估与 IL-6 的相关性，结果显示营养风险、营养不良与 IL-6 存在正相关性。IL-6 在非终末期消化道恶性肿瘤患者营养风险、营养不良的发生上起一定作用，或可作为营养评价指标之一。

IFN-γ：IFN-γ 可通过促进巨噬细胞、NK 细胞活化，诱导单核-吞噬细胞分泌其他细胞因子使患者脂肪合成减少，肌肉萎缩，出现营养不良。有报道称，在小鼠实验中使用单克隆抗体拮抗 IFN-γ，可增加食物摄入及脂肪合成，逆转由于肿瘤生长引发的恶病质，这表明荷瘤小鼠体内存在的内源性 IFN-γ 是导致恶液质的重要递质。另有研究证明，TNF-α、IFN-γ、IL-1 能够有效催化诱导型一氧化氮合酶（inducible nitric oxide synthase，iNOS）的表达，进而生成毒性一氧化氮抑制氧化磷酸化关键酶合成，导致心源性恶病质；同时，过多的一氧化氮削弱了骨骼肌的收缩性能，引起肌肉萎缩。其他研究证明胃癌组血清 IFN-γ 平均浓度（31.71±18.36）μg/L，显著低于溃疡组（70.78±62.52）μg/L 和健康对照组（42.92±26.46）μg/L。

第三节　细胞免疫功能的检测

肿瘤患者相关的营养不良发生率较高，营养对免疫功能的影响越来越受到临床的重视。临床营养支持治疗的目的之一是保证免疫组织的代谢，维持免疫功能，促进免疫功能的恢复与平衡，尤其是细胞免疫功能。研究表明，蛋白质营养不良可导致细胞及体液免疫功能受损。肿瘤患者组外周血淋巴细胞计数及 T 细胞亚群均明显降低。总之，免疫细胞的数量、功能明显受营养状况的影响。但是，目前尚缺乏评估营养对免疫功能影响的金标准。

细胞免疫即 T 细胞受到抗原刺激后，增生、分化、转化为致敏 T 细胞（也叫效应 T 细胞），当相同抗原再次进入机体的细胞中时，致敏 T 细胞（效应 T 细胞）对抗原的直接杀伤作用及致敏 T 细胞所释放的细胞因子的协同杀伤作用，称为细胞免疫。在肿瘤细胞免疫方面，T 淋巴细胞、自然杀伤细胞（natural killer cell，NK）、树突状细胞（dendritic cells，DC）

发挥着重要的作用。评定肿瘤患者的细胞免疫功能主要包括测定 T 淋巴细胞,NK 细胞及 DC 的亚群、数目及功能。

胸腺:通过超声检测胸腺的大小,发现严重营养不良的患儿相对于营养正常的儿童其胸腺严重萎缩,这些研究证实胸腺大小与营养状况有关。但这一临床评定指标的实用性因成年胸腺发生生理性退化萎缩而受限。

T 淋巴细胞:研究显示运用患者主观全面评价法(scored patient-generated subjective global assessment,PC-SGA)和营养风险筛查 2002(nutritional risk screening-2002,NRS-2002)评估 80 例胃肠道恶性肿瘤术后待化疗患者,随着营养不良评分的升高,$CD4^+T$ 细胞的数量和 $CD4^+/CD8^+T$ 细胞的比值降低。另有研究显示肿瘤患者 $CD3^+$、$CD4^+T$ 细胞显著低于健康对照组;$CD8^+T$ 细胞较健康对照组稍有升高;$CD4^+/CD8^+$ 细胞的比值显著降低。也有研究证明 T 细胞不受患者营养状态影响,玫瑰花结实验、流式细胞术等不同测定方法结果也存在矛盾。不同 T 细胞亚群如 Th 细胞、Tc 细胞、调节性 T 细胞等与机体营养状态有无相关性也需要进一步研究。

NK 细胞:NK 细胞是机体固有免疫系统的效应细胞,由于其在机体抵抗病毒入侵及肿瘤防御方面的重要作用,现已成为肿瘤生物治疗的研究热点。研究检测 55 例实体瘤患者、45 例非实体瘤患者及 46 例健康对照组 NK 细胞,在两个患者组中 NK 细胞与健康对照组比较均无显著性差异;但也有研究显示 NK 细胞在肺癌等恶性肿瘤患者中水平明显降低,因此肿瘤患者 NK 细胞与营养状态的关系需进一步研究确定。

DC:DC 是目前所知的机体内功能最强大的抗原提呈细胞(antigen presenting cell,APC),具有强大的抗原摄取和抗原递呈能力。但是在病理条件下,DC 的功能受到严重的抑制。肿瘤微环境中存在多种作用于 DC 的抑制性细胞因子,导致其功能异常,从而使肿瘤细胞逃避机体免疫系统的监视。研究证明 DC 在营养不良患者外周血中的水平降低。另有研究显示 DC 细胞数量在营养不良的儿童中异常降低(28/μL),给予营养治疗后 DC 细胞数目明显升高(48/μL),且营养不良患者 DC 细胞成熟障碍,无法诱导 T 细胞增生。在肿瘤患者及肿瘤局部微环境中,DC 的数量与营养状态的关系,尚待进一步研究阐明。

第四节 体液免疫功能的检测

体液免疫,是 B 淋巴细胞在抗原刺激下产生相应的抗体引起的特异性免疫。肿瘤的体液免疫主要是抗肿瘤抗体对肿瘤细胞的破坏效应。评定体液免疫主要包括 B 细胞数目及功能的检测、免疫球蛋白(immunoglobulin,Ig)的测定等。

B 淋巴细胞:B 淋巴细胞在肿瘤患者中的水平,以及受机体营养状态的影响,目前尚无一致结论。有研究显示 B 淋巴细胞在营养不良患者中的水平升高,也有研究证明 B 淋巴细胞水平在营养不良患者中降低。不同类型、分期的肿瘤患者营养状态和 B 淋巴细胞之间的关系有待进一步研究。

Ig:Ig 是一类最重要的免疫分子,是 B 淋巴细胞的特有产物。分泌型 Ig 通过不同的机制发挥着重要的免疫防御作用,即抗体活性。在对肿瘤患者 Ig 比例的研究中发现肿瘤患者的 IgG 普遍下降,说明特异性 IgG 水平的明显下降是患者免疫功能降低的重要原因。另有研究显示胃癌、肠癌和肺癌患者的 IgG 水平明显低于健康对照组;胃癌患者 IgA 的水平明显低于健康对照组;肝癌患者免疫球蛋白指标均明显高于健康对照组;鼻咽癌、恶性淋巴瘤患者的 IgG、IgA、IgM 水平与健康对照组比较差异无统计学意义。有研究证明机体总免疫球蛋白水平不受机体营养状态影响,其中 IgA 水平在营养不良患者中可升高,IgG、IgM 水平却不受机体营养状态影响。B 细胞与患者营养状态相关性需要在不同类型、不同分期的肿瘤患者中进一步研究确定。

补体:补体系统是在 19 世纪末于新鲜血液中发现的一组糖蛋白,主要存在于血清、组织液和细胞膜表面,活化后具有酶活性,由补体固有成分、补体调控成分和补体受体组成。有研究显示,非小细胞肺癌(non-small-cell carcinoma,NSCLC)患者肿瘤组织中,补体 C7 mRNA 的表达水平较癌旁组织及正常肺组织低,且低表达 C7 的 NSCLC 患者比高表达 C7 的患者更易复发和死亡。C3、C6、C9 和因子 B 在营养不良患者中的表达水平是降低的,C1 和 C4 的表达水平大多为正常水平,但另有研究发现在营养不良患者中 C4 的表达水平降低。不同类型的肿瘤患者中补体水平和营养状态的关系需进一步研究确定。

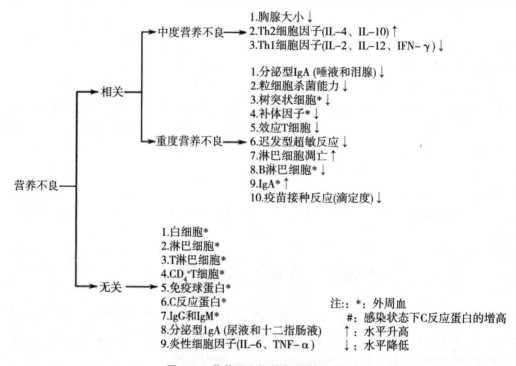

图 1-1　营养不良相关免疫指标变化

如图 1-1 所示,机体的营养状态可导致免疫指标的变化,但不同研究尚难达成一致结论,需进一步细化研究分析,探讨不同恶性肿瘤、不同临床分期的免疫营养评定指标和范围,可使得在临床中判定机体免疫营养状态从而表现疾病的特异性,可更准确的指导临床免疫营养治疗的相关措施。

第二章　细胞因子与肿瘤

第一节　细胞因子与细胞因子风暴

随着经济的发展、城市化的步伐加快及环境的恶化,传染病仍严重威胁人类健康,给公共卫生及社会带来了新的挑战。细胞因子风暴(高细胞因子血症)这一术语首次在1993作为移植物抗宿主病(GVHD)的发病机制被提出。该术语在传染病研究中的使用始于2000年初,在有关巨细胞病毒、噬血细胞性淋巴组织细胞增生症、流感病毒、严重急性呼吸综合征(SARS)冠状病毒(SARS-CoV)等报道中被使用。细胞因子风暴是引起急性呼吸窘迫综合征(ARDS)和多器官衰竭的重要原因,其浓度与疾病的严重程度和预后相关。

一、细胞因子及其功能

1.细胞因子概述　细胞因子是由免疫原、丝裂原或其他刺激剂诱导多种细胞合成并分泌的具有广泛生物学活性的低分子质量蛋白或多肽,参与细胞间信号传导和相互作用。细胞因子是一个通用名称,可分为白细胞介素(IL)、干扰素(IFN)、肿瘤坏死因子(TNF)、集落刺激因子(CSF)、趋化因子和生长因子等。细胞因子具有调节固有免疫、适应性免疫、血细胞生成、细胞生长分化及损伤组织修复等多种生物学功能。众多细胞因子在机体内相互促进或相互制约,形成极其复杂的细胞因子免疫调节网络。特定的细胞因子以自分泌、旁分泌或内分泌3种方式发挥生物学作用,具有多效性、重叠性、拮抗性和协同性等多种特性。作为一把"双刃剑",细胞因子和其他免疫分子一样,既可发挥免疫调节作用,在一定条件下也可参与多种疾病的发生,甚至引发细胞因子风暴及细胞因子风暴综合征,导致多器官损伤、功能衰竭而死亡。

2.IL　IL是一类能够双向调节免疫系统的细胞因子家族,主要参与免疫细胞的分化和激活。最初,IL泛指由白细胞产生的细胞因子,在细胞间发挥作用。研究发现,IL是由多种细胞类型产生并作用于多种细胞的一类细胞因子。IL可划分为IL-1细胞因子家族、共同γ链细胞因子家族、IL-10细胞因子家族、IL-12细胞因子家族等。目前至少发现了40种IL,分别命名为IL-1~IL-40,其功能多样、复杂重叠。

3.IFN　IFN是机体应对各种刺激(包括病毒)时所产生的一类特殊的蛋白质或糖蛋白,分为IFN-α、IFN-β、IFN-γ3类。Ⅰ型IFN中包括IFN-α和IFN-β,主要由先天免疫系统,如巨噬细胞、树突状细胞(DC)和骨髓单核细胞产生;Ⅱ型干扰素IFN-γ主要由先天免疫系统,如自然杀伤(NK)细胞及获得性免疫系统,如T辅助(Th)1细胞、细胞毒性T淋巴细胞和B细胞产生,可一同促进免疫应答,具有抗病毒、抗肿瘤和免疫调节作用。

4.TNF　TNF是一种促炎细胞因子,可分为TNF-α和TNF-β两种。TNF主要由单核巨噬细胞及其他免疫细胞,包括 DC、B 细胞、NK 细胞和 T 细胞产生。在机体感染病毒,如流感病毒、登革热病毒和埃博拉病毒时,外周血中 TNF-α 的高表达可通过激活 T 细胞促进 IL-1、IL-6、IL-8 和 IL-12 等细胞因子的产生及分泌,从而导致机体发热、巨噬细胞募集等一系列炎性反应。

5.CSF　CSF 主要包括粒细胞巨噬细胞集落刺激因子(GM-CSF)、巨噬细胞集落刺激因子(M-CSF)和粒细胞集落刺激因子(G-CSF),可刺激造血祖细胞增生和分化。CSF 也是促炎细胞因子网络的一部分,参与炎症的发生发展。研究发现,CSF 可通过上调炎症部位产生细胞因子的巨噬细胞数量,使炎症反应持续发生并导致炎症的级联放大效应。

6.趋化因子　趋化因子是一类具有 7~15ku 的低分子质量的细胞因子大家族,根据其氨基端半胱氨酸排列基序可分为 C-X-C 基序(CXC)、C-C 基序(CC)、C-X3-C 基序(CX3C)、C 基序(C)4 个趋化因子亚族。一般来说,CXC 趋化因子是中性粒细胞的趋化因子,如 CXC 趋化因子配体 8(CXCL8);CC 趋化因子是单核细胞和淋巴细胞亚群的趋化因子,如单核细胞趋化蛋白-1(CCL2/MCP-1);CX3C 趋化因子亚族已知仅有一个成员,即 CX3C 趋化因子配体 1(CX3CL1);C 趋化因子亚族已知有 2 个成员,分别是 C 趋化因子配体(XCL)1 和 XCL2。趋化因子及其受体能够控制所有免疫细胞的迁移和归巢,并促进胚胎形成、先天和获得性免疫系统的发育及肿瘤转移等多种过程。一部分趋化因子具有促炎性,在炎症期间控制骨髓、血液和外周组织之间的天然免疫细胞运输,而另一部用于维持机体稳态,并参与组织发育或控制细胞迁移。

7.生长因子　生长因子是一类能够影响多种细胞的生长、分化、凋亡及调节免疫的多肽类物质,其种类繁多,包括胰岛素样生长因子(IGF)、表皮生长因子(EGF)和转化生长因子-β(TGF-β)等。IGF 主要由肝脏合成,其不仅具有胰岛素样功能,还能促进细胞分化和增生,对组织、器官及个体发育具有重要的促进作用。EGF 具有多种生物活性,在调节细胞生长、迁移、凋亡、增生、分化及保护肠屏障等方面发挥着重要作用,被广泛应用于治疗皮肤损伤和医学美容等。TGF-β 具有 3 个亚型,即 TGF-β_1、-β_2 和-β_3。TGF-β_1 是最常见的类型,具有免疫抑制作用,可以下调 DC、T 细胞等细胞主要组织相容性复合体(MHC)Ⅱ类分子的表达,抑制 T 细胞、巨噬细胞的增生活化。同时 TGF-β_1 还具有促进软骨细胞等细胞的增生及趋化因子的作用。

上述细胞因子的分类及其主要功能见表 2-1。

表 2-1　细胞因子的类型及其主要功能

类型	成员	功能
IL	IL-1、IL-2、……、IL-40	免疫细胞增生和分化
IFN	IFN-α、IFN-β、IFN-γ	调节先天免疫、活化抗病毒性质和抗增生作用
TNF	TNF-α、TNF-β	促炎、激活细胞毒性 T 细胞
CSF	GM-CSF、M-CSF、G-CSF	刺激造血祖细胞增生和分化
趋化因子	CXCL8、CCL2、CX3CL1、XCL……	控制趋向性和募集白细胞,多是促炎因子
生长因子	IGF、EGF、TGF-β……	促进细胞生长、分化和个体发育

二、细胞因子风暴

1.细胞因子风暴及其临床表现　细胞因子风暴与多种传染性和非传染性疾病有关，是由感染、药物等多种因素诱发的全身系统性炎症反应。与细胞因子风暴有关的炎症始于局部组织，并通过循环波及全身，具体表现为血流量增加升高局部温度（发热）、肌肉痛/关节痛、恶心、皮疹、精神不振等轻度类似流感的急性炎症症状，动员机体免疫系统抵抗病原体感染。急性炎症反应也以促炎细胞因子或趋化因子释放为特征。炎症开始后不久即开始了补偿性修复过程，在许多情况下，修复过程可以完全恢复组织和器官功能。病原体在感染状态下试图扰乱精密的免疫调节系统以逃避免疫反应，并演化出多种逃避策略以实现大量复制。有些情况下，病原体可以逃脱免疫应答进而不会诱导有效的免疫反应；而在其他情况下，某些病原体能过度地刺激免疫系统，当局部组织结构遭到破坏时，失调的促炎细胞因子/趋化因子可能溢出到循环系统中，引起大规模的炎症级联反应。当风暴来袭时，单器官或多器官系统炎症反应过度表现，如肺部症状（低氧血症、血管渗漏引起的肺水肿，甚至 ARDS）、心血管症状（低血压、心律失常、心肌损害、休克）、血液系统症状（血细胞持续降低、凝血障碍、弥漫性血管内凝血）、急性肾损伤、多器官功能衰竭，甚至危及生命。这种不受控制的全身性炎症反应是由初次免疫细胞过度激活和扩增所致的极端炎症反应递质释放所引起。冠状病毒（CoV）是导致人类轻度和重度呼吸系统疾病的重要原因，可分为低致病性和高致病性 CoV。低致病性 CoV 感染上呼吸道，并引起轻度、感冒样呼吸道疾病。而高致病性 CoV，如 SARS-CoV、中东呼吸综合征（MERS）-CoV 及 SARS-CoV-2 主要感染下呼吸道并引起致命性肺炎。高致病性 CoV 引起的重度肺炎通常与病毒快速复制、大量炎性细胞浸润和促炎细胞因子/趋化因子过度分泌释放有关。临床研究发现，重症感染患者中普遍存在的细胞因子风暴现象可造成肺毛细血管内皮细胞及肺泡上皮细胞的弥漫性损伤，进而导致 ARDS 的发生，使病情短期内出现恶化，伴随呼吸衰竭，最终多器官衰竭致死，成为临床表现凶险的重要因素。

2.细胞因子风暴的损伤机制　导致细胞因子风暴的原因是机体免疫反应失调。最初，活化的 T 细胞或裂解的免疫效应细胞释放大量促炎细胞因子和趋化因子等，但随病程发展产生了失控的过激反应。这些暴增的促炎细胞因子和趋化因子（包括 IL-1、IL-6、IL-17、IL-12、TNF-α、IFN-α、IFN-β、IFN-γ、MCP-1 等）导致了巨噬细胞、DC、其他免疫细胞和内皮细胞的活化，后者释放的细胞因子通过自分泌和旁分泌等级联反应进一步活化更多免疫细胞，造成免疫调控网络失衡，负反馈的缺失和正反馈的不断自我放大，形成细胞因子级联反应，导致细胞因子风暴的启动，损伤自身免疫系统稳态和正常组织细胞功能。值得注意的是，IL-6 是在特定条件下发挥促炎及抗炎双重作用的免疫调节因子，IL-6 与其可溶性受体（sIL-6R）结合启动单核细胞向巨噬细胞的分化，吸引其他免疫细胞，同时也抑制调节性 T 细胞（Treg）引发急性免疫病理反应。

香港大学病理学系通过组织学和病毒学对 SARS 患者的病理组织样本进行研究，结果显示 SARS 重症患者的肺组织均有弥漫性肺泡损害，形态学变化是支气管上皮剥脱，纤毛丢失和鳞状化生，肺泡和肺间质中的巨噬细胞明显增加，释放促炎细胞因子，据此推测

SARS-CoV 感染后引起炎性递质释放。SARS-CoV 感染后诱发了 IFN-γ 相关的细胞因子风暴,该细胞因子风暴与 SARS 患者的免疫病理损害相关,提示 IFN-γ 可能是 SARS 晚期引发急性肺损伤的标志。此外,SARS-CoV 通过与肺上皮细胞和单核细胞的动态相互作用,创造了有利于 SARS-CoV 感染更多肺细胞的环境。所募集的单核细胞产生一组独特的趋化因子,这些趋化因子募集更多的中性粒细胞、单核细胞及活化的 T 细胞迁移和累积,最终导致肺损伤。

与 SARS-CoV 相似,人呼吸道上皮细胞被 MERS-CoV 感染可诱导 IFN、IL-1β、IL-6 和 IL-8 显著升高。虽然 MERS-CoV 在初始及活化的人单核巨噬细胞和 DC 中均能复制,但只有活化的 T 细胞才支持 MERS-CoV 复制,这与 SARS-CoV 相反。

人髓系白血病单核细胞系及人外周血单核细胞衍生的巨噬细胞和 DC 感染 MERS-CoV 后诱导了促炎细胞因子和趋化因子(IL-2、IL-8、CCL-2、CCL-3、CCL-5)水平显著升高。最近的研究表明,与轻中度 MERS 患者相比,重度患者的血清促炎细胞因子(IL-6 和 IFN-α)和趋化因子(IL-8、CXCL-10 和 CCL-5)显著升高。MERS 患者血清高水平细胞因子和趋化因子与肺组织和外周血中的中性粒细胞和单核细胞数量增加有关,表明这些细胞在肺病理中发挥作用。

第二节　癌性恶病质相关细胞因子的研究进展

癌性恶病质(cancer cachexia,CC)是一种与癌症及一些姑息性治疗有关的复杂代谢综合征,其特点为脂肪和肌肉组织的进行性消耗、体重减轻、食欲减退、早饱、乏力,以及由于肿瘤负荷和细胞因子引起代谢变化所导致的身体虚弱,同时还伴有心理抑郁,生活质量降低等。癌症恶病质是以消耗为特征的综合征,50% ~ 80% 的恶性肿瘤患者死亡前会出现恶病质,22% 的恶性肿瘤患者死亡的直接原因归于恶病质,而不是肿瘤本身。癌性恶病质严重影响肿瘤的各项治疗效果,导致多种并发症的发生,使晚期癌症患者的生活质量降低,治疗依从性差,生存期缩短。故癌性恶病质的防治已成为肿瘤多学科综合治疗的重要组成部分,受到人们的广泛关注。癌性恶病质的发病机制十分复杂,目前还没有得到满意的解释。现在认为,癌性恶病质是由肿瘤因素、机体因素及肿瘤和机体的相互作用而导致机体厌食,糖类、蛋白质、脂肪代谢紊乱。肿瘤坏死因子(TNF)α、IL-6、IL-1、INF-γ 等炎性因子在癌性恶病质病理生理中发挥核心作用:癌症患者血清中这些细胞因子水平升高,并与患者的一般状况较差、体重下降及生存期较短相关,抑制这些细胞因子合成与活性可作为恶病质治疗的策略。

一、TNF-α(Tumour Necrosis Factor-α)

最新证据表明,炎性因子通过触发一系列影响神经的化学物质的分泌,导致癌性恶病质的发生。在导致癌症恶病质的细胞因子中,TNF-α 是公认的最为重要的一个主要由单核巨噬细胞产生的 TNF-α 是核因子(nuclear factor kappa B,NF-κB)途径的激活子。短时间内静脉输入重组 TNF-α 可以模拟恶病质的发生。

1.中枢途径 较低浓度的 TNF-α 即可提高促皮质释放激素水平,刺激饱食中枢,促进消耗的糖神经对糖浓度的敏感性降低,从而抑制食物中的摄取。实验和临床研究表明,TNF-α 可以加速蛋白质代谢,使血浆氨基酸谱发生变化,因为大脑中的游离色氨酸量是由血浆中游离色氨酸量及游离色氨酸与中性氨基酸的比值来调节的。所以 TNF-α 使得血浆游离色氨酸水平或游离色氨酸与中性氨基酸的比值增高,从而大脑中游离色氨酸和 5-羟色胺浓度增高,色氨酸作为大脑 5-羟色胺前体物质也可以形成 5-羟色胺刺激下丘脑饱食中枢,进而引起厌食。

2.外周途径 实验研究表明,TNF-α 能够通过促进脂肪分解、抑制脂蛋白脂酶(LPL)的活性和抑制转录三种途径诱导白色脂肪组织的脂肪消耗。TNF-α 已被证实可以有选择性地降低 LPLmRNA 的表达水平及 3T3-L1 脂肪细胞的活性,从而阻止脂肪细胞从血浆脂蛋白中摄取游离脂肪酸,保证了脂肪在血液循环中的流通量。然而在对癌症患者脂肪细胞分离的研究中并未观察到 LPLmRNA 的减少或 LPL 酶活性的降低。TNF-α 通过激活丝裂原活化蛋白激酶(MAPK)、细胞外信号调节激酶(ERK),升高细胞内的环磷酸腺苷(cAMP)刺激脂肪分解。TNF-α 诱导脂肪分解可能通过下调对脂肪有屏障作用的下调蛋白(PLIN),MAPK 信号通路的上调导致 PLIN 的表达,这相当于基础脂解作用增加。核因子 κB(NF-κB)的激活可能是 TNF-α 诱导脂肪分解的另一重要机制。TNF-α 增加的组织活性氧通过激活 NF-κB,增加氧化压力和 NOS 生成等途径使得骨骼肌中泛素连接酶基因的表达加强,从而激活泛素-蛋白酶体途径介导肌肉纤维蛋白的降解。张红欣等发现通过降低 NF-κB 活性能显著降低小鼠血浆 TNF-α、IL-1 水平。

尽管有理论解释,TNF-α 在癌性恶病质中的作用仍不清楚。然而一些研究表明,在 36.5% 的胰腺癌患者血清中的 TNF-α 水平与血清蛋白、清蛋白、体重及体重指数呈负相关。另一些在终末期癌症患者的研究中,循环中 TNF-α 的水平与厌食及体重减轻不相关。血清 TNF-α 水平能够间接反映肿瘤的大小而不是恶病质中体重的减轻程度,这对疾病的阶段性可能是一个好的观察指标。在不同研究中观察到的差异可能是由于血清 TNF-α 水平的昼夜变化、其半衰期短或者测量技术上的误差。由于细胞因子系统的复杂性,恶病质中单个细胞因子的意义很难确定。

TNF-α 进一步诱导 IL-6 分泌并协同它所产生的作用,例如刺激其他具有促炎、抗炎成分细胞因子的联合。促炎细胞因子如 IL-6 协同外周淋巴细胞中的 TNF-α 可能导致急性期反应(APR),触发组织分解代谢。已发现 APR 水平与血清 IL-6 和可溶性 TNF-α 受体呈显著正相关。

二、IL-6

IL-6 半衰期长,是已被证实与癌性恶病质相关的细胞因子。其由巨噬细胞及成纤维细胞产生,也可由作用于肿瘤细胞的炎性细胞刺激巨噬细胞产生 IL-1,IL-1 促使肿瘤细胞产生 IL-6。IL-6 在恶病质发展中至关重要的证据主要来自于对小鼠结肠腺癌 C-26 的研究。使用 IL-6 的中和抗体进行治疗时,恶病质过程中的体重减轻及其他关键环节被削弱。从这一点上可认为 IL-6 水平升高与恶病质的发展息息相关。然而进一步对该肿瘤的实验研究提示不能仅靠 IL-6 导致恶病质的产生,因为体内同时存在 C-26 细胞克隆的小鼠血清 IL-6 水平升高,但是其中有些出现了恶病质而有些并没有出现。对非小细胞肺癌体重减轻的患者进行研究并与无体重减轻的该病患者对比,发现他们血清 IL-6 水平显著升高。相反在另一项研究中发现,在 61 位晚期癌症患者体内血清 TNF-α、IL-1、IL-6、INF-γ 含量与体重减轻无关。但是高 IL-6 和低 INF-γ 血清水平与肺癌患者的较短生存期存在关联,与此同时IL-6的水平在这些患者死亡的一周前出现一个峰值。另一 IL-6 家族成员睫状神经营养因子(CNTF)已被证实在与 IL-6 相同剂量水平时对厌食及组织消耗产生重要的影响。尽管发现 IL-6 能引起肝脏急性期反应,但并未发现其在食物摄入及体重减轻方面产生影响。由此认为,在癌性恶病质早期,IL-6 血清水平逐渐升高,在死亡前达到峰值。

三、IL-1

摄食中枢及相应的外周信号紊乱是导致癌性厌食的原因之一。通过检测发现在摄食中枢中有 TNF-α 受体及 IL-1 受体。IL-1 因阻碍神经肽 Y(NPY)诱导的进食已被明确与癌性恶病质中的厌食相关。在癌症厌食大鼠模型中发现摄食与脑中 IL-1 水平存在关联:大鼠外周血注射 IL-1,通过中枢受体,作用于下丘脑 5-羟色胺系统,通过瘦素介导的负反馈信号,持续刺激厌食肽类。NPY 作为一种进食刺激肽,能够刺激食欲,然而这种分子水平在荷瘤厌食大鼠体内减少。细胞因子 IL-1 可能通过抑制细胞放电率、抑制NPY 的合成或使其突触后效应减低最终导致使 NPY 活性降低。IL-1 还可使血浆色氨酸浓度增加并且通过血-脑屏障,5-羟色胺合成释放,直接作用于下丘脑腹侧核饱食中枢和外周部位;另一方面 IL-1 通过增加中枢神经递质促肾上腺皮质激素释放激素(CRH)水平和增加葡萄糖敏感神经元放电间接减少食物摄入。IL-1 还可引起肝内急性反应蛋白和促肾上腺皮质激素(adrenoeortico tropic hormone,ACTH)释放,抑制 LPL 活性。IL-1 受体抑制剂对恶病质有较弱的治疗作用。孕激素类药物经过大量的临床试验被证实其能刺激中枢神经系统神经肽 Y(NPY)进而促进食欲增加患者进食量。孕激素类药物作用机制与其糖皮质激素活性有关,同时还可抑制细胞因子 IL-1、IL-6 和肿瘤坏死因子 TNF-α 的活性,但患者体重减轻的症状几乎不能从中得到改善。

四、INF-γ

由活化的 T 细胞和 NK 细胞产生的,与 TNF-α 具有相同生物学活性的 INF-γ 在癌性恶病质中同样占有一席之地。国外学者用单克隆抗体对抗 INF-γ 以扭转小鼠 Lewis 肺癌生长相关的消耗综合征,因此表明在荷瘤小鼠体内内源性产生的 INF-γ 对癌性恶病质特征性的代谢变化起作用。在动物肿瘤实验中,INF-γ 因其通过中和抗体减轻体重被认为在癌性恶病质中发挥着重要的作用,但在对恶病质患者的观察中,未发现血清水平与体重减轻程度有明显的相关性。

五、瘦素

瘦素作为瘦素基因的产物,也被称为 OB 蛋白,一种下丘脑的饱感信号。它是一种分子量为 18000 的蛋白质,含有能够裂解产生分子量为 16000 的成熟激素。最初的研究认为瘦素仅有白色脂肪合成,但后来认识到人体其他场所例如棕色脂肪组织,胃,胎盘,乳腺,卵巢卵泡和胎儿的心脏、骨或软骨,甚至大脑都可以产生。瘦素是一种从外周到中枢调节脂肪组织的信号。瘦素水平与体脂含量呈正相关,血浆中的瘦素浓度动态变化着,在任意方向激活能量调节输出通路。在中枢神经系统的诱导下瘦素抑制食欲、增加能量消耗的作用明显增强。在缺乏瘦素的情况下,如在 ob/ob 小鼠体内,由于它们不能抑制食物的摄入量,以致造成不可遏制的肥胖。瘦素的结构表明它是螺旋细胞因子家族的成员,该家族还包括了 IL-6、IL-1、白血病抑制因子(LIF)和睫状神经营养因子(CNTF)所属的 IL-6 家族。这些细胞因子大多数能够引起体重减轻和(或)厌食。实验结果表明,尽管食物摄入量减少通常会抑制瘦素的表达,但 TNF-α、IL-1 和 LIF 这些与体重减轻有关的细胞因子在脂肪组织中增加瘦素 mRNA 的表达使血浆瘦素水平升高,这一现象阻碍了食物摄入量下降时正常的代偿机制,导致厌食症的发生。它们还能够促进胃肠运动促进排空也能直接作用于胃肠道或者通过改变传出信号调节饱腹感直接作用于大脑。

综上所述,癌性恶病质是由多个细胞因子引起的复杂疾病。在过去的研究工作已经对这种综合征的一些特点进行了阐明,实验模型的构建对研究恶病质中的不同细胞因子有很大的价值。然而,每个动物模型都有自己的特点,与人类癌症还存在着许多不同。细胞因子之间通过复杂的协同和重叠作用修改神经肽和信号通路在癌性恶病质中发挥重要的作用。早在恶病质状态出现之前,体内的细胞因子已经开始发生变化。想要阻止恶病质的产生,维持机体的正常功能不被打破,就需要在细胞因子发生这一系列变化之前给予合理并且有效的处理。它们的作用机制需要我们进一步通过实验和临床观察进行论证,把深入研究其作用机制作为未来研究的切入点,为预防和治疗癌性恶病质并期望于有朝一日能够逆转癌性恶病质状态提供了准确的思路。

第三节　肿瘤治疗中细胞因子递送策略

细胞因子多数是由机体免疫细胞[如单核巨噬细胞、自然杀伤(natural killer,NK)细胞、淋巴细胞等]和某些非免疫细胞(如血管内皮细胞、表皮细胞等)产生分泌的蛋白质,生物活性高,特异性好,应用较为广泛。细胞因子对细胞的生长、增生、分化等均有调节作用,并参与体内多种疾病的发生发展,因而具有潜在的临床应用价值,在肿瘤治疗中受到广泛关注。

一、常见的细胞因子

细胞因子在肿瘤发生发展过程中扮演着极为重要的角色,部分细胞因子可有效抑制肿瘤的生长,而有些细胞因子可促进肿瘤生长。在肿瘤治疗中,抑制肿瘤生长的细胞因子可通过不同作用机制实现抑制肿瘤生长的效果,一类为刺激功能性免疫细胞表达或分化,调节免疫系统,如白介素-2(interleukin-2,IL-2);另一类为直接杀伤肿瘤细胞,如颗粒酶 B(granzyme B,GrB)。由于肿瘤发生发展的复杂性,细胞因子功能的多样性,一些细胞因子如干扰素-γ(interferon-γ,IFN-γ)可通过多种途径进行肿瘤治疗(表2-2)。

表2-2 肿瘤治疗中细胞因子的应用

细胞因子	治疗用途	临床研究阶段
IL-2	肾细胞癌、黑色素瘤等	已上市
IL-12	前列腺癌	Ⅰ期
	复发性卡波肌肉瘤	Ⅱ期
	淋巴瘤	Ⅰ期
IL-15	黑色素瘤、肾细胞癌	Ⅰ期
TFN-α	淋巴瘤、恶性黑色素瘤等	已上市
	肾癌	Ⅲ期
IFN-γ	黑色素瘤	Ⅲ期
HER-2阳性乳腺癌	Ⅰ、Ⅱ期	

IL-2是免疫系统中一类较为重要的细胞因子,主要由$CD4^+T$细胞产生,在1992年已被美国FDA批准用于转移性肾细胞癌的治疗,1998年又被批准用于转移性黑色素瘤的治疗。IL-2通过与受体结合,活化JAK激酶,激活细胞内STAT、PI3K-AKT及MAPK三条主要信号转导通路,从而调节$CD4^+T$细胞分化,或增强$CD8^+T$细胞和自然杀伤细胞的细胞毒活性,抑制肿瘤生长。

GrB是一类主要由自然杀伤细胞和细胞毒T淋巴细胞(cytotoxic T lymphocyte,CTL)分泌的丝氨酸蛋白酶,为细胞凋亡中一种比较关键的细胞因子。GrB在发挥细胞凋亡作用前,主要储存在NK细胞或CTL细胞的分泌性颗粒中,能被二肽基肽酶Ⅰ(dipeptidyl peptidase Ⅰ,DPPI)(组织蛋白酶C)切除N端两个多余的氨基酸使其活化,生成具有活性的蛋白酶。当靶细胞出现时,活化的GrB可被释放入细胞外基质中,在穿孔素介导下入胞,分别通过细胞凋亡蛋白酶依赖途径、线粒体途径及死亡受体途径诱导细胞凋亡。

IFN-γ在肿瘤治疗中研究也较为广泛,其针对黑色素瘤及乳腺癌等的治疗已进入临床研究阶段。IFN-γ为自然杀伤细胞、细胞毒T淋巴细胞等分泌的非共价结合的二聚体,与其受体结合后可激活巨噬细胞和自然杀伤细胞等,进而杀伤肿瘤细胞。IFN-γ通过刺激抗原递呈细胞,可正向调节IL-12、IL-18、IL-27等细胞因子的表达,活化细胞毒T淋巴细胞,从而促进肿瘤细胞凋亡。

IFN-γ还具有直接杀伤肿瘤细胞的功能。IFN-γ与肿瘤细胞表面的受体结合,调控细胞内基因表达,并活化细胞内凋亡信号通路,进而抑制肿瘤细胞增生。因此,IFN-γ不仅可以作用于功能性免疫细胞,也可直接作用于肿瘤细胞,从而实现抗肿瘤效果。

二、细胞因子的递送策略

众多研究表明,细胞因子是肿瘤治疗中具有良好前景的药物之一。然而细胞因子存在体内半衰期较短、生物活性极易被破坏、全身给药不良反应大等问题。因此,选择一种适宜细胞因子的递送策略极为重要。细胞因子的递送策略通常包括聚乙二醇(polyethylene glycol,PEG)修饰、基因融合及载体递送等。

1.PEG 修饰 细胞因子在体循环中极易被肾小球过滤,而 PEG 修饰细胞因子不仅可以减少肾清除,还具有亲水性、低免疫原性、化学结构简单等优势,近年来 PEG 修饰的细胞因子得到越来越广泛的研究及临床应用。

2011 年,PEG 修饰的 IFNα-2b(p-IFNα-2b)已被 FDA 批准用于手术黑色素瘤患者的辅助性治疗药物。该方法成功解决了 IFNα 体内循环半衰期短、临床大剂量给药、不良反应大等问题。罗氏公司和先灵葆雅公司开发的 p-IFNα-2b,已在临床上广泛用于慢性肝炎与肿瘤的治疗。2016 年 Gao 课题组合成高分子偶联物——聚乙二醇甲醚甲基丙烯酸酯(POEGMA)修饰的 IFNα,该研究显示,POEG-MA-IFNα 半衰期可达 53.35 小时,表明 POEGMA 修饰 IFNα 不仅延长了 IFNα 的体内半衰期(1.58 小时),且对其生物活性影响较小,其抗肿瘤活性显著优于罗氏公司开发的 p-IFNα-2b。

PEG 修饰虽可显著延长细胞因子的体内半衰期,但容易使蛋白质的空间构象发生变化,且活性部位易受到影响,且修饰的大分子可能会阻滞细胞因子与其受体结合,从而降低活性。因此,PEG 修饰的细胞因子在临床使用中通常需要加大给药剂量来保证疗效,毒性也会相应增加,其应用受到一定限制。

2.基因融合 随着 DNA 重组技术的发展及广泛应用,基因融合技术在细胞因子的递送中研究较为广泛。

早在 1999 年,美国 FDA 已批准地尼白介素-2 注射剂(Denileukin Diftitox,Dd)(Dd 为包含白喉毒素活性域和 IL-2 蛋白序列的基因工程融合蛋白)用于治疗 CD25(IL-2 受体 α 亚基)阳性皮肤 T 细胞淋巴瘤。近年来,基于细胞因子的基因融合技术也得到了广泛研究。Teresa 等采用基因融合技术,将特异性识别肿瘤相关抗原 EDA 蛋白的 F8 抗体与 IFN-γ 融合,体内外实验均表明,F8-IFN-γ 靶向肿瘤效果明显,且呈现剂量依赖的抗肿瘤活性。Lv 等将血管内皮生长因子基因的片段(truncated-vascular en-dothelial growth factor,tVEGF)与人源 GrB(human-Granzyme B,hGrB)基因融合为 hGrB-TV,并使其在大肠埃希菌中表达,用于增强 GrB 靶向性;细胞摄取及细胞毒实验结果表明,融合蛋白 hGrB-TV 能较好地靶向 VEGFR-2 阳性的肿瘤细胞,且当蛋白浓度仅为 80nM 时,hGrB-TV 对 VEGFR-2 阳性细胞的抑制率达到 80%左右;体内药效试验也表明,融合蛋白 hGrB-TV 能高效靶向 VEGFR-2 阳性的肿瘤细胞,抑制肿瘤生长。

基因融合技术虽能增强细胞因子的靶向性,但易引起交叉免疫反应,长期安全性存在问题,因而其应用受到一定程度的限制。

3.载体递送 细胞因子作为一类生物大分子,具有亲水、表面荷电等性质。用于递送细胞因子的载体通常包括脂质体、聚合物囊泡、纳米凝胶、水凝胶等。为进一步延长其体内半衰期,降低不良反应,近年来基于水凝胶的复合载体体系的研究也较为广泛,如胶束-水凝胶、纳米凝胶-水凝胶、脂质体-水凝胶等(表 2-3)。

(1)脂质体:细胞因子为亲水性的生物大分子,在体内半衰期较短。脂质体是由两亲性脂质分子形成的具有亲水空腔的双分子层囊泡,细胞因子可被包封于其亲水空腔,从而可避免被体内的酶降解。同时,脂质体表面易于被抗体、多肽、核酸等靶向因子修饰,从而将细胞因子靶向递送至作用部位。

Timo 等制备了包封肿瘤坏死因子-α(tumor necrosis factor-α,TNF-α)的 PEG 修饰的脂质体,与游离药物相比,TNF-α 被包封于脂质体后,体内半衰期延长且在肿瘤部位的蓄积增加。Serda 等利用阳离子脂质体表面较强的正电荷吸附表面荷负电的 IL-12,经静脉给药后,可显著抑制肿瘤的生长。因此,脂质体作为递送细胞因子的载体具有一定的优势。国内学者采用联合治疗的手段将细胞因子 IL-2 和抗体 anti-CD137 吸附于阳离子脂质体表面,相比游离的 IL-2 和 anti-CD137,其在多种肿瘤模型中治疗效果相当,但不良反应显著降低。因此,脂质体在细胞因子的靶向递送中具有良好的应用前景。

表 2-3 不同细胞因子的递送载体

细胞因子	相对分子质量	等电点	递送载体	递送原理
TNF-α	17 000	5.6	脂质体	亲水性
IL-12	35 000/40 000	4.5~8.5	聚合物纳米粒	亲水性
IL-2	17 000	6.6~8.2	混合水凝胶	亲水性
IFN-γ	17 000	8.1~9.1	混合水凝胶	亲水性
IL-15	17 000	6.6~8.2	聚合物胶束	电荷吸附
G-CSF	19 600	6.1	胶束-水凝胶复合物	电荷吸附
TRAIL	24 000	7.63	脂质体-凝胶	电荷吸附

(2)聚合物囊泡:聚合物囊泡是由多嵌段共聚物构建的具有较大亲水空腔的递送载体,可用于包封大量亲水性的细胞因子。聚合物囊泡的外壳层相对较厚,稳定性良好,且表面易被靶向因子修饰,因而在细胞因子的递送中具有良好的应用前景。

国内学者设计了一种茴香酰胺靶向修饰并具备 pH 敏感性及生物可降解性的聚合物囊泡,用于细胞因子 GrB 的递送,体外释放实验结果表明,细胞因子被包封于聚合物囊泡后,生物活性基本不受影响。有学者利用前列腺特异性膜抗原(prostate specific membrane antigen,PSMA)靶向修饰的聚合物囊泡装载 GrB,可显著抑制 PSMA 高表达的前列腺癌细胞存活率。因而,聚合物囊泡可有效保护细胞因子的生物活性不被影响。

(3)纳米凝胶:纳米凝胶是由亲水性或两亲性聚合物材料通过交联形成的纳米级水凝胶粒子。纳米凝胶不仅具有纳米粒粒径较小的特点,还具备与水凝胶类似的三维网状结构,可将大量细胞因子交联于网状结构中,从而避免被体内的酶降解。纳米凝胶已被广泛应用于细胞因子递送的研究。

国外学者合成胆固醇修饰的支链淀粉,可通过胆固醇的强疏水力将 IL-12 物理交联于网状结构中形成纳米凝胶,研究结果表明,IL-12 的释放速率降低,体内半衰期显著延长。通过光交联制备以透明质酸为骨架材料、包载 GrB 的纳米凝胶,药动学数据表明,该纳米凝胶可有效延长药物的半衰期,体内药效结果也证明载 GrB 的纳米凝胶可显著抑制肿瘤的生长。因此,纳米凝胶是一类具有良好前景的细胞因子递送载体。

(4)水凝胶:水凝胶是一类可用于局部给药的递送载体,常用的载体材料有聚多糖类(如壳聚糖、藻酸盐、葡聚糖、透明质酸)和聚氨基酸类(如聚谷氨酸)等。水凝胶在细胞因子的递送中具有以下优势:①可实现局部给药,从而形成药物储库,并具有较低的系统毒性;②可显著减缓药物的释放,利于细胞因子持续起效。

采用壳聚糖为载体材料制备水凝胶,用于递送细胞因子粒细胞-巨噬细胞集落刺激因子(granulocyte-macrophage colony-stimulating factor,GMCSF)及化疗药物,经瘤内给药后,肿瘤生长被显著抑制,且不会引起全身不良反应。以聚谷氨酸衍生物为载体材料,制备载 IL-15 的温敏水凝胶,全身不良反应低,体外释放速率缓慢,经局部注射后肿瘤抑制率最高可达88.8%,且小鼠的生存期显著延长。因此,水凝胶作为细胞因子的局部递送载体,具有良好的应用前景。

(5)基于水凝胶的复合载体:近年来,基于水凝胶的复合载体,如胶束-水凝胶、纳米凝胶-水凝胶等,不仅可以综合不同载体的优势,还可弥补各自的不足,是一种具有良好应用前景的递送策略。例如,将胶束交联于水凝胶的网状结构中,既可以利用胶束包封药物,同时水凝胶可实现局部给药从而减小全身毒性。

有学者制备了共递送化疗药物喜树碱和细胞因子 GMCSF 的胶束-水凝胶复合载体。其中,喜树碱被包封于胶束的疏水内核中,GMCSF 则镶嵌于胶束的亲水段,相比 GMCSF 在胶束中的释放速率,GMCSF 在胶束-水凝胶复合载体中释放较为缓慢,且细胞因子的生物活性基本不受影响。将多柔比星、IL-2 和 IFN-γ 分别制备成纳米凝胶,并以一定比例交联于温敏水凝胶,构建纳米凝胶-水凝胶复合载体,并利用该复合载体实现化疗药物与细胞因子的共递送,体外释放结果显示,三种药物释放均较慢,表明纳米凝胶被交联于水凝胶后,药物的体外释放速率降低,可实现药物的可控持续性释放。

因此,基于水凝胶的复合载体不仅解决了单一纳米载体不稳定、释放药物快等问题,还可较好地保持细胞因子的生物活性,降低全身不良反应,是肿瘤治疗中一类具有良好应用前景的药物递送策略。

三、展望

细胞因子作为一类特殊的蛋白质药物,具有较高的生物活性,在肿瘤治疗中起着关键性的作用。选择细胞因子的递送策略时,需充分考虑其相对分子质量、表面荷电等因素,从而实现细胞因子的有效递送。然而单一的细胞因子作为药物进行肿瘤治疗,虽简单易控,但较难实现理想的疗效,如单独采用 IL-2 进行肿瘤治疗,通常会因高剂量而导致较大的不良反应及肿瘤微环境的免疫抑制,而采用低剂量给药,虽可降低不良反应,但抗肿瘤效果显著降低。因此,低剂量的细胞因子与小分子化疗药物、基因药物等联用成为近年来的研究热点。基于水凝胶的复合载体在保证细胞因子活性的前提下,可满足不同药物的特性,并实现缓释且降低不良反应,有望成为共递送细胞因子及联用药物的载体体系。

下篇 临床诊治策略

第三章　鼻咽癌

鼻咽癌在世界各国均有发病,但有明显的地域高发现象。西南太平洋地区即中国及东南亚各国发病率高,北非次之,欧美大陆及大洋洲发病率低于1/10万。在我国,鼻咽癌的发病也有明显的地域差异,呈南高北低趋势。以华南、西南各省高发,如广东、广西、海南、港澳和江西一带较多。华北、西北地区较少。男女发病率之比为(2.4~2.8):1,40~59岁为发病高峰。鼻咽癌有种族易感性及家族高发倾向。在过去的几十年里,鼻咽癌的发病率在全球范围内逐渐下降。鼻咽癌的病因尚不确定,目前认为是一种多基因遗传病(遗传的或获得的)。它往往涉及多个基因之间或基因与环境之间的交互作用。目前较为肯定的致病因素为EB病毒感染、化学致癌因素或环境因素、遗传因素等。近期的几项研究确定了一些促进鼻咽癌发生发展的基因组变化:NF-κB负调节剂的多功能丧失突变,复发性遗传损伤(包括CDKN2A/CDKN2B丧失),CCND1扩增,TP53突变,PI3K/MAPK信号通路突变,染色质修饰和DNA修复等。目前鼻咽癌公认和有效的根治性治疗手段为放射治疗,或以放疗为主的综合治疗。随着调强放疗等在鼻咽癌治疗中广泛应用,鼻咽癌的局部控制率和总生存率得到显著提高,远处转移成为最主要的失败模式。肿瘤治疗药物近年来发展迅速,包括化疗、靶向或免疫及放射增敏剂等。

第一节　鼻咽应用解剖

一、鼻咽结构及毗邻结构

鼻咽部的解剖较为简单,但毗邻结构较为重要且复杂。鼻咽是位于第1~2颈椎椎体前方、蝶骨体前下方的不规则立方体结构(图3-1),由前、顶、后、底及左、右侧6个壁组成。前壁为后鼻孔及鼻中隔后缘,与鼻腔相连;顶壁紧贴颅底部,距颅底破裂孔仅1cm,故鼻咽癌通常循此径侵及颅内;顶后壁为蝶窦底、斜坡;后壁在相当于第1~2颈椎与口咽部后壁相连续,统称为咽后壁;底壁为软腭,连接口咽部;左右侧壁为对称性的咽鼓管隆突和咽隐窝。鼻咽的左、右两侧下鼻甲后端约1cm处有对称的漏斗状开口,称为咽鼓管咽口。此口的前、上、后缘由咽鼓管软骨末端形成的唇状隆起,称为咽鼓管隆突(或咽鼓管圆枕)。在咽鼓管隆突后上方有一深窝,称为咽隐窝,为鼻咽癌的好发部位之一。在进展期鼻咽癌,其肿瘤可通过咽鼓管侵袭中耳结构。鼻咽的顶壁与后壁交界处的淋巴组织称为增生体或咽扁桃体、腺样体,咽鼓管咽口周围有丰富的淋巴组织称为咽鼓管扁桃体。咽扁桃体与咽鼓管扁桃体均为韦氏环的一部分。

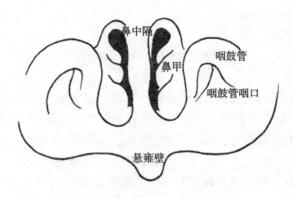

图 3-1　鼻咽解剖（冠状位观）

鼻咽癌向前可侵犯鼻腔（87%）、破坏翼状板结构（27%），少数病例中也可以侵袭筛窦、上颌窦或浸润眶尖。鼻咽癌向上进展，可直接侵犯颅底结构、蝶窦和斜坡（41%），甚至通过破裂孔侵犯海绵窦（16%）和中颅窝，并导致Ⅲ～Ⅵ颅神经受累。此外，卵圆孔也是肿瘤侵犯中颅窝、颞骨岩部（19%）及海绵窦的途径。鼻咽癌向后侵犯较为少见，主要包括椎前肌（19%）和下咽（21%）。

当肿瘤向两侧进展时，常累及咽旁间隙（68%），可引起Ⅸ～Ⅻ颅神经受损。咽旁间隙为上自颅底下至舌骨小角的倒锥形、前窄后宽的脂肪间隙，内侧围绕咽部筋膜，外侧是翼肌及腮腺深叶。以咽部筋膜、茎突及其附着肌肉为界，咽旁间隙可划分为咽腔外侧的咽侧间隙和咽腔后方的咽后间隙，前者以茎突为界又分为茎突前间隙和茎突后间隙。茎突前间隙内上方与咽隐窝相邻，顶端为中颅窝底、蝶骨大翼、卵圆孔及破裂孔前外侧，三叉神经下颌支自卵圆孔出颅后即在此间隙内穿行。茎突后间隙内侧与咽后间隙相邻，自内而外有颈内动脉、Ⅸ～Ⅻ颅神经、交感神经节、颈内静脉及颈静脉淋巴结。咽后间隙位于咽腔后壁正中，颊咽筋膜和椎前筋膜之间以体中线分为左、右两侧，上自颅底下止于气管分叉平面，Rouviere 淋巴结位于此间隙。

二、颈部淋巴结引流及分区

鼻咽腔的淋巴管丰富，淋巴引流大致经 3 条途径：①引流至咽旁间隙的咽后淋巴结，位置最上的淋巴结称为 Rouviere 淋巴结（距寰椎水平体中线两侧约 1.5cm），再引流至颈深上淋巴结；②直接引流至颈深上淋巴结；③引流至脊副链淋巴结。咽后淋巴结与颈深上淋巴结是鼻咽淋巴引流的第一站淋巴结，通常被认为是前哨淋巴结。咽后淋巴结位于咽后间隙内，分为咽后外侧组淋巴结和咽后内侧组淋巴结。咽后外侧组淋巴结（Rouviere 淋巴结）位于鼻咽后外侧，上至颅底，下至口咽后外侧壁的第 1～3 颈椎水平，这些淋巴结在儿童中几乎均可见到，而在成人中可能出现于一侧。在儿童期其直径一般为 10～15mm，而在青年时期直径为 5～8mm，年长者一般直径为 3～5mm。

咽后内侧组淋巴结位于外侧组的下方。鼻咽癌颈部淋巴结转移的发生率约 85%，双侧淋巴结转移近 50%。2003 年由欧洲放射肿瘤协会和肿瘤放射治疗协助组等多个协作小组发布了《颈部淋巴结分区指南》，于 2013 年进行了更新，在原来 Robbins 划分的 6 个亚区的基础上,演变为 10 个分区。该分区指南与 AJCC/UICC 分期系统(TNM 分期)的颈部淋巴结分区略有不同(图 3-2)。

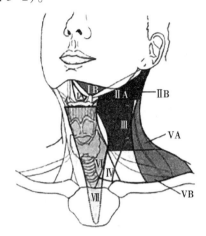

图 3-2 AJCC/UICC 建议的颈部淋巴结分区

鼻咽癌最易发生Ⅱ区淋巴结转,ⅠA 区淋巴结阳性率极低,Ⅰ~Ⅴ区颈淋巴结转移阳性率分别达 17%、94%、85%、19%、46%。此外,咽后淋巴结的转移概率也很高,鼻咽癌多发生外侧组淋巴结转移,很少出现内侧组淋巴结转移。

淋巴结包膜外侵犯是头颈部鳞癌的重要预后不良因素,是基于手术后的组织病理学特征,而鼻咽癌颈部淋巴结转移并不需要进行手术。最近的第 8 版 AJCC/UICC 分期对淋巴结包膜外侵犯的临床诊断做出了明确的界定,即皮肤受侵、临床检查发现肌肉浸润或与邻近结构固定,伴功能障碍的颅神经、臂丛、交感干或膈神经受侵。在鼻咽癌 TNM 分期中,淋巴结包膜外侵犯的预后不良因素并未纳入。

第二节 鼻咽癌的危险因素

鼻咽癌(nasopharyngeal carcinoma,NPC)是一种发源于鼻咽黏膜柱状上皮的恶性肿瘤。据统计,2020 年全球鼻咽癌新发病例共 133 354 例,死亡 80 008 例。其显著的种族、地理分布差异及患病人群中普遍的 EB 病毒(Epstein Barr virus,EBV)感染提示鼻咽癌发病是病毒感染、遗传及环境因素等多因素共同作用的结果。了解这些危险因素并进行干预将有助于减轻鼻咽癌高发区的疾病负担。

一、鼻咽癌流行病学现况

在全球大部分地区,鼻咽癌的年龄标准化发病率(age-standardized incidence rates,ASIR)低于 1.0/10 万人年,而在东南亚及我国南部地区 ASIR 较高,超过 7.0/10 万人年。尤其在我国广东省中山市,ASIR 高达 30.0/10 万人年。仅在我国内陆,鼻咽癌的分布也存在明显的地区差异,南方地区鼻咽癌 ASIR 约为北方的 30 倍。性别方面,男性的鼻咽癌发病率约为女性的 2~3 倍。这可能是由男女之间的生活方式或生理差异造成的。此外,鼻咽癌发病具有明显的种族聚集性。在我国广东省,粤语语系人群的鼻咽癌发病率是客家及潮汕人的2倍。在其他国家,华裔的鼻咽癌发病率一般高于其他种族。例如,在马来西亚,华裔的鼻咽癌发病率是印度裔的8倍;而在美国,华裔的鼻咽癌发病率最高,其次是菲律宾裔,白人的发病率最低。

二、鼻咽癌的危险因素

1.遗传因素　对于与EB病毒感染及环境因素等密切相关的鼻咽癌,个体的易感性起着重要的作用。其中,人类白细胞特异抗原(human leukocyte antigen,HLA)基因与鼻咽癌易感性的关系已被广泛研究。这些基因负责编码免疫相关蛋白,帮助识别并将外来抗原呈递给免疫细胞,从而触发宿主对感染细胞的免疫反应。具有某些特定HLA等位基因的个体对EB病毒感染细胞的免疫反应会减弱,由此可增加其对鼻咽癌的易感性。

迄今为止,已发现多个与HLA区域相关的鼻咽癌易感位点。在亚洲人群中,HLA-A2、B14、B46和B17等会使鼻咽癌发病风险提高2~3倍。相反,在中国人和白人中,HLA-A11会使鼻咽癌发病风险降低。B13和B22也会使中国人鼻咽癌发病风险降低。除了HLA区域之外,MDS1-EVI1、CDKN2A/2B、MST1R、ITGA9、CIITA、MICA、HLA-DQ/DR和TNFRSF19等也被证实为鼻咽癌风险相关的易感性位点。

此外,多种代谢免疫相关基因的多态性也与鼻咽癌发病风险存在关联,这些基因除了前面提及的HLA,还包括参与调控亚硝胺代谢(CYP2E1、CYP2A6),调节DNA修复(XRCC1、Hogg1、NBS1)、调控EB病毒入侵鼻咽黏膜上皮(PIGR),调节白细胞介素分泌(IL-1α、IL-1β、IL-2、IL-8和IL-10)和参与Toll样受体形成(TLR3、TLR4、TLR10)的基因等。TERT/CLPTM1L区域的多态性也被报道与鼻咽癌风险相关,它们可通过影响个体对EB病毒的易感性或调节致癌因子诱导的细胞转化过程来影响鼻咽癌的发生。

需要注意的是其中一些已报道的遗传关联尚未被复制,因此仍需大规模研究来验证。3p、9p、11q、13q、14q和16q染色体区域的丢失,9号染色体上的p16基因缺失及cyclinD1的过表达,将促进EB病毒的潜伏感染或遗传物质的改变,进而增加鼻咽癌的患病风险。此外,抑癌基因(RASSF1A)、周期蛋白依赖性激酶抑制剂(CDKN2A、p16/INK4A)和免疫球蛋白超家族成员(IGSF4、TSLC1)等的启动子甲基化也与鼻咽癌相关。

2.EB病毒感染　EB病毒感染是鼻咽癌的常见危险因素。它可以通过唾液等途径进入口咽,感染上皮细胞和B细胞,呈潜伏状态,一旦被内源性或环境应激因子激活即可建立裂解感染周期,表达各种基因产物,引发包括鼻咽癌在内的多种疾病。其中,EB病毒基因编码的潜伏膜蛋白1(latent membrane protein 1,LMP1)可通过促进癌细增生与侵袭、干扰细胞凋亡及促进肿瘤血管生成等来促进肿瘤组织维持和发展。EB病毒表达的核抗原也是促进肿瘤形成的重要蛋白之一,它们可以破坏抗原的呈递以逃避宿主免疫,抑制宿主的免疫应答,并下调p53基因以促进肿瘤细胞存活及增生,进而促进鼻咽癌的产生。此外,EB病毒在肿瘤发生过程中还能够驱动表观遗传学改变,例如,使抑癌基因甲基化而失活来促进细胞周期进展,支持肿瘤细胞的增生。虽然EB病毒感染是鼻咽癌发病的重要因素,但全球约95%的人口存在无症状的EB病毒感染,且鼻咽癌全球发病率较低,这提示鼻咽癌发病过程中遗传及环境因素也发挥了一定的作用。

3.饮食因素

(1)咸鱼及其他腌制食品:咸鱼是我国南方常见的传统食品。国内学者最先提出咸鱼可能与鼻咽癌发病相关,并在后续研究中进一步表明食用咸鱼会增加鼻咽癌的发病风险。随后在中国、新加坡及洛杉矶等国家与地区开展的流行病学研究陆续证实,随着咸鱼食用时长或食用频次的增加,鼻咽癌的患病风险也会增加,其中,儿童期优势比(odds ratio,OR)范围为1.78~20.2,成人期则为1.38~2.96。近期在我国南部地区开展的一项病例对照研究还将咸鱼的软硬程度作为潜在影响因素纳入分析中,并指出硬咸鱼和软咸鱼对鼻咽癌的发病有不同的影响。然而,在我国台湾、泰国的研究中并未发现两者之间的显著关联,可能是由于这两个研究的样本量低、检验功效偏低导致的。

食用其他腌制食品如咸菜、咸蛋、虾酱、熏肉和腊肉等也与鼻咽癌发病风险相关。这些腌制食品中含有的N-亚硝基化合物具有致癌作用。长期大量地食用腌制食品会促进这些有害物质在鼻咽部的累积,并代谢产生N-亚硝基酰胺等有害产物,诱导鼻咽上皮细胞发生癌变。此外,腌制食品中还含有细菌诱变剂和EB病毒活化物质,这些可能会增加鼻咽癌发病风险。

(2)新鲜水果和蔬菜:新鲜果蔬对预防鼻咽癌具有显著作用。研究发现,摄入足够的水果和蔬菜能显著降低鼻咽癌的发病风险。相反,果蔬摄入不足会增加鼻咽癌风险。一项Meta分析结果显示,摄入水果($RR=0.63$,95%CI:0.56~0.70)和蔬菜($RR=0.60$,95%CI:0.47~0.76)与降低鼻咽癌风险显著相关。与其他种类的果蔬相比,深绿色、黄色或红色的蔬菜和富含维生素C的柑橘类水果能够显著降低鼻咽癌的发病风险。果蔬的保护作用可能是由于其富含丰富的营养物质,如纤维素、维生素和抗氧化剂等,这些成分可通过抑制癌细胞增生与分化、减少氧化应激及抑制EB病毒早期抗原表达等途径预防鼻咽癌。

(3)中草药:在我国南部开展的病例对照研究表明,中草药会降低鼻咽癌的发病风险,其优势比范围为0.46~0.84。有研究进一步分析了特定种类的中草药的作用,发现百合、西洋参等多种中药与鼻咽癌发病呈负相关。它们可通过抑制鼻咽癌细胞增生、诱导细胞凋亡、抑制血管生成等途径发挥作用。同时,有研究提出一些草药可以抑制EB病毒的激活,但相关作用机制的证据尚不充分。然而,在菲律宾和印度开展的病例对照研究指出中草药会增加鼻咽癌的患病风险。同时,体外实验发现,多种中药的提取成分可诱导EB病毒活化。而其他研究并未发现中药与鼻咽癌发病风险相关。除了混杂偏倚外,造成这种差异的原因可能是由于不同地区使用的草药种类不同,而不同的草药对鼻咽癌发病的影响可能存在差异。因此,还需进一步的研究来探讨中药在鼻咽癌发病过程中的作用。

(4)其他饮食因素:牛奶、茶和咖啡均可以降低鼻咽癌风险,这些饮品中的活性成分(如茶多酚等)能抑制癌细胞增生、肿瘤血管生成及EB病毒活性。食用槟榔、富含饱和脂肪及高热量食物,如薯条、油炸肉等则会增加鼻咽癌的发病风险。在体外实验中大豆制品中的活性物质对鼻咽癌细胞表现出抑制作用,但在流行病学研究中尚未发现它与鼻咽癌风险之间存在显著关联。

4.生活方式与行为因素

（1）吸烟：在我国广东省、美国、马来西亚等地开展的研究中发现，吸烟者患鼻咽癌的风险是不吸烟者的2~6倍。除了主动吸烟，被动吸烟的非吸烟者患鼻咽癌的风险也会增加。此外，吸烟与鼻咽癌发病风险之间存在明显的剂量反应关系：初始吸烟年龄越小、烟龄越长、每天吸烟数量越多，患鼻咽癌的风险则会越高。香烟中的尼古丁是一种致癌因子，它可以诱导DNA损伤，并促使鼻咽黏膜上皮细胞发生癌变。此外，研究发现吸烟与EB病毒抗体及EB病毒DNA载量之间呈正相关，提示吸烟可能通过激活EB病毒而增加鼻咽癌的发病风险。然而，其具体的作用机制还有待进一步研究。

（2）饮酒：目前，饮酒与鼻咽癌发病关系的研究结果尚不一致。有研究提出，饮酒与鼻咽癌发病之间存在非线性相关关系：大量或过量饮酒会增加鼻咽癌发病风险，而少量饮酒则会降低鼻咽癌发病风险。然而，一些研究仅发现饮酒会增加鼻咽癌发病风险，其有害作用主要源于酒精的中间代谢物乙醛，它可以干扰基因的修复和合成，进而引发癌症。此外，有研究分析不同种类的酒与鼻咽癌发病的关系，发现葡萄酒和黄酒会降低鼻咽癌的发病风险。但还有一些研究并未发现饮酒与鼻咽癌发病之间存在显著关联。上述结果的差异可能是由于不同研究中研究对象的特征、饮酒的定义与饮酒量的划分等不同造成的。故仍需设计严谨的流行病学研究来进行分析。

5.职业暴露与环境污染　研究发现，接触木屑的木工患鼻咽癌的风险有所增加，且存在线性趋势：即随着暴露时间和暴露量的增加，鼻咽癌的发病风险越高。木屑可通过呼吸道进入并积聚在鼻咽，引起呼吸道慢性炎症，而长期的炎性刺激可进一步诱发上皮细胞癌变。类似的，接触棉尘的纺织工人中鼻咽癌患病风险是一般人群的2倍，除了棉尘对鼻咽的直接刺激作用，棉尘颗粒中吸附的细菌内毒素等物质也会对鼻咽细胞产生有害作用。甲醛工人中鼻咽癌发病率也明显高于其他职业人群。

甲醛具有致癌性、细胞毒性和致突变性，长期接触甲醛可引起组织细胞及DNA损伤，由此可能引发包括鼻咽癌在内的一系列疾病。此外，职业接触其他有害化学品或刺激因素，如氯酚、烟雾、高温等也会增加鼻咽癌患病风险。

除职业暴露外，日常接触环境污染物如烧香、燃蚊香、日常烹饪、木材燃烧取暖等产生的烟雾均会增加鼻咽癌发病风险。另外，NO_2和PM2.5也与鼻咽癌发病风险呈正相关。

6.其他　除上述因素外，体质量指数（body mass index，BMI）偏高、有糖尿病等代谢性疾病的人患鼻咽癌的风险也会增高；有慢性鼻咽喉炎症或慢性呼吸道病史的人相比于无病史的人患鼻咽癌风险会增高；水、土壤及头发中的镍、锌、镉等金属元素含量高，或土壤中钙、镁等含量低会增加鼻咽癌发病风险；刷牙次数少、补牙数量多会增加鼻咽癌患病风险。

鼻咽癌的发病是一个多阶段、多因素相互作用的过程，了解这些因素并加以干预将有助于疾病的预防。例如，增加新鲜果蔬摄入、减少腌制食品摄入、减少吸烟和饮酒等都是预防鼻咽癌的可行措施。对于职业接触方面，可通过提高工人的防护意识，配备防护用品等降低暴露危害。在日常做饭、烧火取暖时，应加强通风，促进空气流通，以减少油烟、烟尘等有害物质对身体的损害。

虽然目前已有大量的研究探讨了鼻咽癌的危险因素,但这些研究大多集中在鼻咽癌高发区,且多为回顾性研究,不可避免地存在结论推广的局限性、回忆偏倚和反向因果等问题,这也在一定程度上导致了部分研究结果的不一致。此外,对于一些病因在鼻咽癌发病中的作用机制尚不明确,例如各类草药及其成分对鼻咽癌发病的影响,环境因素与EB病毒相互作用关系对鼻咽癌的影响等。因此,还需大规模、覆盖多地区的前瞻性研究及分子生物学研究来进一步探索其发病过程。

第三节　鼻咽癌的临床表现与转移扩散

鼻咽癌具有向周围浸润性生长、易发生颈部淋巴结转移的特性,初诊时远处转移通常<10%。故鼻咽癌的临床表现主要有以下几种情况:鼻咽原发肿瘤及其周围侵犯,颈部淋巴结肿大,肿瘤(原发肿瘤或颈部淋巴结)压迫或侵犯颅神经,远处转移等。

一、临床症状

1.早期症状　鼻咽癌早期通常无症状,仅在体检或普查时发现,或表现为不典型的症状。

(1)鼻塞:鼻咽腔内肿瘤组织增大时堵塞内鼻孔,出现单个或双侧鼻堵塞症状,与肿瘤的大小、部位和类型有较大关系。

(2)回缩性鼻涕:为鼻咽癌典型表现,多出现在早晨起床后,是肿瘤血管破裂出血所致。偶尔由于肿瘤生长迅速,出现肿瘤组织大块坏死脱落或深大溃疡,可有口鼻较大量出血。

(3)耳鸣、听力下降:肿瘤组织压迫或阻塞咽鼓管周围组织,或直接向咽鼓管内浸润,或引起咽鼓管周围组织水肿,造成咽鼓管通气及内耳淋巴结循环障碍,鼓室负压,出现同侧耳鸣、听力下降,部分患者甚至可以出现分泌性中耳炎。

(4)头痛:70%的鼻咽癌患者可有头痛病史,早期多为间歇性闷痛,可能是神经血管反射性疼痛。

2.晚期症状　鼻咽肿瘤向周围组织浸润性生长,出现颈部淋巴结转移,可引发一系列症状而导致患者就诊,故初诊鼻咽癌大多为局部晚期。

(1)颈部淋巴结肿大:鼻咽癌具有淋巴结转移早、转移率高的特点,颈部淋巴结肿大系肿瘤转移至颈部淋巴结所致。肿大的淋巴结多无疼痛、质硬,活动度常较差,病情晚期时淋巴结转移可至锁骨上,甚至腋窝、纵隔等。

(2)头痛:肿瘤晚期时可破坏颅底骨或侵犯颅神经,或者发生肿瘤感染,颈部淋巴结肿大压迫血管与神经,可出现头痛,且多表现为持续性疼痛。另外,鼻咽癌患者放疗后出现的头痛,多与肿瘤复发或放疗后感染相关。

(3)眼眶综合征:肿瘤转移或侵犯至眼眶、眼球的相关神经,可出现视力下降、视野缺损,甚至失明,也可出现复视、眼球突出和活动受限、神经麻痹性角膜炎等。眼底检查可发现视神经萎缩等。

(4)颅神经受损:局部晚期鼻咽癌可导致多组颅神经损伤,但前组颅神经受损较后组颅神经更为多见。鼻咽癌可沿颅底筋膜至岩蝶裂区周围的蝶骨大翼、破裂孔、岩骨等,破坏Ⅱ、Ⅲ、Ⅳ、Ⅴ、Ⅵ等颅神经,尤其是Ⅴ、Ⅵ颅神经;肿瘤压迫或侵犯三叉神经(第Ⅴ对颅神经)导致面部麻木,多表现为额面部蚁爬感,也可表现为触觉过敏或麻木。肿瘤压迫或侵犯展神经(第Ⅵ对颅神经)导致眼球向外活动障碍,表现为复视。值得注意的是,病变发生在海绵窦者,其突眼症状并不多见;肿瘤向上可侵入蝶窦、垂体、视神经等,导致视力障碍、停经等症状。

(5)Horner 综合征:肿大淋巴结或肿瘤侵犯或压迫颈交感神经节,可出现 Horner 综合征,表现为同侧瞳孔缩小、眼球内陷、眼裂缩小及同侧面部无汗等。

二、体格检查

对怀疑为鼻咽癌的患者均应做全面的体格检查和专科检查,以明确诊断和了解病变范围。

1.全面体格检查　包括一般情况评估(KPS 或 ECOG)、身高、体重、生命体征及各个系统检查。

2.专科检查　对无症状的初诊患者,仔细的专科检查是发现早期肿瘤的重要方法;对已有明显肿瘤的患者,专科检查可以帮助了解肿瘤的侵犯范围,补充影像学检查的不足,如黏膜表面的肿瘤范围;对治疗中的患者,专科检查可以提示肿瘤对治疗的效果,为调整治疗方案提供依据;对治疗后随访患者,专科检查对早期发现肿瘤复发至关重要。

(1)鼻咽原发性肿瘤相关专科检查

1)间接鼻咽镜或纤维鼻咽镜:重点观察鼻咽部黏膜色泽改变,是否有新生物,是否隆起或变形,两侧结构(尤其咽隐窝)是否对称,注意咽隐窝有无浅窄或消失,隆突有无变形增大,咽鼓管开口是否变形或消失,后鼻孔是否被掩盖或堵塞,还要注意口咽后壁、侧壁有无肿物或黏膜下隆起,软腭有无塌陷肿胀或局限性隆起。还需注意检查鼻腔、眼部、口腔等。

2)经口腔间接鼻咽镜检查:简单、易行且经济,是最基本的检查方法。可观察鼻咽腔内有无肿块及鼻咽黏膜有无糜烂溃疡、出血、坏死等异常改变,并可在后鼻镜明示下钳取病变处组织送病理检查。

3)经鼻腔纤维鼻咽镜检查:可以清楚观察到鼻腔及鼻咽腔内病变。与间接鼻咽镜相比,纤维鼻咽镜具有下述优点:①不受患者张口大小及咽反射制约;②能更好地发现黏膜表面细微病变,尤其是深藏于隐窝顶、咽鼓管咽口处的小病灶,可以查出并可直接钳取活检;③对侵犯后鼻孔、鼻腔的检出率高于间接鼻咽镜和后鼻镜,也高于 CT 和 MRI 检查;④光导纤维镜,在直视下令患者做吞咽动作时的动态检查,易鉴别放疗中或放疗后黏膜下是否有残存肿瘤。在双侧鼻道狭窄或堵塞时,可于口腔、口咽部表面麻醉后,经软腭缘置入纤维鼻咽镜同样能取得上述效果。

4)鼻镜检查:可观察鼻道有无肿块、出血、坏死物等,如发现肿瘤。可行鼻腔鼻咽肿物活检。

5)其他检查:包括观察两眼是否对称、有无突眼、视力、视野缺陷等;检查外耳道有无分泌物或肿物,鼓膜有无内陷、充血、穿孔,有条件的要测听力;观察鼻外形有否异常等;检查口咽侧壁和后壁有无隆起或肿瘤情况。

(2)颈部淋巴结检查:鼻咽癌发生颈部淋巴结转移的概率甚高,可达85%左右。最常见的颈部淋巴结转移部位为颈深上淋巴结,其次为颈后淋巴结和咽后淋巴结。而颏下、颌下淋巴结发生转移较少见(<5%)。如果既往有颈部淋巴结活检、颈部手术史,或曾进行过头颈部放疗,则出现颌下、颏下,甚至耳前淋巴结转移的概率增加。

在行颈部检查时,检查者应站在患者的后方,手法不宜过重,自上而下或自下而,上顺序进行,以免遗漏。首先要明确颈部有无肿大的淋巴结;如发现颈部肿大淋巴结,应注意其部位、大小、质地、活动度、是否有皮肤侵犯等。推荐采用WHO的肿瘤测量方法(肿瘤最大径×最大径的垂直径×厚度)来描述淋巴结的大小,采用颈部影像学分区描述淋巴结的部位。若下颈、锁骨上发现有肿大淋巴结,还应常规检查腋窝淋巴区有无肿大淋巴结。

(3)颅神经的检查:鼻咽癌容易侵犯颅底、咽旁间隙(颈动脉鞘区)和颈部淋巴结转移,导致肿瘤直接侵犯或压迫颅神经而引起的相关颅神经麻痹。因此,在鼻咽癌的体格检查中,特别强调颅神经的检查。颅神经受侵是晚期病例的临床表现,可表现为多对颅神经的相继或同时受累,其中以三叉神经、展神经、舌咽神经及舌神经的受累多见,而嗅神经、面神经、听神经则少见。颅神经是否受侵不但是T分期的重要标准,也可作为治疗中和治疗后随访的重要观察指标。

三、鼻咽癌的扩散

鼻咽癌的扩散有其规律性,具有浸润性和外生性生长的特点,可向鼻腔内突出,容易沿黏膜下进展,并向邻近的窦腔、间隙和颅底直接扩散。

1.直接蔓延 向前可侵犯鼻腔、筛窦,甚至通过筛板达上颌窦或前颅窝;向后穿过鼻咽后壁侵犯颈椎骨及颈段脊髓;向上侵犯眼眶引起一系列眼部症状,或侵犯颅底破坏蝶骨体及斜坡,并沿蝶窦到蝶鞍区,浸润垂体,或通过破裂孔、颈静脉孔侵入颅内损伤颅神经;向下侵犯口咽内的相关结构,如软腭、扁桃体、舌根,甚至蔓延至会厌部及下咽部;向两侧侵犯咽鼓管、内耳、中耳;向外侧侵犯咽旁间隙、茎突前后区、颞下窝、后组颅神经。

2.淋巴结转移 鼻咽部引流淋巴管丰富,所以肿瘤可较早经淋巴管转移。颈部淋巴结是最早、最经常发生转移的区域,一般是从上至下受累,肿瘤淋巴结转移的发展顺序是肿瘤侵犯咽后淋巴结,之后转移到颈深上淋巴结及其余淋巴结。部分晚期转移淋巴结可达腋下、纵隔后,腹膜后,甚至腹股沟淋巴结。

3.远处转移 鼻咽癌远处转移与T分期和N分期有关,尤其是N分期,发生锁骨上淋巴结转移及伴多个颈淋巴结转移者易发生远处转移。初诊鼻咽癌的远处转移率约10%,但30%的中晚期鼻咽癌患者最终死于远处转移。常见的远处转移部位为骨、肺、肝,而骨转移中又以脊柱、骨盆、四肢为多见。另外,肾脏、胰腺等腹膜后组织器官也是鼻咽癌远处转移的部位。其中以肺转移的预后相对较好,中位生存期近 4 年。鼻咽癌发生脑转移较为少见,颅内病灶通常因肿瘤直接向上侵犯或经破裂孔、卵圆孔直接侵犯颅内,而非远处转移所致。

第四节　鼻咽癌分期的改进与不足

鼻咽癌是我国常见的恶性肿瘤之一,全球 40%以上病例发生在我国,其中我国华南地区及香港发病率最高。随着 MRI 的普及,精确放疗技术及化疗等综合治疗的应用,鼻咽癌 5 年总生存率已由 20 世纪 90 年代初的 60%提高到目前的 80%以上。鼻咽癌预后评估及临床治疗决策主要基于 TNM 分期系统:通过临床及影像学资料描述原发肿瘤局部侵犯程度(T)、区域淋巴结转移范围(N)和有无远处转移(M)。自 1952 年 Geist 和 Portman 提出 TNM 分期标准以来,国际抗癌联盟(Union for International Cancer Control,UICC)与美国抗癌协会(American Joint Committee on Cancer,AJCC)分期都经历了多次更新。1988 年,以上两个机构的分期系统进行统一,形成了 UICC/AJCC 第四版分期。但由于欧美国家(鼻咽癌低发区)与我国及东南亚国家(鼻咽癌高发区)鼻咽癌的病理学特点不同,因此我国内地使用自己的分期系统,而中国香港及东南亚国家则多使用何鸿超先生提出的何氏分期。其中,1997 年修订的第五版 UICC/AJCC 分期是鼻咽癌分期演变的里程碑,首次集东西方各家分期(包括 UICC/AJCC 第四版分期和香港何氏分期)长处于一身,在国际上得到广泛认可,不同治疗中心的治疗结果也得以比较,与此同时停止使用何氏分期。此后,分别于 2002 年和 2009 年更新了鼻咽癌 UICC/AJCC 第六版及鼻咽癌UICC/AJCC 第七版分期(以下简称"第七版分期"),而最新的鼻咽癌 UICC/AJCC 第八版分期系统(以下简称"第八版分期")于 2017 年 1 月已在临床上推广使用。国内鼻咽癌临床分期也经历了从 1959 年的天津分期到"鼻咽癌 2008 年分期"的更新。2017 年 7 月 1日,中国鼻咽癌临床分期工作委员会专家组推荐,新的中国鼻咽癌分期 2017 版与第八版分期保持一致,利于分期标准的统一和国内外交流。至此,第八版分期成为鼻咽癌临床分期的"金标准"。

一、第七版分期的修订

第七版分期确立了 MRI 作为鼻咽癌分期局部及区域评价的首要手段,修订内容如下:①将肿瘤侵犯口咽和(或)鼻腔且无咽旁间隙侵犯者由原来第六版的 T_{2a} 期降为 T_1 期,咽旁间隙侵犯归为 T_2 期。多项研究证实鼻咽癌第六版分期中的 T_{2a} 亚组与 T_1 期无差异,而 T_{2b} 期较 T_1 期患者的局部失败、远处转移及疾病相关死亡风险增加,因此 T_{2b} 期归为 T_2期;②咽后淋巴结受侵不论单双侧均归为 N_1 期。鼻咽癌 UICC/AJCC 第六版分期中,未提及咽后淋巴结归属,导致各肿瘤中心定义不同。分析 749 例鼻咽癌的 CT 资料,发现以最小径≥5mm 作为咽后淋巴结转移诊断标准,且 N_0 期中合并咽后淋巴结转移的患者不论单双侧咽后淋巴结是否受侵,其预后均接近 N_1 期。

二、第八版分期改进之处

第八版分期主要进行了以下改进:①T_0 分期的纳入。由于绝大部分(约 98%)鼻咽癌病理类型为非角化型或未分化型,且与 EB 病毒(Epstein-Barr virus,EBV)密切相关。因此,第八版分期认为 EB 病毒阳性原发灶不明的颈部淋巴结转移癌来源于鼻咽,并在分期标准中将其增加为 T_0 亚组;②明确了咀嚼肌间隙、椎前肌归属问题。第七版分期中咀嚼肌间隙定义为 T_4 期,而第八版中为了避免咀嚼肌间隙、颞下窝等概念混淆,不再使用这两种概念,而是将其分为两个层次:一是翼内肌和翼外肌,连同椎前肌被定义为鼻咽旁肌肉(adjacent muscles involvement),归为 T_2 期;二是翼外肌外侧缘以外的软组织定义为 T_4 期;③进一步规范了分期评估的手段。第七版分期中测量颈部淋巴结大小仍然采用触诊淋巴结的最大径,存在主观性及不确定性;第八版 N 分期中,颈部淋巴结最大径定义为 MRI 上轴位、矢状位或冠状位任一断面上所测量的最大径;对于融合淋巴结,则测量融合后的整个淋巴结中心所在层面上的最大径;④N 分期中纳入颈部淋巴结 RTOG 分区等新概念。第七版分期采用体表标志定义颈部淋巴结转移水平,第八版分期系统采用了 RTOG 颈淋巴结分区标准,并在此基础上简化为环状软骨下缘作为下颈分界;如出现颈淋巴结跨区转移,则以淋巴结下缘跨入的分区作为界定 N 分期的标准;⑤简化了分期。将原分期 N_{3a} 期和 N_{3b} 期合并,统一归为 N_3 期;将原分期Ⅳa 期和Ⅳb 期合并,统一归为Ⅳa 期。

此外,鼻咽癌 UICC/AJCC 分期系统在循证医学的基础上进行了多次修订,分期结构也发生了一系列变化。中山大学肿瘤防治中心马骏教授团队回顾性分析了 2009 年 11 月至 2012 年 6 月在其中心接受调强放射治疗的 1901 例初诊无转移鼻咽癌患者,结果显示:针对鼻咽癌 UICC/AJCC 第六版分期到第八版分期的修订,T 分期中,1.3%(25/1901)单纯口咽和(或)鼻腔受侵的患者,由第六版分期中的 T_{2a} 期降为第八版分期的 T_1 期;在 N 分期中,22.6%(430/1901)N_0 期中合并咽后淋巴结受侵的患者归为第八版分期的 N_1 期;由于影像学以环状软骨下缘作为下颈分界,5.6%(107/1901)患者由第六版分期的 $N_{1/2}$ 期升为第八版分期的 N_3 期;在总分期中,2.7%(52/1901)的患者由第六版分期的Ⅰ期升为第八版分期的Ⅱ期,1.3%(24/1901)由Ⅱ期升为ⅣA 期,3.2%(61/1901)由Ⅲ期升为ⅣA 期,此外 0.5%(9/1901)的患者由第六版分期的Ⅱ期降为第八版分期的Ⅰ期。而在分期结构调整的基础上,患者的治疗策略也发生了相应的变化。

三、影像学诊断新进展

MRI、CT、B 超、PET/CT 与放射性核素骨扫描等医学影像技术发展迅速,在鼻咽癌诊疗中有着广泛且重要的应用价值。其中 MRI 是评估鼻咽癌 T 分期最好的影像技术,诊断局限于鼻咽内早期肿瘤的敏感性达 100%,特异性和准确性均达到 95%,这对确定精确放疗的靶区极为重要。MRI 对鼻咽周围结构侵犯的评估也明显优于 CT 和 PET/CT。以往研究发现,第六版 UICC/AJCC 分期中,MRI 的应用使 39.6% 的患者 T 分期发生改变(36.0% 升级,3.6% 降级);9.2% 的患者 N 分期发生改变(5.6% 升级,3.6% 降级);37.6% 的患者总临床分期发生改变(33.6% 升级,4.0% 降级)。在 N 分期中,MRI 对鼻咽癌咽后淋巴结转移的检出率同样高于 CT。但有研究发现在诊断直径≥5mm 和<10mm 的颈部小淋巴结中,PET/CT 较 MRI 更有效,可使 28.7% 的 N 分期和 9.8% 的总分期发生变动。这一结果为颈部小淋巴结的临床诊断提供了新思路,但仍需包括病理学评估在内的研究证

实。在 M 分期中,PET/CT 对远处转移灶的敏感性和特异性较高,检出率明显高于常规分期检查(例如胸部 X 线、腹部超声、全身骨显像检查)。国内报道 12.9% 的患者常规检查分期诊断为 M_0,但 PET/CT 检测出远处转移,敏感性和特异性分别为 100.0% 和 86.9%。其他学者同样发现 14.7% 的初诊鼻咽癌已发生远处转移,而常规检查仅发现其中 4.2% 的患者,但是 PET/CT 诊断远处转移灶的敏感性、特异性及准确性均较高,分别为 100.0%、90.1% 和 91.6%。研究发现结合 PET/CT 检查,33% 的患者治疗策略受影响,其中 8% 的患者发现远处转移,25% 的患者 N 分期升级或发现淋巴结转移。由此可见,PET/CT 是 M 分期诊断的理想技术,但费用高且造影剂具有辐射,难以常规应用。因此,对不同风险程度的鼻咽癌患者进行个体化检查,提高诊断准确率是制订治疗策略的关键。

四、尚未解决的问题

在循证医学基础上,第八版分期提出了一系列新的观点和改进措施,但分期系统中仍有一些问题尚待解决。

1.T_0 分期的修订 第八版分期认为 EBV 阳性的原发灶不明颈部淋巴结转移癌来源于鼻咽,并在分期标准中将其增加为 T_0 亚组。这一修订条目的证据级别为Ⅲ级,但是目前仍存争议。实际上,EBV 不仅与鼻咽癌有关,也与淋巴上皮样瘤样癌有关,后者起源于鼻咽外的黏膜部位,包括唾液腺、口咽、鼻窦和非头颈区域等。此外,淋巴上皮样瘤样癌在形态上与未分化的鼻咽癌相似且颈部淋巴结转移的发生率很高。研究发现,EBV 阳性的颈部淋巴结转移患者中,52.3% 的原发灶为鼻咽,24.8% 为腮腺,7.9% 为肺,3.4% 为鼻腔和鼻窦,1.1% 为口腔,1.1% 为眼,0.4% 为肝,因此认为原发灶可能不仅局限在鼻咽,也可能来源于头颈其他部位或非头颈部位。因此,鼻咽癌分期系统中 T_0 亚组的确切定义尚需进一步探讨。

2.颈椎及腮腺受侵的预后价值 颈椎和腮腺侵犯在以往分期版本中并未提及,第八版分期首次将其纳入,其中颈椎受侵归为 T_3,腮腺受侵归为 T_4。目前这一修订的支持依据略显单薄,而且在修订中并未提及其证据级别。以往报道中鼻咽癌颈椎及腮腺受侵的概率 <5%。国内研究报道,包括翼外肌以外的软组织、下咽、眶尖、腮腺在内的结构受侵的患者总生存率较差,与颅内侵犯和(或)颅神经受侵的预后相当(68% vs.73%,P = 0.816),同时翼突受侵的患者预后也与颅底和(或)颈椎受侵的患者相当(86% vs.79%,P = 0.186)。但该研究并未单独就这两个结构进行预后分析,目前也尚无文献研究腮腺、颈椎此类罕见侵犯结构的预后价值及在分期中的归属。因此,颈椎、腮腺在分期中的确切归属还需更多证据支持。

3.N 分期的参数 鼻咽癌颈部淋巴结转移特征包括活动度、大小、侧数、部位和数目等,这些因素均可影响预后。但是因转移淋巴结各参数之间相互影响,淋巴结大小是否具有独立的预后意义一直存在争议。来自中国香港地区 5000 例初诊无转移鼻咽癌的研究结果显示触诊淋巴结最大直径为 6cm 是独立的预后因素,因此触诊淋巴结最大直径 >6cm 被定义为 N_{3a} 期,且一直沿用至第七版分期。第八版分期继续保留了淋巴结大小这一因素,但是首次用 MRI 测量淋巴结最大径代替以往触诊最大径。但是值得注意的是,影像学测量与触诊测量数值之间可能存在差异,因此将以往触诊淋巴结最大径临界值6cm直接沿用于影像学测量是否合理还需进一步研究证实。

此外,淋巴结包膜外侵在第八版分期中被引入其他头颈部肿瘤N分期系统。但鼻咽癌由于特殊的生物学行为及以放疗为主要根治手段,包膜外侵主要依赖影像学而不是病理学。国内学者对924例MRI诊断的鼻咽癌患者进行分期研究,发现颈部淋巴结部位、单或双侧、包膜外侵犯为独立的预后因素,并建议N分期因素仅包括颈部淋巴结部位,单或双侧,包膜外侵犯。随后的研究显示单因素分析中淋巴结水平,单双侧,包膜外侵是鼻咽癌的预后因素,但多因素分析中仅发现淋巴结水平(环状软骨为界)是独立预后因素。因此,鼻咽癌包膜外侵在当前治疗模式下是否需纳入分期,如何纳入分期及其评估标准仍待进一步探讨。

五、腮腺淋巴结转移的预后价值

鼻咽癌的淋巴结转移是由上而下循序性的,跳跃性转移率<5%,最常见的转移区包括咽后间隙、Ⅱ、Ⅲ、Ⅳ和Ⅴ级,Ⅰb及腮腺淋巴结(PLN)。腮腺淋巴结区域在最新的国际共识准则中被规定为ⅤⅢ区,但第八版分期系统中未明确定义其归属。国内报道腮腺淋巴结转移在初诊鼻咽癌中的发生率为1.2%(21/1811),也是鼻咽癌的重要预后因素,发生腮腺淋巴结转移的患者与目前分期系统中N_3期的预后相似。其他研究也显示了类似的结果。随后一项纳入10 126例初诊无转移鼻咽癌的大样本回顾性分析发现腮腺淋巴结转移与无远处转移生存及区域复发生存相关,且初诊发生腮腺淋巴结转移的患者预后与目前分期中的N3期患者相当,这可能导致这些患者的治疗策略发生改变。因此,腮腺淋巴结转移在分期中的归属也仍需进一步阐明。

六、未来发展方向

目前鼻咽癌分期主要基于解剖结构,理论基础是恶性肿瘤发生时间越长,肿瘤体积越大,可能侵犯的解剖范围越广,治疗效果越差。但随着诊断方法及治疗水平的发展,分期系统也需要不断修订完善。

1.简化分期　在当前治疗模式下鼻咽癌的局部控制率已经达到90%~95%,因此对局部控制价值较大的T分期参数权重可能发生变化。以往在对第八版分期的评价研究中,T_2期与T_3期的预后难以区分,建议将T_2期和T_3期合并。国内学者利用多中心数据评估了第八版分期的预后价值,结果与以往研究相似,建议将T_2期和T_3期合并为T_2期,并进一步提出了新的简化分期:T_1N_0为Ⅰ期,新T_1N_1/T_2N_{0-1}(第八版分期中T_1N_1,T_2N_{0-1},T_3N_{0-1})为Ⅱ期,新T_3N_{0-2}/$T_{1-2}N_2$(第八版分期中T_4N_{0-2},$T_{1-3}N_2$)为Ⅲ期,新$T_{1-3}N_3$(第八版分期中$T_{1-4}N_3$)为ⅣA期,结果发现重新聚类后的分期可更好区分预后。

2.纳入解剖结构以外的其他预后因素　以往多项研究主要致力于探索可能纳入鼻咽癌分期的临床及分子预后指标。临床因素方面,原发灶大小是肿瘤分期中的重要指标,以往研究表明鼻咽癌原发灶体积与预后呈负相关。由于鼻咽癌的特殊浸润性生长方式,肿瘤大小测量难度大,而体积勾画测量需耗费大量人力和时间,且肿瘤体积的评估和分级尚未统一,因此鼻咽癌体积一直未纳入分期。研究发现将肿瘤体积纳入T分期后预后的预测能力明显提高。目前人工智能靶区勾画的发展为肿瘤体积纳入分期提供了可能。此外,随着分子诊断技术的发展,还发现了一些具有潜在预测预后能力的新的分子标志物,如细胞 EBVDNA、miRNA、EBV miRNA、LDH 等。其中,EBVDNA 表达水平的检测技术在临床上已得以较好应用,且 EBVDNA 已被证实是鼻咽癌高危人群筛查、预后预测、疗效评估及复发转移监测的重要分子指标。研究发现血浆 EBVDNA 具有独立的预后意义,认为可将其引入鼻咽癌分期系统。国内学者利用 979 例初诊无转移鼻咽癌患者资料提出纳入 EBVDNA 的新分期系统,在验证组(550 例)中证实分期系统纳入 EBVDNA 后预后区分更优,且其风险一致性,组间差异性及预后预测能力明显提高。但目前不同中心的 EBVDNA 检测试剂、实验方法、实验环境及具有临床意义的临界值均存在较大差异,因此 EBVDNA 检测标准化将为这一因素纳入分期并广泛应用奠定基础。

尽管研究显示鼻咽癌第八版 UICC/AJCC 分期较原第七版能更好地预测预后、指导治疗,但随着诊断方法及治疗水平的发展,分期系统仍需不断修订完善。在循证医学的基础上不断完善分期,使其更好地适应精准治疗的发展是未来分期修订的方向。

第五节　鼻咽癌早期筛查

鼻咽癌是指发生于鼻咽腔顶壁与侧壁的恶性肿瘤,并且已逐渐成为耳鼻咽喉头颈外科的主要恶性肿瘤。根据国际癌症研究所(international agency for research on cancer, IARC)发布的全球鼻咽癌数据库,我国的鼻咽癌占全球鼻咽癌发病和死亡的 38.29% 和 40.14%,均高于世界平均水平。而鼻咽癌在我国南部地区(广东、广西、湖南等)更为流行。国内对 2017 年全国肿瘤 449 个登记中心的数据进行评估,全国鼻咽癌新发病例数估计为 4.46 万例(男性约 3.16 万例,女性约 1.30 万例),占全部恶性肿瘤的 1.17%,居恶性肿瘤发病顺位第 20 位。鼻咽癌具有明显的地区分布特点,肿瘤登记处均集中于广东省和广西壮族自治区,其发病率及死亡率均高于全国平均水平。男性发病率及死亡率均高于女性,发病以青壮年为主,死亡以中老年为主。早期鼻咽癌症状表现不明显,可表现为原发灶局部症状,包括回吸性涕血/鼻出血、鼻塞、耳鸣/耳闷、听力下降、头痛、复视等症状,继续进展后可表现为远处转移症状,如颈部淋巴结肿大等。因鼻咽癌所处位置狭窄,并且容易扩散转移,决定了放疗为其主要的治疗方式。鼻咽癌越早发现越早干预,对患者的预后越好。因此笔者认为寻找适合的、能广泛开展的鼻咽癌早期筛查手段显得极为重要。

一、EB 病毒(Epstein-Barr virus)及其相关抗体的检测

据大量研究证明,EB 病毒是疱疹病毒 γ 亚科中唯一能引起人类感染的淋巴病毒,是 20 世纪 50 年代在电镜下首次观察到的疱疹病毒样颗粒,EB 病毒感染细胞在体内以两种方式存在,潜伏期感染及裂解期感染。潜伏期感染状态时 EB 病毒不进行繁殖与复制,但在一定体外条件刺激下潜伏期感染细胞可裂变,促使病毒在细胞中扩散,病毒裂解后环状游离体基因裂解为线状 DNA,并进行复制表达出相应的蛋白,进一步发展后可导致鼻

咽癌、Burkitt 淋巴瘤、传染性单核细胞增多症、霍奇金病等恶性肿瘤。因此,EB 病毒被 IARC 列为 I 类致癌物,其中 EB 病毒与鼻咽癌关系最为密切。根据鼻咽癌分化类型的不同,在中国南方及东南亚等特定地区,EB-DNA 在非分化型鼻咽癌中表达率几乎达 100%。EB 病毒潜伏感染鼻咽上皮细胞被认为是上皮细胞癌变机制中的关键步骤,据研究,EB 病毒感染细胞后可发生基因重组,表达后的病毒基因可产生不同的抗原,核抗原 (Epstein-Barr nuclear antigen,EBNA)、膜抗原(membrane antigen,MA)、早期抗原(early antigen,EA)、衣原抗原(virus chlamydia antigen,VCA)、淋巴细胞识别膜抗原(lymphocyte detected membrane antigen,LYDMA),不同的抗原可诱导产生不同的抗体,通过免疫荧光、免疫印迹、酶联免疫吸附试验(ELISA)和聚合酶链式反应(PCR)等方法检测血清中的抗体,可为临床诊断提供一定的依据。EB 病毒裂解感染后产生早期基因 BZLF1 和 BRLF1,分别表达编码出 Zta 蛋白及 Rta 蛋白,其中 Rta-IgG 可作为早期 EB 病毒复测的指标,因其在鼻咽癌诊断中具有较高的灵敏度及特异度,是目前临床用来筛查鼻咽癌的指标之一。而 Rta-IgA 则考虑与临床分期及预后有关,有望成为鼻咽癌复发、转移的重要预测指标。研究认为 PCR 法检测鼻咽拭子 EB 病毒潜伏膜蛋白(LMP-1)基因水平具有较高的诊断价值。通过荟萃分析发现 MicroRNAs 作为鼻咽癌诊断的生物标志物在鼻咽癌筛查中具有重要的潜在价值。研究发现由 EB 病毒的 BamHI 区编码的 BART microRNA 在鼻咽癌中含量丰富,对鼻咽癌的早期诊断具有潜在价值,通过病例对照试验,认为 EB 病毒 microRNA BART2-5p 可能是早期检测鼻咽癌的有价值的生物标志物。随着研究的进一步深入,认为潜在 EB 病毒肿瘤细胞中存在一个独特的肿瘤微环境和胞内改变细胞信号传导,有助于肿瘤的转移。荧光 PCR 技术血浆检测 EBV-DNA 是目前临床应用最广泛的鼻咽癌标志物,但目前除了检测血浆中的 EBV-DNA 外,鼻咽拭子细胞学检测 EBV-DNA 也逐渐用于更高灵敏度和特异度的鼻咽癌检测。研究发现鼻咽癌多高发于全球经济较落后的地区,并探索了一种非侵入性鼻洗液作为鼻咽癌筛查的手段,对于缺乏医疗机构和耳鼻咽喉医师的偏远地区的鼻咽癌筛查特别有用,并且可能鼓励频繁测试不愿接受血液检测的高风险人群中。除此之外,通过定量反转录 PCR 检测 lnCRNA 分子在鼻咽癌患者中的表达,发现 NEAT1、H19 和 MALAT1 等可能是鼻咽癌诊断潜在的分子标志物。笔者认为,EB 病毒的检测作为鼻咽癌广泛筛查手段的一种方式,具有一定的积极意义,但在两广、湖南、福建等鼻咽癌高发地区,仅用其作为单一检测鼻咽癌的方式的特异性不高,且其他疾病例如:传染性单核细胞增多症、Burkitt 淋巴瘤等都会引起 EB 病毒检测阳性结果,因此仅以 EB 病毒检出率为鼻咽癌的普遍筛查手段,并无确切权威论据及定义,还会无故增加患者的焦虑情绪,故需寻找更加适合鼻咽部解剖且不会给患者造成太大痛苦的特异性更高的手段来辅助筛查。

二、上皮细胞稳定性 FH 检测技术

FH 物质是细胞游离亚铁原卟啉的简称,它广泛存在于人体的细胞线粒体内。在肿瘤的发生过程中,原癌基因激活、抑癌基因(特别是 p53)突变或缺失发挥重要作用。在致癌因子的共同作用下,细胞在能量代谢及线粒体呼吸方面表现出显著变化(即瓦氏效

应）。细胞重新编排导致蛋白中心复合体中 FH 物质的沉积，随后，FH 物质在细胞蛋白中脱落，从细胞中析出，成为细胞游离亚铁原卟啉。肿瘤组织从癌前病变逐渐发展为浸润癌、转移癌的过程中，细胞损伤不断加重，导致溶酶体内蛋白水解酶不断溢出，细胞自溶加重，FH 物质渗出增加，因此检测 FH 的含量可以提示细胞恶变的严重程度。在国内的研究中，也论证了 FH 物质及人乳头状瘤病毒(human papilloma virus, HPV) 联合检测可提高宫颈癌及癌前病变筛查的特异性。笔者认为，FH 物质在细胞分子水平层面给肿瘤细胞的筛查提供了新的思路，但因观点较为新颖，目前暂无确切且权威的理论数据支持，需进一步探索其科学性及可行性，但仍不失为未来研究鼻咽癌筛查的一个热门方向。

三、内镜及影像学等检查

鼻咽癌因其解剖位置隐蔽，早期症状不明显等而不易被早期发现，通常发现鼻咽癌时多已有颈部淋巴结转移或周围组织被侵犯，对患者的预后及生存质量造成较大的影响，因此在中国南部等鼻咽癌高发地区为了提高鼻咽癌的检出率，国内学者已开始实施了在内镜下对鼻咽部的检查，包括间接鼻咽镜、鼻内镜及纤维内镜等检测手段，内镜下检查鼻咽部的形态特点，检查有无溃疡、隆起及结节等病理性改变，对于高度怀疑癌变的组织进行活检确诊，显示了内镜在鼻咽癌筛查中的积极意义。有文献指出，在普通白光下对鼻咽部原发灶反复活检不利于鼻咽癌患者预后，因此有学者进一步研究了在窄带成像内镜(narrow band imaging, NBI) 下对鼻咽癌的检出率，NBI 在普通内镜的基础上增加一个滤光器，可以显示出鼻咽部黏膜上皮毛细血管的结构和形态，并且使病变区域显示为棕褐色，可更好的观察病变部位的形态学改变，因而提高了鼻咽癌的检出率，但因类似实验仅在我国有数据，并无国外的实验数据，考虑与鼻咽癌的流行地区有关，因此 NBI 筛查鼻咽癌技术仍需大量的临床研究数据支持。但通过比较 NBI 和白光内镜检查研究的荟萃分析，发现两种模态之间的接收器工作特性曲线没有显著差异。因内镜系统下检查鼻咽癌仅局限于黏膜上改变，而对于黏膜下改变则依赖于 CT/MR 等影像学检查，MRI 应用于鼻咽癌诊断准确率要高于 CT，尤其是对于鼻咽部、颅底部的肿瘤检测。但对于直径小于 5mm 的原发灶的显影，CT 及 MR 均有一定程度的局限性，而 PET-CT 技术结合代谢及解剖成像，准确显示显像剂异常聚集部位，可以显示直径为 3~5mm 的原发灶，因此可更好的辅助临床诊断。笔者认为，内镜检查操作过程复杂，且与操作医师的经验及技术有关，而 CT/MR 检查费用较高，虽不利于其作为一个普遍筛查的手段，但对于鼻咽癌高发地区来说，能尽早地筛查出鼻咽癌对于患者预后意义重大，因此如何减少社会宏观投入对于鼻咽癌筛查极为重要，同时在内镜下行鼻咽部检查时，如何做到减少误诊及漏诊率，避免给患者带来多次不必要的检查及活检，也是我们需要思考的问题，尽管如此，内镜及影像学检查在鼻咽癌的早期筛查中仍是不可缺失的重要部分。

鼻咽癌作为耳鼻咽喉科常见的致死率较高的恶性肿瘤之一，其危害是巨大的，如何提高鼻咽癌的早期检出率对于降低其死亡率意义重大，因此寻找灵敏度及特异度均高的筛查手段是目前亟待解决的难题。目前已采用的上述筛查手段均有其积极的意义，但也有其局限性，如何更好地利用其优缺点在不同地区开展适合当地的筛查方式值得进一步探索。

第六节　鼻咽癌放疗

一、适应证

1.根治性放疗适应证　①一般情况较好,KPS 评分≥70;②肿瘤无锁骨以下的转移;③无远处转移的证据;④肺、肝、肾、心脏功能无严重损伤。

2.姑息性放疗适应证　①一般情况较好,KPS 评分≥60;②疼痛剧烈,鼻咽有中量以上出血者;③有单个远处转移或颈部淋巴结转移巨大。经过姑息性放疗如患者一般情况改善,症状减轻或者消失,远处转移灶能够控制者可改为根治性放疗。

二、放疗前准备

1.诊断要明确　没有特殊的情况下,一定要从鼻咽原发灶取得组织进行病理诊断,以免误诊。临床研究发现,由颈部淋巴结获得的恶性肿瘤诊断,原发灶并非来自鼻咽部,虽然鼻咽部原发灶占了很大的比例。

2.明确肿瘤侵犯的范围　这对治疗计划的设计具有很大的帮助。同时要检查有无肝、骨、肺等部位的转移。若已有远处转移,则不宜做根治性放疗,而改为姑息性放疗为主。

3.实验室检查　包括血常规、肝肾功能等。血清 VCA-IgA 检测主要是协助诊断。若有颈部淋巴结转移,鼻咽部病灶不明显,但 VCA-IgA 阳性,则要在鼻咽部寻找原发灶。

4.口腔准备　放疗后唾液分泌减少,口腔清洁作用减弱,极易发生龋齿及感染,容易造成骨髓炎,且较难愈合。故在放疗前需检查牙齿,是否有残根及龋齿。有残根者应给予拔除,龋齿需进行修补,不能修补者应尽量拔除。

5.合并疾病的治疗　活动性结核病、糖尿病和肝炎患者应先积极治疗。放疗的总疗程约 2 个月,在治疗过程中,患者的抵抗力下降,进食较少,加上放疗的不良反应,会使结核病、糖尿病加重。故在治疗前,应尽量控制这些基础疾病。另外,值得一提的是,鼻咽癌患者有时伴有结核,需要抗结核和抗肿瘤治疗同时进行。若有活动性肝炎则不宜立即放疗,放疗有可能加重病情。

6.早期妊娠终止　鼻咽癌合并妊娠可以加速鼻咽癌的发展,增加患者的负担;同时,合并妊娠的患者对放疗的耐受性降低,普通患者所应用的照射剂量,可能不会造成严重的后遗症,但对合并妊娠患者,并发症的危险性增加,故应尽量终止妊娠。

三、放射线的选择

鼻咽部原发病灶及颈部转移淋巴结,目前采用调强放疗或三维适形放疗方法,选用 4~6MV 加速器 X 线治疗。少数单位仍然使用二维放疗,鼻咽部病灶可以采用^{60}Co 伽马线或4~6MV X 线,但颈部淋巴结通常需要联合 6~15MeV 电子线照射。

四、体位和定位固定技术

无论采取二维放疗或三维适形放疗(包括调强放疗),均需进行体位固定。患者取仰卧位,选用 B 形枕或 C 形枕,C 形枕适于二维放射时的颈部切线野。鼻咽癌较常用的固定装置为热塑体模固定装置,一般采用高分子塑料,在加热(70~80℃)时塑料变软,根据患者头面部和颈部轮廓进行塑形,因此每个患者使用个体化的塑料面膜。应用该固定装置后,无须在患者面部画野,从而减轻了患者的心理和精神负担。

常用的有头颈肩和普通面罩两种,经过测定,头颈肩面罩的固定效果优于普通面罩,移动范围在 3mm 之内。二维放疗的患者在常规模拟机下进行照射野的设定。三维适形放疗需做定位 CT 扫描并勾画靶区和正常组织,然后应用计算机治疗计划系统制订放疗计划。

五、常规二维放疗技术

随着加速器的普及,常规二维放疗将被调强放疗所取代。因调强放疗无论对物理师、技术员,还是医师具有较高的要求,需要严格的质量控制才能使疗效得到保障。所以,二维放射技术在一定时期内,仍可能在某些医院使用。

1.常用的放射野 常用的放射野包括面颈联合野、小面颈联合野,耳前野、鼻前野、颅底野,以及下颈部锁骨上野、全颈锁骨上野、颈部电子线野。

2.照射野的设置与照射方法

(1)颈部淋巴结阴性者,第一阶段面颈联合野放射 36~40Gy 后,第二阶段改为耳前野+辅助野+上半颈前野(切线野)照射至总量。

(2)颈部淋巴结阳性者,第一阶段面颈联合野放射 36~40Gy 后,第二阶段改为耳前野+辅助野+全颈前野(切线野)照射至总量。

(3)若肿瘤侵犯口咽者,第一阶段面颈联合野放射 36~40Gy 后口咽肿瘤仍未消退者,则第二阶段仍用小面颈联合野照射至总量,但后界必须避开脊髓。颈后区用电子线照射,下颈区用前野(切线野)照射。

(4)对于鼻腔、颅底和颈动脉鞘区受侵犯者,可分别选用鼻前野、颅底野和耳后野作为辅助野。

3.照射剂量、时间和分割方法

(1)照射剂量

1)鼻咽原发灶根治剂量:$T_{1~2}$者 66~70Gy/6~7 周;$T_{3~4}$者 70~76Gy/7~7.5 周。

2)颈部淋巴结转移灶:60~70Gy/6~7 周。

3)颈部淋巴结阴性及预防性照射区域:50~56Gy/5~5.5 周。

(2)分割照射方法

1)常规分割:每次 1.8~2Gy,每天 1 次,每周 5 天。

2)非常规分割:有很多种类和变化,如超分割、加速超分割等,可以根据病情选择使用。

六、三维适形放疗和调强放疗技术

1.体位固定和定位 CT 单纯固定头部的面罩并不能很好地固定颈部和肩部,因此,强烈建议使用头颈肩面罩,以保证调强放疗时每天摆位的准确性。定位 CT 扫描一般需包括头顶至锁骨头下缘>2cm 的区域,可以使用或不使用造影剂。定位 CT 扫描用以确定靶区和正常组织,需放疗的区域均应包括在扫描范围内。建议放疗区域内扫描厚度为每层 3mm,治疗区域外为每层 5mm。

2.靶区与正常组织勾画

(1)GTV:是指临床检查和各种影像学技术能够发现的肿瘤,包括原发灶和转移淋巴结(以及远处转移灶),是一个临床解剖学概念。在临床上,不同医疗机构的命名略有不同,一般采用下标来定义原发灶和转移淋巴结,如 GTV_p/GTV_{nx}($GTV_{primary}$/$GTV_{nasopharynx}$)或 GTV_t(GTV_{tumor})来代表原发肿瘤,GTV_{nd1},GTV_{nd2} 或 GTV_{N1},GTV_{N2}(GTV_{node})代表转移淋巴结。

鼻咽癌的 GTV 包括鼻咽原发肿瘤、咽后淋巴结和所有的颈部转移淋巴结。转移淋巴结的定义是根据临床检查和影像学检查的证据确定的。以下情况可以帮助判断淋巴结转移:①在鼻咽癌的淋巴引流区的淋巴结肿大,经细胞学或病理学证实,或在颈静脉链转移淋巴结>8mm(中国医学科学院肿瘤医院资料),咽后外侧组淋巴结最小径≥4mm,咽后内侧组淋巴结只要发现即可诊断为转移淋巴结;②淋巴结伴有坏死;③在淋巴引流区≥3个相邻的淋巴结,即使每个淋巴结的最小径为 5~8mm,也应警惕有转移淋巴结的可能;④淋巴结的包膜外侵犯或融合淋巴结均为判定鼻咽癌颈淋巴结转移的依据。

GTV 的勾画相对较易,且争议较少。目前 GTV 的勾画多数基于 CT 影像学基础。由于 CT 影像学技术本身的软组织密度的分辨率、扫描时相、窗宽窗位、对比剂的使用情况等常常会影响到靶区勾画的准确性,勾画病灶时一般使用软组织窗。但勾画颅底病变时,应在骨窗下进行,以便能够更好地显示病变。由于 MRI 图像的优越性,鼻咽癌的分期诊断必须有 MRI 检查,勾画 GTV 也最好能做定位 MRI 扫描,并将 MRI 导入计划系统,帮助勾画 GTV。有条件者,也可行 PET-CT 检查,并进行多种图像融合,目的是尽量提高靶区勾画的准确性。

(2)CTV:根据 GTV 的范围及肿瘤的生物学行为确定,包括 GTV 及亚临床病灶。鼻咽癌的 CTV 包括的亚临床病灶是指 GTV 周围区域及淋巴引流区。确定 CTV 的范围主要基于鼻咽癌侵犯、转移规律和治疗失败形式,并结合传统放疗的经验。然而,目前对靶区的勾画尚未达成共识,国内外各肿瘤治疗中心界定的 CTV 范围大同小异。

RTOG 制订了一个应用于多中心临床研究的靶区勾画指南,将 CTV 分为高危 CTV 和低危 CTV。高危 CTV 包括 GTV 外加一定边界、整个鼻咽腔、斜坡前 1/3~2/3(斜坡受侵犯时,需包括整个斜坡)、颅底、翼板、咽旁间隙、蝶窦下部($T_{3~4}$ 期病例需包括整个蝶窦)、鼻腔和上颌窦的后 1/4~1/3,以确保包括翼腭窝。$T_{3~4}$ 期及鼻咽顶壁肿瘤需包括筛窦及上颈部淋巴结引流区(咽后淋巴结、Ⅰ区、Ⅲ区、ⅤA 区),Ⅱ区淋巴结转移时ⅠB 区为高危区,Ⅱ区淋巴结转移时Ⅳ区和锁骨上为高危区。

任何转移性淋巴结的淋巴引流区均为高危 CTV。高危 CTV 建议放射剂量为 59.4Gy($CTV_{59.4}$),$CTV_{59.4}$ 距离 GTV 需>10mm。低危 CTV 是指 N_0 期或单纯Ⅱ区淋巴结转移时的未受累及的下颈部淋巴结引流区。CTV 是指 GTV(GTV_p 和 GTV_N)外放>5mm 的安全边界。在肿瘤邻近重要正常组织时(如脑干),该边界可减少至 1mm。

　　鼻咽癌的 GTV 及 CTV 勾画推荐范围见表 3-1 和表 3-2。越来越多的证据表明,鼻咽癌淋巴结转移有其规律性。咽后淋巴结和颈部 Ⅱ 区最常受累,跳跃性转移并不常见。回顾性和前瞻性研究显示,选择性照射颈部 Ⅱ、Ⅲ 和 Ⅴ A 区淋巴结是安全的,并不影响淋巴结控制和生存。减少下颈及 Ⅰ B 区淋巴结照射能够避免颌下腺被照射,而减少口干的发生。

表 3-1　肿瘤靶区勾画推荐范围

靶区	靶区勾画范围
GTV_{70}	原发灶:体格检查和影像学检查所显示的可见肿瘤病灶 淋巴结:所有短径≥1cm 或者坏死、FDG PET 阳性淋巴结,高度可疑淋巴结也应作为 GTV 范围
CTV_{70}	通常与 GTV_{70} 相同(不需要外扩);如果大体肿瘤病灶范围不肯定,可以将 GTV_{70} 外扩 5mm 作为 CTV_{70}。大体肿瘤临近脑干和脊髓时,为了保护重要正常组织,在勾画时可外扩 1mm。如果肿瘤累及一侧视神经,放疗可能导致患者失明,应在放疗前签署知情同意书,并且限制视交叉的剂量来保护对侧视路。小的阳性淋巴结(如 1cm 左右),可以考虑给予 66Gy 照射,但咽后淋巴结应给予 70Gy 照射
PTV_{70}	即 CTV_{70} 外扩 3~5mm,取决于患者的摆位误差;靠近脑干和脊髓的地方,可以只外扩 1mm

注:推荐照射剂量为每次 2.12Gy,总剂量 69.69Gy,表中靶区下标 70 代表照射剂量。

表 3-2　高危亚临床靶区勾画推荐范围

靶区	靶区勾画范围
CTV59.4	$CTV_{59.4}$ 应该包括整个 GTV_{70} 原发灶:包括整个鼻咽、软腭、斜坡、颅底(确保三叉神经第 3 支通过的卵圆孔在靶区内)、翼腭窝、咽旁间隙、蝶窦、上颌窦后 1/3(确保三叉神经第 2 支通过的翼腭窝在靶区内)、鼻腔后 1/3、必要时包括后组筛窦(如邻近 GTV,防止剂量跌落太快)、$T_{3~4}$ 期病灶需包括海绵窦和 Meckel′s 腔。勾画靶区应结合骨窗图像,以免遗漏颅底孔道 颈部:包括咽后淋巴结,Ⅰ B~Ⅴ 区淋巴结;N0 期的患者可以不包括 Ⅰ B 区淋巴结
PTV59.4	即 $CTV_{59.4}$ 外扩 3~5mm,取决于患者的摆位误差;如靠近重要正常组织,可以只外扩 1mm

　　(3)PTV:由于日常放疗过程中存在器官运动、靶区或靶器官的形状或位置变化、摆位误差及系统误差等,为保证靶区获得规定的照射剂量,在 CTV 的基础上均匀地外放一定的安全边界所得到的靶区。对不同的放射设备和治疗计划系统,不同单位的系统误差和摆位误差不尽相同。因此,在开展调强放疗前,应对治疗设备、治疗计划系统和摆位误差进行精确测量和了解,以确定本单位的安全边界。头颈部肿瘤治疗过程中靶器官运动

相对较小,通常外放 3~5mm 的安全边界即可。

（4）正常组织的勾画:头颈部肿瘤,尤其是鼻咽癌,适于采用 IMRT 技术的重要原因是 IMRT 能保护重要正常组织免受高剂量照射。与其他头颈部肿瘤不同的是,鼻咽癌需照射的区域上界更高,高达颞颌关节、脑、垂体、视交叉等。另外,还需照射下至锁骨上的全颈部淋巴结引流区域。其照射范围内的正常组织包括双侧颞叶、视神经、视交叉、眼球、垂体、脑干、腮腺、颞颌关节、中耳、内耳、口腔、下颌骨、喉、臂丛、食管(包括环后区)、靶区内皮肤均需逐一勾画。

CT 检查的窗宽窗位对于危及器官的勾画体积差异很大。一般中耳、内耳、颞颌关节采用骨窗勾画(1400~1600Hu/400~600Hu 或 3000~4500Hu/600~800Hu),颞叶(外侧用软组织窗)、脑干用脑窗勾画(80~100Hu/35~50Hu),其他器官用软组织窗勾画(300~400Hu/20~120Hu)。

ICRU 62 号报告建议,在正常组织周围均匀地外放一定的安全边界可得到计划危险体积(planning risk volumes,PRV),尤其当这些重要的正常组织(脊髓、脑干、视路)靠近肿瘤靶区且位于剂量突变区时。将脊髓外放 5mm 作为脊髓的 PRV,视神经和视交叉外放至少 1mm。

（5）剂量限制参考标准:在制订放疗计划时,应考虑正常组织耐受剂量,确保某些重要组织的剂量不超过限量。需要优先考虑的危及器官包括脑干、脊髓、视神经、视交叉和脑组织。正常组织的剂量限制见表 3-3。

表 3-3　危及器官的剂量限量

正常组织	正常组织的放射剂量限量	PRV 限量
脑干	D_{max} 54Gy	V60≤1%
脊髓	D_{max} 45Gy	V50≤1%
视交叉、视神经	D_{max} 50Gy	D_{max} 54Gy
下颌骨、颞颌关节	D_{max} 70Gy 或 V75≤1cm³	
臂丛神经	D_{max} 66Gy	
口腔(PTV 以外)	D_{mean}≤40Gy	
耳蜗	V55≤5%	
眼	D_{max} 50Gy	
晶状体	D_{max} 25Gy	
食管、咽、喉	D_{mean}≤45Gy	
腮腺	D_{mean}≤26Gy 或 V20>20cm³ 或 V30>50%	
颌下腺、舌下腺	剂量尽量低	

七、近距离放疗

与外放射相对应的是近距离放疗,由于调强放疗的普及,近距离放疗的使用趋于减少。鼻咽癌近距离放疗多采用高剂量率的¹⁹²Ir 源,并采用计算机治疗计划系统设计治疗计划,实现剂量优化和治疗的个体化,高精度计算机控制的步进马达驱动能使放射源精确到位,从而达到既定的治疗目的。

鼻咽癌近距离放疗包括鼻咽腔内近距离照射和咽旁间隙插植近距离照射。由于近距离放疗的剂量衰减是依据距离平方反比定律迅速递减,故在鼻咽癌的治疗中,腔内近距离照射仅适用于局限在鼻咽部的浅表肿瘤。

鼻咽癌近距离放疗适应证:①初程根治性放疗 $T_{1~2}$ 期的早期病变,可计划性外照射 50~60Gy 后加腔内照射;②初程根治性放疗后鼻咽病灶残留;③根治性放疗后局部复发的表浅病灶,可外放射 50~60Gy 联合腔内近距离照射。咽旁间隙插植近距离照射适用于咽旁肿瘤残留的患者。但因操作复杂,推广使用有较大难度。

近距离照射的剂量分割方法主要有两种:大分割法,每周 1~2 次,每次 4~8Gy,共 2~4 次;超分割法,每天 2 次,每次 3Gy,间隔 6~8 小时,共 4~5 次。

施行高剂量率近距离后装治疗鼻咽癌,应注意其剂量衰减的特点,单次照射剂量不宜过高,以免导致严重的后遗症发生。尤其要注意控制鼻腔及软腭处的剂量,以免造成鼻中隔或软腭黏膜坏死或穿孔。

第四章 甲状腺肿瘤手术

第一节 甲状腺腺叶切除术

甲状腺腺叶切除是指一侧腺叶的完整切除。此术式是甲状腺外科目前最常采用的术式,临床实际应用中可根据患者情况一并行峡部切除术,既适用少数于良性肿瘤,也应用于局限于一侧的恶性肿瘤,本节主要对甲状腺癌手术切除的术式进行介绍。

一、适应证

对于甲状腺癌,一侧腺叶切除的适应证国内外经历了一系列变化。2009 年版 ATA 指南建议,甲状腺腺叶切除的适应证必须符合以下所有条件:肿瘤<1cm、低危、单灶、局限于甲状腺内。同时患者无头颈部放射史,临床判断无颈部淋巴结转移。

2010 年,根据国外的指南原则,结合国内的经验及国情,中国抗癌协会头颈肿瘤专业委员会甲状腺癌学组制订了国内首部《分化型甲状腺癌诊治指南(2010 版)》,该诊治指南指出,甲状腺腺叶切除适应证条件如下:无颈部放射史、无远处转移、无甲状腺腺外侵犯、肿瘤直径<4cm、无其他不良病理亚型(高细胞型、柱状细胞型、弥漫硬化型、岛状细胞或分化程度低的变型)。

2012 年,由中华医学会内分泌学分会、中华医学会外科学分会、中国抗癌协会头颈肿瘤专业委员会、中华医学会核医学分会联合编撰了《甲状腺结节和分化型甲状腺癌诊治指南》,该指南建议甲状腺腺叶+峡部切除术的适应证为:局限于一侧腺叶内的单发 DTC,并且肿瘤原发灶≤1cm、复发危险度低、无童年期头颈部放射线接触史、无颈部淋巴结转移和远处转移、对侧腺叶内无结节。同时根据国情率先提出了甲状腺腺叶+峡部切除术的相对适应证:局限于一侧腺叶内的单发 DTC,并且肿瘤原发灶≤4cm、复发危险度低、对侧腺叶内无结节;微小浸润型 FTC。

2015 年版 ATA 指南中对甲状腺腺叶切除的适应证做了以下改变:肿瘤 1~4cm、无腺外侵犯、cN_0 者可选择甲状腺全/近全切除或者腺叶切除术。术后选择 RAI 治疗者,根据疾病特点和(或)患者意愿可采取甲状腺全切或近全切术(强烈推荐,中等质量证据)。肿瘤<1cm、无腺外侵犯且 cN_0 者,应该选择行甲状腺腺叶切除术(除非对侧腺叶有明确手术适应证)。直径小、单灶、局限于甲状腺内、无头颈部放射史、无甲状腺癌家族史和 cN_0 者行一侧甲状腺腺叶切除术即可(强烈推荐,中等质量证据)。

纵观国内外甲状腺癌指南,甲状腺腺叶切除的适应证较过去相对宽泛,尤其是针对直径 1~4cm 的肿瘤,也可以选择性行甲状腺腺叶切除。根据国内外相关指南的治疗原则,笔者推荐甲状腺腺叶切除的适应证如下:局限于一侧腺叶内的单发病灶,且肿瘤原发灶≤1cm、无幼年头颈部放射线接触史、无颈部淋巴结转移和远处转移、对侧腺叶内无结节者。甲状腺腺叶切除的相对适应证:局限于一侧腺叶内的单发病灶,且肿瘤原发灶≤4cm、复发危险度低、对侧腺叶内无结节者。对于一侧甲状腺恶性肿瘤的腺叶切除术,外科处理应同时切除甲状腺峡部,即甲状腺叶及峡部切除。

二、麻醉

多采用全身麻醉,也可选用颈丛阻滞麻醉。

三、手术方法

在甲状腺腺叶切除过程中应强调外科操作顺序,暴露甲状腺一侧腺体后,可采用:①处理甲状腺中静脉(同时探寻周围是否有下极甲状旁腺)→寻找保留下极甲状旁腺→分离上极→显露喉上神经→处理上极血管→寻找保留上极甲状旁腺→寻找保护喉返神经→处理下动脉→切除腺叶的外科顺序;也可遵循②分离上极→显露保护喉上神经→处理上极血管→寻找保留上极甲状旁腺→处理甲状腺中静脉→寻找保留下极甲状旁腺→寻找保护喉返神经→处理下动脉→切除腺叶的顺序。前者的操作顺序更有利于下极甲状旁腺的有效保护。

1.体位　患者取仰卧、肩下垫枕、颈过伸位,以充分显露颈部但要注意对颈椎的保护,用三角枕稳固头部。

2.切口　于胸骨切迹上1~2cm或循颈低位皮纹作领式切口,切口一般长4~5cm,根据患者具体情况可酌情向两端适度延长。

3.分离皮瓣　切开皮肤后,以电刀逐层切开皮下组织及颈阔肌,到达颈深筋膜浅层,期间避免损伤分布于颈深筋膜浅层表面的颈前静脉。严格在颈阔肌下分离皮瓣,一般情况下切口上端皮瓣分离高度达喉结水平,下端达胸骨切迹上缘,但根据肿瘤大小和切除范围可适当上下扩展皮瓣游离范围。两侧适当游离但不宜游离过多,中下端可显露出部分胸锁乳突肌附着端。游离充分后,皮瓣下端用缝线牵拉固定或皮钩固定,皮瓣上端用甲状腺拉钩牵拉。

4.切开颈白线　正中切开颈白线,逐层分离直达甲状腺峡部。

应该注意的是,若患侧肿瘤较大会使中线向健侧移位,但只要分辨清两侧舌骨下肌群,在其间进入即可见颈白线,操作过程中出血少且解剖清楚。颈白线上下端一定要分离充分。依笔者经验,即使肿瘤较大,也多由此入路完整切除肿瘤,一般不需要离断颈前肌,此时可上下充分分离颈白线,并向患侧牵拉颈前肌,均可充分暴露;加之一般当肿瘤较大时,颈前肌常受压变薄,利于牵拉暴露肿瘤。如果肿瘤较大或技术所限,采用上述方式仍不能满意暴露肿瘤时,亦可离断颈前肌以充分显露;一般应在舌骨下肌群的上、中1/3处钳夹后切断(因舌下神经襻支自舌骨下肌群中、下1/3处进入肌腹)以便于显露肿瘤,易于操作,减少手术难度和危险;若肿瘤侵犯颈前肌,应一并切除,尤其是胸骨甲状肌的处理应更加注意,避免肿瘤的残留。

5.沿甲状腺真假被膜间解离腺叶　在甲状腺真假被膜间游离,用甲状腺拉钩向外侧牵拉颈前肌,充分显露甲状腺,然后将腺体轻轻牵向中线以便显露腺体后外侧方解剖结构,由甲状腺外侧假被膜内解离腺体并注意结扎周围血管。甲状腺中静脉的处理:一般在腺体外缘中部可见到甲状腺中静脉,单独分离出该静脉后钳夹、切断、结扎。这样可以从侧面掀起腺体,并利于寻找下极甲状旁腺。

6.下甲状旁腺的识别与保护　由于甲状腺下极的甲状旁腺存在较多的解剖变异,同时由于下极周围一般脂肪组织较多,甲状旁腺的识别与术者经验密切相关,专业培训十分重要。当然可采用纳米碳负显影技术或利用 MIBI 核素显像技术进行甲状旁腺定位。对于少数难以确定为甲状旁腺或淋巴结者可采用术中冷冻病理进行鉴别,防止误切。

如采用先处理其他部位再寻找甲状旁腺的顺序,容易因创面渗血造成术区红染影响甲状旁腺辨别,所以一般建议先寻找出下极甲状旁腺,然后通过分支性保留技术将其血供连同甲状旁腺一并保留。分离保留下极甲状旁腺后,处理甲状腺下极血管,此过程应注意因牵拉位置变浅的喉返神经,仔细识别后再行处理。在甲状腺下极处的软组织中有甲状腺下静脉和最下动脉经此进出腺体,应分别处理,钳夹和结扎要牢靠以免回缩和撕裂。对于位于腺体周围的甲状旁腺及甲状旁腺位于胸腺者,易于原位保留,甲状旁腺功能损伤小。

7.处理甲状腺上极及上极甲状旁腺的保护　于甲状腺真假被膜间分离甲状腺后,用甲状腺拉钩在甲状腺假包膜内侧牵开带状肌以显露甲状腺,然后处理甲状腺上极。由于甲状腺上极气管侧假被膜增厚(悬韧带的一部分),可用电刀切断并打开与喉外肌之间的间隙,此间隙应注意喉上神经的分支,部分患者可经此处显示喉上神经外支,该支常由外上向内下斜行进入喉外肌内。目前国内处理甲状腺上极一般采用两步法。

(1)切断上极血管:处理上极然后将腺体牵向内下,清楚显露上极血管后,可先离断上极血管(多分为两个分支束)。

(2)离断上极韧带:向下牵拉腺体(此时由于上极腺体没有血管而易于向下牵拉)显露悬韧带,予以离断结扎。然后采用"脱帽"法将甲状腺上极的甲状旁腺连同血供保留。由于这种手术方式是将颈前肌向前外侧牵开,将甲状腺上极向下牵拉,多数患者可达到较满意的显露效果,但少数患者由于胸骨甲状肌止点的阻挡,上极暴露不够满意,可造成出血、喉上神经喉外支的损伤及甲状腺上极组织的残留。因此有学者建议部分/全部切断胸骨甲状肌上端加以显露,这虽可充分暴露甲状腺上极,但却同时增加了手术损伤,不完全符合现代甲状腺外科间隙入路、膜解剖的微创理念。近年,秦建武教授提出了带状肌肌间入路来处理甲状腺上极,首先,将颈白线向上切开至舌骨下方,然后分离甲状腺外科囊的侧方至颈鞘,将胸骨舌骨肌牵向外侧,将胸骨甲状肌向内牵拉,沿两肌之间向上分离(疏松的筋膜),这样可以充分地暴露甲状腺上极,便于显露和保护喉上神经。笔者多次尝试,此技术实用可靠。

8.喉返神经的解剖及保护　笔者认为,对于甲状腺外科医师而言,此操作是基本功必须掌握,并应该能熟悉从三个不同部位寻找喉返神经的方法。

(1)甲状腺下动脉附近寻找喉返神经。处理完甲状腺上极后,继续将甲状腺向内侧掀起,于甲状腺下动脉自外向内在腺体中、下 1/3 交界处寻找与其交叉的喉返神经。此方法实用易掌握,笔者主推荐。一般是如下操作,术者和一助同时用蚊式钳提拉起气管食管沟的脂肪软组织,将软组织悬起,再由术者用小弯钳分离软组织,寻找其内的喉返神经。此操作方法相对不易出血及损伤神经,但神经位置相对不恒定,因此寻找期间应耐心操作。

(2)入喉处找寻喉返神经。处理完甲状腺上极后,将腺体向内下牵拉,逐层离断甲状腺与喉外肌间的纤维组织,然后于喉返神经入喉处可寻找喉返神经,予以显露并加以保护。对于经验不足者,在此处找寻喉返神经,易误伤喉返神经。此操作方法优点是喉返神经位置相对固定,但操作易出血是其不足。此法找寻喉返神经,时常受甲状腺 Zucker-kandl 结节(ZT)的影响,其为甲状腺外侧缘向外、向后的突起,约 86% ZT 位于甲状腺的中 1/3 处。约 60% 的患者可发现此结节的存在,右侧较左侧常见。而 91% 喉返神经位于其内下方。

(3)甲状腺下极下方的气管食管沟位置寻找喉返神经,术者应熟练掌握此第三种寻找部位。同样,此处需要术者和一助同时用蚊式钳提拉起气管食管沟的脂肪软组织,将软组织悬起,再由术者用小弯钳分离捅穿软组织,寻找其内的喉返神经,然后离断其表面的软组织及脂肪,直至全程暴露喉返神经。尤其对于二次手术的患者,可以在上次手术尚未涉及的部位(更下端)寻找喉返神经,比在瘢痕中寻找喉返神经简便易行,优势突出。应当注意的是:左右侧喉返神经在气管食管沟内的走行有所不同,其中左侧喉返神经一般紧贴气管侧壁,右侧喉返神经稍远离气管壁而略呈由外下至内上的走行;显露喉返神经的长度应视术中可显露的程度及外科需要而定;当腺体向中线侧牵拉时,喉返神经多离开气管食管沟向气管侧面移位,小心误伤;同时,还应该注意喉返神经的变异情况,如喉不返神经、喉返神经分支、喉返神经异常支等,不可盲目操作或仅凭经验行事,以减少对喉返神经损伤。

术中神经探测仪的应用,可以帮助临床医师更好地找寻喉返神经。目前应用于临床时,应综合考虑其性价比及患者的经济承担情况,未来应用空间较大。对于经过多次手术、中央区淋巴结转移较多、甲状腺肿物直径较大、术前考虑喉返神经可能受侵犯的患者,其应用价值较大。但笔者仍强调,作为头颈外科医师,应充分学习并掌握寻找喉返神经的基本技术,这是必备的外科基本功,不应过于依赖神经监测设备。

9.处理峡部及悬韧带 用电刀(单/双极)或超声刀自气管前面由外而内分离附于第 2~4 气管环前面的峡部及气管前外侧的侧韧带后,分次钳夹、切断峡部侧悬韧带,直至整个腺体完全解离。

悬韧带断端需结扎或电凝止血,峡部残端则要缝扎,亦可采用超声刀钳夹离断峡部。尤其注意对侧上极血管分布到峡部的血管,丝线缝扎、超声刀钳夹要确切,避免出血。

10.止血缝合

(1)止血:术中止血要彻底。在结束手术时,应再仔细检查一下血管断端结扎是否牢靠,甲状腺床、颈前肌有无渗血点,特别注意上极血管内侧分支的处理,以免术后渗血过多甚至二次手术止血可能。使用双极电凝止血更确切,尤其对于喉返神经入喉处的处理优势较明显,可减少对喉返神经的热损伤。

(2)放置引流:一般建议甲状腺腺叶切除术后常规放置负压引流管或引流条以充分引流术区。可经切口引出或在胸骨切迹下方即切口下缘 3~4cm 处通过穿刺针将引流管引出皮肤外并加以固定。

（3）缝合伤口：先于中线处将颈深筋膜浅层缝合。皮下组织与颈阔肌作为一层行间断缝合或连续缝合，注意对位良好。皮肤多采用皮内缝合或黏合以减轻切口瘢痕形成。

四、术中注意事项

1.暴露保护喉返神经及喉上神经应仔细、轻柔，减少干纱布直接接触磨损神经，减少电刀/超声刀在神经附近的使用，注意热损伤的最小范围，如有出血影响术野时可用盐水纱布蘸血。用双极电凝止血，减少对神经的热损伤。

2.保留甲状旁腺同时应注意保留其营养血管，术后应注意观察甲状旁腺的颜色，若颜色发深考虑有淤血可能，可用组织剪剪破或针刺破其包膜以减轻淤血对功能的影响。

3.上、下极血管处理一定要确切，必要时可缝扎加固；超声刀应采用慢档逐渐离断血管束以达到止血确切。

4.甲状腺断端亦要缝扎牢固，也可应用超声刀离断，以免术后渗血。

5.切除甲状腺腺叶的顺序可根据个人的习惯，但多采用从上到下，由外到内的顺序，达到出血少，解剖层次清晰的效果。

6.细支血管及渗血点的处理，可采用双极电凝，凝血确切，周围副损伤小，尤其是神经附近。

第二节 全/近全甲状腺切除术

全甲状腺切除术即切除所有甲状腺组织，达到无肉眼可见的甲状腺组织残存。近全甲状腺切除术即切除几乎所有肉眼可见的甲状腺组织，保留<1g的非肿瘤性甲状腺组织，如喉返神经入喉处或甲状旁腺处的非肿瘤性甲状腺组织。

一、适应证

2009版ATA指南指出，甲状腺癌行全/近全甲状腺切除的适应证如下，符合任一条件即可：①直径>1cm；②对侧存在甲状腺结节；③局部或远处转移；④头颈部放疗史；⑤一级亲属有DTC病史；⑥年龄较大（>45岁）患者，即使肿瘤直径<1.5cm。

中国《分化型甲状腺癌诊治指南（2010版）》建议，全/近全甲状腺切除指征（高危因素）：①颈部放射史；②已知远处转移；③双侧癌性结节；④甲状腺腺外侵犯；⑤肿瘤直径>4cm；⑥不良病理亚型（高细胞型、柱状细胞型、弥漫硬化型、岛状细胞或分化程度低的变型）；⑦双颈广泛淋巴结转移［注释中指出：对于微小癌，没有必要行甲状腺全切。必须结合本地外科技能，在减少复发与可能出现甲状旁腺功能低下症之间充分平衡考虑。年龄<15岁建议行次全切除，谨慎行全甲状腺切除术。双颈部淋巴结广泛转移且包膜外侵犯，建议考虑甲状腺全切］。

2012版中国《甲状腺结节和分化型甲状腺癌诊治指南》指出，全/近全甲状腺切除术的适应证为：①童年期有头颈部放射线照射史或放射性尘埃接触史；②原发灶最大直径>4cm；③多癌灶，尤其是双侧癌灶；④不良的病理亚型，如PTC的高细胞型、柱状细胞型、弥漫硬化型、实体亚型,FTC 的广泛浸润型,低分化型甲状腺癌;⑤已有远处转移,需行术后^{131}I 治疗;⑥伴有双侧颈部淋巴结转移;⑦伴有腺外侵犯(如气管、食管、颈动脉或纵隔侵犯等)、全/近全甲状腺切除术的相对适应证是:①肿瘤最大直径 1~4cm;②伴有甲状腺癌复发高危因素;③合并对侧甲状腺结节。

2015 版 ATA 指南中对全/近全甲状腺切除的适应证作了些改变:①直径>4cm;②明显腺外侵犯(临床 T_4);③淋巴结转移(临床 N_1);④远处转移(临床 M_1)(强烈推荐,中等质量证据)。

纵观国内外甲状腺癌指南,全/近全甲状腺切除的适应证越来越严格,ATA 指南和国内指南一样,只有直径>4cm 的肿瘤才建议行全/近全甲状腺切除,这也是指南显著变化之处。总之,根据国内外相关指南的治疗原则,甲状腺乳头状癌行全/近全甲状腺切除的适应证如下:①童年期有头颈部放射线照射史或放射性尘埃接触史;②原发灶最大直径>4cm;③多癌灶,尤其是双侧癌灶;④不良的病理亚型,如高细胞亚型、柱状细胞亚型、弥漫硬化型、实体/岛状亚型、嗜酸细胞亚型;⑤已有远处转移,需行术后^{131}I 治疗;⑥伴有双侧颈部淋巴结转移;⑦伴有腺外侵犯(如气管、食管、颈动脉或纵隔侵犯等)。全/近全甲状腺切除术的相对适应证是:①同侧颈淋巴结转移;②肿瘤直径 1~4cm;③伴有甲状腺癌复发高危因素;④合并对侧甲状腺结节。

二、麻醉

多采用全身麻醉。

三、手术方法

全甲状腺切除手术操作中每侧叶的处理可参阅本章甲状腺腺叶切除术部分。需要指出的是,术中应注意完整切除甲状腺锥状叶,部分患者的锥状叶位置较高,可达舌骨水平,应注意切除的彻底性。

四、术中注意事项

全甲状腺切除术后甲状旁腺功能低下、喉返神经损伤的发生概率较其他术式为高,尤其是甲状旁腺功能低下的发生。故在行全甲状腺切除手术中,应充分注意甲状旁腺功能的有效保留,即甲状旁腺的血管化保留。对于术中未见到甲状旁腺或仅保留 1~2 枚甲状旁腺者,应对切下的甲状腺组织仔细检查,发现误切的甲状旁腺应将其切成碎块组织分别移植于胸锁乳突肌或颈前肌内。为减少甲状旁腺功能低下的发生,也应注意无癌侧或较轻侧腺体后背膜的保留。在寻找保留每一枚甲状旁腺时,都应该当作唯一且最后一枚甲状旁腺对待,认真解剖,仔细保护,不应该存在侥幸心理认为这枚甲状旁腺不易保留,等到下一枚甲状旁腺时再有效保留;肉眼辨认甲状旁腺需根据甲状旁腺的解剖部位、外观(颜色、色泽、形状、大小、厚度等)及对缺血的耐受性等综合判断。纳米炭负显影辨认保护技术有助于术中辨认及保护甲状旁腺,降低术后甲状旁腺功能低下发生率。

第三节 胸骨后及上纵隔甲状腺肿瘤处理

该类肿瘤定义为体积50%以上位于胸廓上口以下的甲状腺肿瘤或肿大的甲状腺原发于纵隔内。此类肿瘤因其部位隐蔽,早期发现困难,且多病程较长,与上纵隔关系密切,给外科手术治疗带来一定困难。天津医科大学肿瘤医院(现天津市肿瘤医院)曾统计,此类肿瘤约占同期治疗甲状腺肿瘤患者总数的2%。其一般分为3型,Ⅰ型为不完全性胸骨后甲状腺肿;Ⅱ型为完全性胸骨后甲状腺肿;Ⅲ型为胸内迷走甲状腺肿。前两型是由于吞咽运动、甲状腺自身的重力和胸腔的负压作用,逐渐坠入胸腔内,尤其肿瘤在甲状腺下极时,一开始就可以完全生长在胸骨后,这样就形成了完全性胸骨后甲状腺肿,因此部分患者有发现颈前肿物而后消失的主诉。Ⅲ型胸内迷走甲状腺肿是胚胎期甲状腺邻近动脉球囊,甲状腺迷走纵隔所致。同时应指出的是基于胸骨后解剖结构的特点,左侧有主动脉弓和颈总动脉,肿瘤不易向下生长,所以右侧的胸骨后良性甲状腺肿瘤要比左侧多见且平均位置要低。

胸骨后甲状腺肿瘤一旦诊断明确,不论有无症状,为了避免恶变、发生出血或压迫周围器官一般多应积极采取手术治疗。胸骨后甲状腺肿瘤手术入路有颈部和开胸两种,选择的关键是胸骨后甲状腺肿瘤在纵隔内是否有血供来源,胸科医师强调开胸或胸骨劈开入路,认为这一类甲状腺肿瘤在胸内有供应血管,而纵隔结构极其复杂,切除胸骨后甲状腺肿瘤必须在直视下进行,避免损伤胸骨后甲状腺肿瘤的血供或大血管造成大出血。而头颈肿瘤外科医师多强调经颈部低位领状切口入路,此观点的理论依据为:开胸或胸骨劈开入路虽可直视手术,但创伤明显增大。只有胸内迷走甲状腺与胸内血管有联系,但此种肿瘤很罕见,95%以上的胸骨后甲状腺肿为Ⅰ型和Ⅱ型甲状腺肿,此类型甲状腺肿是从颈部坠入纵隔,所以其血管供应仍保持来自甲状腺上、下动脉,并多有完整包膜,大多数情况下可从颈部完整切除胸骨后甲状腺肿瘤。采用此种手术入路,减少了不必要的创伤,缩短了手术时间。由于头颈外科医师对颈部及上纵隔的解剖比较熟悉,处理该种疾病较之普通外科和胸外科具有更大优势,采取经颈部低位领状切口入路,绝大多数胸骨后甲状腺肿瘤可获得满意切除,只有极少数患者需增加胸骨劈开入路。通过多年临床实践,笔者支持此观点,据统计,约98%的胸骨后甲状腺肿瘤可经颈部低位领状切口入路切除,且多不需要离断颈前肌。

在进行胸骨后甲状腺肿瘤切除术时,有以下方面应引起注意。

一、术前准备要点

1.影像学检查

(1)应常规行颈部和胸部正侧位X线检查,了解气管受压移位的整体情况,此项检查不应完全被CT或MRI代替,其对了解气管的总体走行、麻醉插管具有一定的指导意义。

(2)行上纵隔CT或MRI检查,了解肿瘤与颈根部及上纵隔大血管的关系,同时了解气管有无受压移位,管腔有无狭窄,尤其是经多次甲状腺手术,临床考虑恶性,呼吸困难的患者,均应行强化 CT 或 MRI 检查。通过此类检查如发现肿瘤和胸骨后大血管之间有一个比较完整的低密度区,说明肿瘤和纵隔的血管之间没有联系,而恶性肿瘤由于其侵犯性生长的特性,其与纵隔血管之间的低密度区往往不完整。如检查发现气管狭窄,应请麻醉医师会诊评估麻醉风险。

2.麻醉选择

(1)颈丛麻醉:较少使用,主要用于对胸骨后甲状腺肿瘤考虑为良性的患者,尤其是肿瘤位于主动脉水平以上者可考虑采用颈丛麻醉,术中患者可配合做吞咽、鼓气动作,使肿块上抬以利暴露下极,与患者对话可预防喉返神经损伤。

(2)全身麻醉:对胸骨后甲状腺肿瘤临床检查考虑恶性,局部粘连明显的患者,以及肿块较大、位置较深,伴有呼吸困难,术前影像学检查证实有气管受压移位、气管软化的患者可选择全麻。部分患者因气管长期受压,管腔极度狭窄,麻醉时可行支气管纤维镜引导下气管插管麻醉,但某些患者往往发生胸骨切迹以下的气管纵隔段移位伴气管管腔狭窄,支气管纤维镜引导亦不能奏效,此时需进行清醒状态下插管,麻醉风险巨大,插管可能不能通过狭窄处,此种情况下插管通过声门即可,但应注意术中加压给氧,注意手术操作轻柔,尽量避免挤压气管。

3.请胸外科会诊　对肿物较大,与胸骨后神经、血管分界不清,不除外存在癌变的患者,请胸外科会诊做好胸骨劈开和开胸的准备。

4.术前置胃管　对于上述与周围结构分界不清的肿瘤,术前可置胃管,便于术中了解食管走行。

5.备血　术前应充足备血,部分患者肿瘤与周围组织明显粘连需行胸骨劈开术,术中出血较多,输血量巨大。

二、手术操作要点

1.此类手术患者的手术难度和出血情况变数较大,应建立多条静脉通路,必要时建立中心静脉通路,以保证快速输血、输液之急用。

2.先取低位领状切口,沿颈阔肌深面分离皮瓣,自颈白线切开,分离肌层,根据需要决定是否切断一侧带状肌,分离胸锁乳突肌将其向外拉开,暴露甲状腺。首先处理甲状腺中静脉,然后游离腺体上极,结扎切断甲状腺上动脉、上静脉和悬韧带。若肿物较大,可先切断甲状腺峡部,将甲状腺与气管分离。

游离的关键是层次清晰,游离必须在甲状腺包膜内进行,多行钝性分离,遇有条索状粘连均应缝合结扎,不能用暴力硬撕。此类肿瘤的特点是血运丰富,营养血管常较粗大,此时处理的重要原则是逐层仔细结扎营养血管。虽然由于瘤体巨大,血液供应增加,瘤体的压迫症状导致血管的推移变位,活动度低,使手术难度增大,易引起大出血,但因为甲状腺肿瘤向胸内发展是在气管两侧下降,位于主动脉弓及其分支动脉的后方,而纵隔内的上腔静脉和头臂静脉及其属支位于以上大动脉的前下方,且甲状腺包膜内无重要的解剖结构,所以沿包膜向胸内作钝性分离,不会损伤胸腔内的重要结构。对肿物巨大,创面呈渗出性出血者,可准备好热盐水,以备采用热敷止血法启动内源性止血系统。若遇较大出血应尽快将肿块摘除并纱布填塞后，再行充分显露后止血。如此时仍不能满意止血，应果断劈开胸骨。如分离过程中肿物与纵隔结构有明显粘连，难以分离，或者难以从颈部将肿物完整取出，可增加胸骨正中劈开切口以充分暴露纵隔视野，在直视下将肿物安全分离。

肿物自胸廓内拖出后，将其连同甲状腺患侧叶牵向中线，沿气管食管沟解剖喉返神经，最后结扎甲状腺下动脉及甲状腺下静脉，将患侧甲状腺连同延伸至胸骨后的肿物整块切除在此过程中应注意在直视下解剖喉返神经，需要指出的是由于肿瘤巨大，喉返神经常牵拉移位或粘连于肿瘤背面，此时应采用钝性和锐性分离相结合的原则加以分离保护，在未找到神经前不要急于移除标本，这样有助于降低喉返神经损伤概率。由于同样原因，下极甲状旁腺乃至上极甲状旁腺也经常发生移位，需仔细辨寻保留。

3.由于胸骨后巨大瘤体对气管的长期压迫，可导致气管软骨软化，一旦解除压迫，可能出现气管软化塌陷，造成呼吸困难甚至窒息死亡。因此肿物切除后可将软化或疑有软化的气管悬吊固定于颈前肌群，这样可有效保持气管形状，避免因术后气管阻塞而危及患者生命。

术毕拔管前应使患者完全清醒，配合麻醉师尝试将导管退至受压部位的上方，观察无气管塌陷症状，方可拔出导管；若有通气不畅等气管塌陷症状，则不宜拔管，应立即将导管重新插入塌陷部位，并做气管切开术。

4.肿物切除后做常规检查，一旦发现气胸应立即缝合修补，必要时行胸腔闭式引流，对单侧气胸行胸腔闭式引流后症状不见缓解的患者应常规检查对侧是否气胸。

三、术后注意要点

1.做好预防和处理呼吸困难或窒息的工作 此类患者可因软化的气管塌陷而出现呼吸困难甚至窒息，术后患者均应在床边常规备急救用具，如气管插管、气管切开包、吸引器等，紧急状态下可行床旁气管切开术。

2.保持呼吸道的通畅 术后应用激素，以防止喉头水肿，术后24~36小时为防护重点。对术前有呼吸道感染或老年患者，应防止痰多引起阻塞性呼吸困难。

3.保持引流管的通畅 注意伤口的渗血情况，若有异常，应立即对症处理，防止大出血继发呼吸困难甚至窒息死亡的发生。

第四节　功能性颈淋巴结清除术

功能性颈淋巴结清除术是在传统根治性颈清术的基础上，为保留功能和兼顾外观完美，在不影响彻底切除肿瘤的前提下而改进了的术式。从解剖学的观点看，颈部的颈深肌膜包绕胸锁乳突肌，也包绕颈动脉鞘，二者之间自然形成肌膜间隙，颈淋巴结主要位于该间隙内，它与胸锁乳突肌、颈内静脉之间，有筋膜相隔，在正常情况下，包绕这些器官的筋膜很容易从被覆的肌肉、血管上剥离下来，而使淋巴组织与之分离，因此不切除肌肉和静脉，也可做到颈淋巴结的全部切除。

甲状腺癌的淋巴结转移癌,大多为低度恶性,生长较慢,较少侵出淋巴结包膜,较少广泛侵犯周围组织器官,规范切除后较少复发,是行功能性颈淋巴结清除术的适应证。

李树玲教授于1962年设计改进功能性颈清术术式,并开始用于治疗甲状腺癌,首例患者是11岁女孩,左侧甲状腺乳头状癌伴左颈淋巴结转移,经施行甲状腺癌联合功能性颈清术后,功能及外观均甚满意。

随着外科技术的逐渐成熟,天津医科大学肿瘤医院头颈外科进一步改进了术式,改进了手术切口,并提出了多功能保留颈淋巴结清除术,在功能性颈淋巴结清除的基础上,保留耳大神经、枕小神经、锁骨上皮神经、颈横动静脉及肩胛舌骨肌。在不影响彻底切除肿瘤的前提下,尽可能保留患者耳部枕部及肩部的感觉功能。

分化型甲状腺癌颈淋巴结清除术在近百年的发展历程中,经历了手术范围由大到小,由重治疗、轻功能到功能与治疗兼顾的演变过程。现在功能性颈清术不只是传统的保留胸锁乳突肌、颈内静脉和副神经,而且是保留颈丛感觉神经和颈部血管的多功能保留性颈清术。既保留了患者外观的完整性、上肢运动功能和颈部皮肤感觉功能,又同时保证手术的彻底性,达到了根治而不影响预后的目的。

至今,天津医科大学肿瘤医院已行此术超过数千例,其远期疗效与传统根治性颈清术并无明显差异。

一、病例选择

1.临床颈淋巴结阳性且转移广泛和(或)淋巴结经穿刺或切除活检病理证实为转移者。

2.全身情况尚好,无重要脏器严重器质性病变者。

二、麻醉

一般多采用全身麻醉合并气管内插管。

三、切除范围

一般单侧颈淋巴结清除术的常规切除范围应包括患侧气管旁、颈内静脉区,副神经区及锁骨上区淋巴结,即Ⅱ、Ⅲ、Ⅳ、Ⅴ、Ⅵ区,一般保留颈动脉、迷走神经、膈神经、舌下神经、舌神经及胸锁乳突肌、颈内静脉、副神经。为了更好地保留功能,在不影响肿瘤切除彻底性的基础上,还可以保留耳大神经、枕小神经、锁骨上皮神经及颈外静脉等重要神经血管和肌肉。

四、手术步骤

1.切口 一般取单臂弧形切口,自乳突始,循斜方肌前缘以曲线形引向锁骨上2cm处,再沿锁骨水平向前跨越中线。此术式皮瓣的纵切口落在隐蔽的颈项交界处,外观不明显,患者容易接受。但近年来临床上多对传统切口进行改良,根据患者个体情况尽量沿皮纹走行设计,更加美观。

2.分离皮瓣 切开皮肤及颈阔肌,在颈阔肌下进行皮瓣分离(保留颈阔肌浅层血管网,以保障愈合)。解离范围:上至下颌骨下缘,下至锁骨,后方到斜方肌前缘,前方达对侧胸锁乳突肌前缘,在下颌角区解剖时,须注意勿损伤从腮腺下极分出的而神经下颌缘支,此分支约经下颌角稍下方前行,跨面血管而分布于下唇。注意对颈外静脉的保留。

3.解离颌下区 找到颌下腺,于其下缘锐性解离(尽量保留面静脉,以减少颜面水肿),向上拉开颌下腺,可暴露二腹肌(二腹肌为常规颈淋巴结清除的上界)。

4.全程游离胸锁乳突肌 沿其前后缘锐性分离,游离时应紧贴胸锁乳突肌,以避免误伤颈内静脉;于胸锁乳突肌上1/3游离时,应注意副神经中枢支,以避免误伤;耳大神经、枕小神经也在此区横跨,在不影响颈清术进行的情况下,可予以保留。特别注意的是部分患者在胸锁乳突肌锁骨端与胸骨舌骨肌及颈内静脉间存在转移的淋巴结,其较为隐蔽,容易忽略,临床上时常发现术后该区域由于第一次手术时清扫不彻底导致复发的情况,因此对此位置的软组织淋巴结应清扫彻底,避免遗漏。

5.清除Ⅴ区淋巴结

(1)切断结扎颈外静脉近、远心端及肩胛舌骨肌、颈横动静脉;对于无明显侵犯的病例可适当保留颈外静脉、肩胛舌骨肌和颈横动静脉。

(2)寻找副神经:于切口后缘向下切开软组织,暴露斜方肌前缘后,于斜方肌前缘中、下1/3处分离软组织,找到副神经,并追踪解离副神经至进入胸锁乳突肌后缘处,尽量保留副神经的血运。

(3)将胸锁乳突肌拉向内侧,沿锁骨上缘向深层解离直达臂丛神经表面,沿斜方肌前缘,于头夹肌、肩胛提肌、斜角肌表面自外向内清除软组织直达颈Ⅳ、Ⅲ、Ⅱ神经根部。最后,将颈内静脉外侧区软组织,包括上自二腹肌后腹、下至锁骨上、外至斜方肌、内至颈内静脉这一区域内斜角肌和肩胛提肌浅层的全部软组织淋巴结予以一并切除,并牵向内侧。

6.清除Ⅱ、Ⅲ、Ⅳ区淋巴结

(1)解剖颈内静脉:将胸锁乳突肌拉向外侧,将Ⅴ区软组织淋巴结牵向内侧,沿椎前筋膜继续向内侧游离达颈内静脉,于颈内静脉表面锐性分离(可用手刀、剪刀、电刀,依据每人习惯不同),切开动脉鞘将筋膜及其他软组织与静脉壁分开达深层至迷走神经,向上直到二腹肌后腹,下达锁骨水平。

(2)将颈内静脉、迷走神经及颈总动脉拉向内侧,清除颈静脉角时,对淋巴管应仔细分离,采取"易疏勿断"原则,若无法保留淋巴管,则仔细结扎或精细缝扎,必要时用医用胶将肌肉筋膜覆盖粘连,以减少淋巴液的渗漏。继续将软组织淋巴结牵向内侧,清除颈动脉三角区域,要注意对舌下神经及喉上神经内外支的保护。最后将Ⅱ、Ⅲ、Ⅳ、Ⅴ区软组织淋巴结一并切除。有时,颈外静脉会从颈内静脉中段汇入,是否保留视术中情况决定。

(3)如为甲状腺癌联合根治术,则包括甲状腺切除及患侧气管食管沟淋巴结、部分(一般保留胸骨舌骨肌)或全部带状肌一并切除。手术时除应确保清除范围标准以外,特别需注意保护甲状旁腺、喉返神经、食管等重要结构。

甲状腺癌除颈淋巴结广泛转移以外,一般不做二腹肌上淋巴结清除。一般采用颈内静脉内、外侧软组织连同甲状腺等做整块切除。

7.置负压引流　仔细止血,观察有无乳糜漏于颈前及颈外侧锁骨上窝外各放置负压引流管一根。

8.缝合伤口　可用4-0可吸收线连续缝合颈前肌筋膜,皮下组织及颈阔肌,然后用4-0可吸收线连续皮内缝合皮肤切口。

9.伤口加压包扎固定　伤口加压包扎对于减少术后渗血,防止皮下积液及防止乳糜漏发生十分重要一经过多年的实践,加压包扎从以往的全颈加压包扎改进为两区域包扎,即:颌下与锁骨上。

此方法优点在于将颌下及锁骨上两个重点着重包扎,并将颈部皮瓣展平,结合负压吸引,可使皮肤与深部组织贴紧,消灭空腔,可减少皮下积液的出现。同时应对颈静脉角处重点加压包扎。

天津医科大学肿瘤医院自1962年开展此术以来,经历多次改进,取得了功能、外观及治疗均较满意的效果。

随着对疾病的不断认识及医学的发展,还提出了多功能保留性颈淋巴结清除术:此术式是在传统功能性颈淋巴结清除术基础上发展而来,在保留胸锁乳突肌、副神经及颈内静脉的同时多保留颈丛神经分支诸如耳大神经、枕小神经、锁骨上皮神经、舌下神经袢等,以及肩胛舌骨肌、颈横动脉、颈外静脉等解剖结构,在根治肿瘤的前提下兼顾功能的最大化保留,此术式多用于分化型甲状腺癌发生颈淋巴结转移的处理。

以上为单侧颈清术操作步骤,需行双侧颈清术时,可分期或同期进行,一般建议分期进行,可减少患者的不适症状及术后并发症。对于双侧颈清的患者,争取保留双侧的颈内静脉,且尽量保留颈外静脉,以避免由于静脉回流受阻而产生的一系列并发症。

第五节　扩大中央区颈淋巴结清除术

1906年,Crile讨论择区性颈清扫术的价值,并推荐对于颈部未触及淋巴结的患者可进行改良性颈清扫术。Martin等提出当清扫区域局限于颈部某一特定部分时,则应使用"部分颈清扫术"这一术语。1980年后,择区性颈清扫术的概念开始被提出。根据甲状腺癌的生物学行为、肿瘤位置及淋巴结转移情况,可采用择区性淋巴结清除术,笔者单位将甲状腺癌手术过程中清扫Ⅱa、Ⅲ、Ⅳ及Ⅵ区淋巴结及软组织的择区性颈清扫的术式称为扩大中央区淋巴结清除术,其清除范围介于功能性全颈淋巴结清除和中央区淋巴结清除术的范围之间,目前尚未有明确的定义,笔者单位经验主要包括Ⅱa、Ⅲ、Ⅳ及Ⅵ区淋巴结软组织,亦可包括部分Ⅱb、Ⅴb区。其清扫范围必须到位、操作必须规范。一些术者在做扩大中央区颈清扫术时,仅切除了颈静脉链上的一些软组织,常常忽略了ⅡB区及颈静脉角处的清扫,这常常是造成术后复发的根源。

扩大中央区颈淋巴结清除术是在功能性全颈清术的基础上,为更好地保留功能和兼顾患者美容要求,在不影响彻底切除肿瘤的前提下而改进了的术式。近年来,此术式是分化型甲状腺癌外科常用术式之一。

一、手术适应证

1.根据Ⅵ区转移淋巴结的数量和比例、患者年龄、DTC 原发灶的位置、大小、病理分型和术中侧颈区淋巴结的探查情况等,进行综合评估,对部分临床颈部中央区淋巴结转移(cN_{1a})患者可行预防性扩大中央区颈淋巴结清除术。

2.临床颈淋巴结阳性,主要位于Ⅲ、Ⅳ区,较少侵出淋巴结包膜者。

3.全身情况尚好,无重要脏器严重器质性病变者。

二、手术步骤与方法

1.麻醉　一般多采用全身麻醉。

2.切除范围　一般单侧扩大中央区淋巴结清除术的常规切除范围应包括患侧气管旁、颈内静脉区淋巴结,主要包括Ⅵ、Ⅲ、Ⅳ、Ⅱa区淋巴结软组织,部分患者根据术中情况,亦可包括Ⅱb、Ⅴb区。应保留颈动脉(颈总动脉、颈内动脉、颈外动脉)、迷走神经、膈神经、舌下神经、舌神经及胸锁乳突肌、颈内静脉、副神经,可选择性保留耳大神经、枕小神经及颈外静脉。

3.手术步骤

(1)切口:根据患者个体情况尽量沿皮纹走行设计,一般采用大弧形切口或改良单臂弧形切口(图 4-1)。上述术式皮瓣的纵切口起点较低,且落在隐蔽的颈项交界处,外观不明显,患者容易接受。

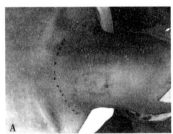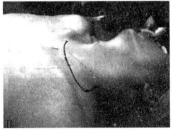

图 4-1　颈清切口

A.示意图;B.术中手术切口

(2)分离皮瓣:切开皮肤及颈阔肌,在颈阔肌下进行皮瓣分离(保留颈阔肌浅层血管网,以保障愈合)。解离范围:上至下颌骨下缘,下至锁骨,后方到胸锁乳突肌后缘,前方达对侧胸锁乳突肌前缘。在颌下区解剖时,需注意勿损伤从腮腺下极分出的面神经下颌缘支,此分支约经下颌角稍下方前行,跨面血管而分布于下唇。在游离皮瓣过程中,注意对颈外静脉的保护。

(3)解离颌下区:寻找颌下腺,于其下缘锐性解离(尽量保留面静脉,以减少颜面水肿),向上拉开颌下腺,可暴露二腹肌(二腹肌为常规颈淋巴结清除的上界)。

(4)全程游离胸锁乳突肌:沿其前缘锐性分离,游离时应紧贴胸锁乳突肌,以避免误伤颈内静脉;于胸锁乳突肌上 1/3 游离时,应注意副神经中枢支,以避免误伤。胸锁突肌锁骨端与颈动脉鞘及颈前肌之间的软组织淋巴结,应一并清扫彻底,避免遗漏。

(5)清除Ⅱ、Ⅲ、Ⅳ区淋巴结

1)将胸锁乳突肌拉向外侧,沿胸锁乳突肌向深层解离直达颈深筋膜表面,由助手向内侧牵拉软组织淋巴结,于肩胛提肌、斜角肌表面自外向内清除软组织直达颈Ⅳ、Ⅲ、Ⅱ神经根部。期间应注意保留膈神经,并尽量保留由颈丛发出的锁骨上皮神经。将颈内静脉外侧区软组织包括上至二腹肌后腹枢支,下至锁骨上,外至胸锁乳突肌后缘,内至颈内静脉这一区域内肩胛提肌、斜角肌浅侧的全部软组织淋巴结予以一并切除,并牵向内侧。可保留颈横动、静脉及肩胛舌骨肌。颈外静脉有时从颈内静脉中段汇入,此时是否保留视术中情况决定。

2)解剖颈内静脉:将胸锁乳突肌牵向外侧,于颈内静脉表面锐性分离(可用手术刀、剪刀、电刀,根据个人习惯不同),打开动脉鞘,将筋膜及其他软组织与静脉壁分开。清除颈静脉角时,对淋巴管应仔细钝性分离,采取"易疏勿断"原则,若无法保留淋巴管,则仔细结扎或使用无损伤线进行仔细缝扎,必要时用医用胶将肌肉筋膜覆盖粘连,以减少淋巴液的渗漏。继续将软组织淋巴结牵向内侧,清除颈动脉三角区域,要注意对舌下神经、喉上神经内外支及面静脉的保护。最后将Ⅱ、Ⅲ、Ⅳ区及中央区淋巴结软组织一并清除。

3)如为甲状腺癌联合根治术,包括甲状腺切除、部分(一般保留胸骨舌骨肌)或全部带状肌一并切除。手术时除应确保清除范围标准以外,特别需注意保护甲状旁腺、喉返神经、食管等重要结构。可以说中央区淋巴结清除术既是对中央区软组织及淋巴结的清除,也是对甲状旁腺及喉返神经仔细保护保留的过程。

一般采用颈内静脉内外侧软组织连同甲状腺等做整块切除,这更符合肿瘤外科"en-bloc"观念,但对操作要求较高。有学者采用颈内静脉内、外侧分块切除的方案,对于一些局部侵犯严重的患者,可采取此方案。

(6)置负压引流:温蒸馏水冲洗伤口,仔细止血,观察有无乳糜漏。经切口下方于颈前放置负压引流管1~2根,但应注意引流管的位置能否引流侧颈区域的渗出液。

(7)缝合伤口:可用4-0可吸收线连续缝合双侧颈前肌筋膜,以及胸锁乳突肌筋膜与颈前肌筋膜,尽量恢复原解剖位置。然后用4-0可吸收线连续缝合皮下组织及颈阔肌,皮内缝合或无菌粘贴黏合皮肤切口,可减少因缝合皮肤所导致的瘢痕形成。

(8)伤口加压包扎固定:伤口加压包扎对于减少术后渗血,防止皮下积液及乳糜漏发生十分重要。经过多年的实践,加压包扎从以往的全颈加压包扎改进为两区域包扎,即:颌下与锁骨上。

此方法优点在于将颌下及锁上两个重点着重包扎,并将颈部皮瓣展平,结合负压吸引,可使皮肤与深部组织贴紧,消灭空腔,可减少皮下积液的出现。同时应对颈静脉角处重点加压包扎。

以上为单侧扩大中央区操作步骤,需行双侧扩大中央区颈淋巴结清除术时,可分期或同期进行。分期进行可减少患者的不适症状及严重术后并发症。对于双侧颈淋巴结清除的患者,争取保留双侧的颈内静脉,尽量保留颈外静脉,以避免由于静脉回流受阻而产生的一系列并发症。

第五章　乳腺癌

乳腺癌是严重影响女性身心健康的恶性肿瘤,发病率和死亡率分别居中国女性恶性肿瘤的第 1 位和第 5 位。手术、放射治疗(放疗)、化疗、靶向治疗和免疫治疗等多学科的综合治疗策略,大大改善了乳腺癌患者的预后。

第一节　乳腺癌临床表现与分期诊断

一、临床表现

乳腺癌早期症状多不明显,约80%患者以乳房肿块就诊,可并发乳头溢液、乳头或乳晕异常、乳房疼痛等局部症状,症状较轻微,不易引起重视。其他表现有皮肤改变(如肿块侵犯腺体与皮肤之间的韧带,牵拉皮肤形成凹陷,形成"酒窝征";癌细胞阻塞了淋巴管,造成淋巴水肿,乳腺皮肤呈橘皮样改变,形成"橘皮症";癌细胞浸润皮内生长,在病灶周围形成散在的皮肤硬性结节,形成"皮肤卫星结节"等)、腋窝及锁骨上淋巴结肿大等。少数患者会以头晕、头痛、骨痛等转移灶症状来就诊。

二、分期检查

分期检查是进行乳腺癌诊疗前的常规检查,在乳腺癌诊疗中起着至关重要的作用。检查方法主要有超声、X 线、MRI、CT 及病理活检等方法。上述检查方法各有优缺点,在临床上可互为补充,提高分期检查的准确性。早期乳腺癌推荐行乳腺超声或 X 线摄影或 MRI、腋窝锁骨上下超声、胸部 CT、肝脏超声,和原发肿瘤穿刺病理学检查;局部晚期乳腺癌(locally-advanced breast cancer,LABC)推荐行乳腺超声或 X 线摄影或 MRI、腋窝锁骨上下超声、胸部 CT、肝脏超声或增强 CT 或 MRI、骨扫描,和原发肿瘤、区域淋巴结穿刺病理学检查;复发转移性乳腺癌在 LABC 检查推荐的基础上,建议行复发转移灶穿刺病理学检查,有条件者行 PET-CT 检查。

1.超声　超声方便、简单、快速和无辐射,可用于评估乳腺原发肿瘤、区域淋巴结、肝转移等情况。原发肿瘤检查适用于未绝经、致密型乳腺的乳腺癌患者。但超声难以识别乳腺癌伴发的特异性肿块内钙化情况,需要其他检查来补充;而且超声检查的操作者依赖性强。推荐所有怀疑乳腺癌的患者行超声检查,并进行 BI-RADS 分类。

2.乳腺 X 线片　乳腺 X 线片通常采取头足位和内外侧斜位两种照射体位摄片,可用于评估乳腺肿块和部分腋窝淋巴结转移等情况,尤其适用于乳腺癌伴发特异性钙化的检查。对于<40 岁、致密型乳腺患者,钼靶的准确性会有所降低,且对于区域淋巴结转移评估效果欠佳,可补充行乳腺超声和 MRI 检查。对于>40 岁的非致密性乳腺癌患者和伴有原位癌成分乳腺癌患者,均应进行乳腺 X 线检查。

3.MRI　MRI 在乳腺癌诊疗中占有重要地位,是乳腺超声和 X 线的重要补充检查,可用于乳腺癌的诊断、分期和新辅助治疗疗效评估等。乳腺增强 MRI 敏感性强,适用于多灶、多中心和隐匿性乳腺癌(occult breast cancer,OBC)检查。对于乳腺肿块性质诊断的准确率与超声和钼靶相似或更高,缺点是特异性稍差、假阳性率高、不能显示钙化灶。对于有保乳意向、多中心肿瘤、OBC 和进行新辅助治疗患者,均应进行乳腺增强 MRI 检查。MRI 也是脑转移的首选检查手段,也用于诊断肝转移。

4.CT　CT 对乳腺癌原发灶的诊断意义不大,主要是检查患者有无区域淋巴结和远处转移,如评估肺、肝、骨和内乳腋窝锁骨上区域淋巴结转移等。鉴于胸部 X 线片的检测灵敏度较低,对于乳腺癌患者均应行至少一次基线胸部 CT 检测。

5.骨扫描　骨扫描为骨转移的初筛检查,敏感性高,特异性较低。对于骨扫描检查阳性的患者,应该进一步行 X 线片、CT、增强 MRI 和(或)PET-CT 检查来进一步明确骨病灶的性质。对于临床分期ⅢA 期以上,或有骨痛症状,或碱性磷酸酶升高或高钙血症患者,均应常规推荐骨扫描检查。

6.PET-CT　PET-CT 可检测远处转移和区域淋巴结受累情况,适用于局部晚期、有转移灶症状、影像学检查可疑或常规检查难以分期的情况,也可用于随访过程中出现肿瘤标志物异常升高、可疑复发或转移患者的评估。

7.穿刺活检　穿刺活检获取病理诊断是乳腺癌确诊的金标准,所有初诊患者均应接受。病理诊断也是分期检查的金标准,尤其适用于转移灶性质难以确定时。穿刺活检可以获取组织学结果,有助于判断肿瘤病理类型和分子分型,指导临床治疗。缺点是有创。

8.乳腺癌常见病理组织学类型　乳腺癌的病理组织学依据癌细胞对周围组织的侵犯程度和远处转移可能性的大小,大体分为非浸润性癌、微小浸润性癌、浸润性癌。

(1)非浸润性癌:又称原位癌,包括导管原位癌、乳腺 paget's 病。癌细胞局限在上皮基底膜内生长,有发展为浸润性乳腺癌的倾向。常伴发各种乳腺腺病,并可伴随乳腺浸润癌的发生。原位癌进展成为浸润癌常需要几年乃至十几年的时间。

(2)微小浸润性癌:间质内出现单个或多个独立的显微镜下浸润灶,每个病灶大小均≤1mm。最常见于高级别导管原位癌,发生淋巴结转移的概率很低。

(3)浸润性癌:包括乳腺浸润性癌,非特殊类型、浸润性小叶癌、小管癌、筛状癌、黏液癌、伴有髓样特征的癌、浸润性微乳头状癌、化生性癌等。浸润癌是指癌细胞已经突破上皮基底膜的限制,广泛侵犯周围组织,容易发生转移。

9.组织学分级　乳腺癌组织学分级:根据腺管形成的比例、细胞核多形性、核分裂象 3 项指标进行评估。建议采用改良的 Scarff-Bloom-Richardson 分级系统:3~5 分为Ⅰ级(分化好),6~7 分为Ⅱ级(中等分化),8~9 分为Ⅲ级(分化差)。

10.免疫组化及分子分型　雌激素受体(estrogen receptor,ER)、孕激素受体(progesterone receptor,PR)、Ki-67 和 HER-2 是判断乳腺癌分子分型、指导治疗和判断预后的 4 项关键免疫组织化学(immunohisto chemistry,IHC)指标。ER、PR 阳性定义为肿瘤细胞阳性率≥1%。

HER-2 的判读如下:如果 HER-2 的 IHC 染色为 0 或(+),则为 HER-2 阴性;如果 HER-2 的 IHC 染色为(+++),则为 HER-2 阳性;如果 HER-2 的 IHC 染色为(++),应该

再进行原位杂交法(insitu hybridization, ISH)检测以明确,结果判读见图1(HER-2/CEP17 比值≥2.0 且平均 HER-2 基因拷贝数/细胞≥4.0,或 HER-2/CEP17 比值<2.0 且平均 HER-2 基因拷贝数/细胞≥6.0 则可判断为 HER-2 阳性;比值≥2.0 且平均 HER-2 基因拷贝数/细胞<4.0,或比值<2.0 且平均 HER-2 基因拷贝数/细胞<4.0 可直接判断为 HER-2 阴性。比值<2.0 且平均 HER-2 基因拷贝数/细胞为 4.0～6.0 为结果不确定,病理学专家宜增加计数细胞数量重新进行 ISH 检测,或结合免疫组织化学检测结果判断)。

CK5/6、Calponin、CD10 和 p63 为肌上皮细胞免疫标记,用来区分原位癌和浸润癌。

E-cadherin、b-catenin 和 P-120 是用于乳腺癌组织学分型的免疫标记,用于区分导管癌和小叶癌。

GATA3、mammoglobin 和 GCDFP-15 是用于诊断 OBC、判断转移灶来源于乳腺组织的免疫标记。

11.基因诊断

(1)BRCA1/2 基因检测与临床应用:推荐对特定人群进行 BRCA 基因突变检测,结果可用于指导治疗和后续随访筛查。BRCA1/2 基因突变乳腺癌由于同源重组修复功能缺陷,可能对铂类药物或 PARP 抑制剂等致 DNA 损伤药物更为敏感。携带 BRCA1/2 基因突变的女性不仅乳腺癌发病风险增加,卵巢癌、输卵管癌、胃肠道肿瘤、胰腺癌及黑色素瘤等发病风险也增加,男性罹患乳腺癌、前列腺癌风险增加。

(2)多基因检测:乳腺癌常用的多基因表达谱检测包括 21 基因表达复发风险评估(Oncotype DX)、70 基因表达复发风险评估(MammaPrint)、PAM-50ROR、Endo-Predict 及 Breast Cancer Index 等,用于早期浸润性乳腺癌患者的治疗指导和预后评估。

对于 21 基因检测,Oncotype DX 可用于 ER/PR 阳性、HER-2 阴性、淋巴结阴性,传统病理因素评估预后良好($T_{1-2}N_0M_0$)的患者,为标准辅助内分泌治疗基础上是否进行辅助化疗提供决策参考。根据复发评分(RS 评分 0～100)分值将患者分为 3 个组:低危组(RS<18)、中危组(18≤RS<31)、高危组(RS≥31)。低危组辅助化疗不获益,高危组辅助化疗获益,中危组不明确。中危组是一个"灰色地带",这部分人群很难决定最佳的辅助疗法。项随机Ⅲ期试验(TAILORx)的结果显示对 $T_{1-2}N_0M_0$、ER+、HER-2(-)、RS 评分 11～25 分的患者,70%可以免除化疗。基于此结果,2018 年 NCCN 指南重新界定 21 基因复发评分阈值,低危(RS<26),中危(26≤RS<30),高危(RS≥31)。然而,即使 21 基因重新界定评分阈值,中风险患者仍无法明确是否选择化疗。

虽然国外指南推荐 21 基因检测作为部分激素受体阳性、HER-2 阴性的早期乳腺癌患者选择辅助化疗的重要依据,但目前基于中国人群的多基因检测相关研究仍然较少,国内缺乏相应的行业标准与共识,目前不常规推荐。

12.新辅助化疗后病理反应分级　乳腺癌新辅助化疗后常采用 Miller-Payne(MP)病理评估系统,该系统将化疗前的粗针穿刺标本与化疗后的手术标本进行比较,主要针对新辅助化疗后残余肿瘤的细胞丰富程度进行评估,共分为 5 级。其中 1 级(G1)为浸润癌细胞无改变或仅个别癌细胞发生改变,癌细胞数量总体未减少;2 级(G2)为浸润癌细胞轻度减少,但总数量仍高,癌细胞减少≤30%;3 级(G3)为浸润癌细胞减少 30%～90%;4

级(G4)为浸润癌细胞显著减少>90%,仅残存散在的小簇状癌细胞或单个癌细胞;5 级(G5)为瘤床(tumor bed,TB)部位已无浸润癌细胞,但可存在导管原位癌。G5 同时 ypN_0 定义为新辅助化疗病理完全缓解(pathological complete remission,pCR)。MP 系统虽然应用广泛,但也有其不足之处。如该系统仅评估乳腺原发灶,而对腋窝淋巴结的评估仅确认有或无治疗反应;当化疗后肿瘤细胞密度不均一时,MP 系统的应用有一定困难。此外粗针穿刺标本由于取材有限,其中的细胞丰富程度有时并不能代表整个肿瘤的细胞密度。

第二节 乳腺癌筛查

在世界范围内,乳腺癌是女性最常见的恶性肿瘤,严重威胁女性健康,影响其生活质量,同时也是导致女性死亡的重要原因。近年来,虽然乳腺癌的发病率逐年升高,但死亡率却逐渐下降。基于美国人群的研究表明,筛查的普及和治疗水平的提高均有助于降低乳腺癌患者的死亡率。筛查的主要目的是发现并改变可控的致癌因素,争取早期发现恶性肿瘤,从而降低患者死亡。但目前关于筛查的作用仍有一些争议。美国已广泛实施女性乳腺癌筛查,认为筛查可以使女性获益,能发现更多早期病例,降低乳腺癌死亡率。但也有学者认为,筛查发现了更多的良性肿瘤,导致过度诊疗。这些良性肿瘤本身不会成为威胁健康的疾病,却因筛查时被发现而使女性遭受治疗导致的不良反应。

乳腺癌筛查效果与多种因素相关,如筛查人群、筛查技术、筛查模式等均为关键影响因素。中国女性人口众多,不同地域经济条件差异较大,乳腺癌筛查方法应简单易行、符合经济要求,且具有较高的敏感性。

一、乳腺癌流行病学

近年来欧美国家女性乳腺癌发病率持续升高。据美国癌症协会预测,2019 年约有26.9 万例新发浸润性乳腺癌和 4.9 万例乳腺导管内原位癌,4.2 万例女性将死于乳腺癌,82%的患者为 50 岁以上女性,中位年龄为 62 岁。中国女性乳腺癌发病率整体低于欧美国家,粗发病率呈逐年增长趋势,农村地区死亡率增长幅度较城市偏高。中国每年新发乳腺癌 26.9 万例,死亡 7.0 万例,同时,中国乳腺癌的发病更偏向年轻化,45~59 岁女性为高发年龄段人群,中位年龄为 50 岁,同时乳腺癌也是导致 45 岁以下女性死亡的最常见原因。

二、腺瘤筛查技术

筛查即为乳腺癌的二级预防措施,其重在对疾病进行早期发现、早期诊断、早期治疗。合理的筛查模式可以更早发现乳腺癌,降低病死率,提高患者生存质量。目前乳腺癌筛查技术主要包括乳腺查体、超声、X 线摄影、磁共振成像(MRI)等。

1.基于乳腺查体的筛查 乳腺查体分为乳腺自我检查(breast self-examination,BSE)和临床乳腺检查(clinical breast examination,CBE)。

BSE 是指要求女性自己进行定期的乳房手诊检查。既往研究显示,BSE 可以发现更多的早期乳腺癌,使乳腺癌患者尽早接受治疗,从而提高生存率。此外,BSE 具有低成本、易学会、易操作等优点,便于大范围推广应用。但也有研究者否定这一说法,认为定期行 BSE 的女性与不行 BSE 的女性在早期发现乳腺癌、提高生存率方面比较差异均无统计学意义。为了验证 BSE 与乳腺癌死亡率之间的关系,中国自 1989 年 10 月起,在上海市选取 26.6 万名纺织厂女工,随机分为试验组和对照组。试验组女性由医务人员指导并监督每月进行 BSE,对照组女性不行 BSE。试验组女性定期行 BSE 长达 5 年,研究持续随访 7 年,比较了两组女性乳腺癌患病率和病死率(对于乳腺癌患者,最终随访时间为 2001 年 12 月,实际随访最长时间 12 年)。结果证实,BSE 并不能早期发现乳腺癌,两组女性生存率比较差异无统计学意义,且 BSE 发现了更多的良性肿块,增加了乳腺肿块活检的数量。

CBE 是指由临床医师向受检者提供乳腺和腋窝触诊。作为一种较经济且易操作的筛查方式,CBE 在发展中国家被广泛应用。5%～10% 的乳腺癌可以单纯通过 CBE 被检出,也有一些报道发现 CBE 与早期发现乳腺癌有关。但影响 CBE 敏感度的因素较多,如临床医师的经验、女性的年龄和体质指数(body mass index,BMI)等。通常情况下,较年轻、BMI 较大的女性 CBE 准确度更低,受益更小。总的来说,CBE 是乳腺癌筛查的基础,在筛查领域具有一定作用。单独行 CBE 筛查乳腺癌阳性率较低,联合影像学检查可以提高乳腺癌检出率。

2.基于 X 线摄影的筛查　美国癌症协会推荐将 X 线摄影检查作为乳腺癌首选筛查方式,具有乳腺癌平均风险的女性应从 45 岁开始定期接受乳腺 X 线摄影筛查,45～54 岁女性应每年接受筛查,55 岁及以上女性应过渡至每 2 年 1 次。X 线摄影可以发现乳腺中的簇状微钙化和肿物,是乳腺癌筛查的有效方法之一,也被广泛应用于许多国家。研究证实,乳腺 X 线摄影检查确实可使女性受益,降低了 15%～54% 的乳腺癌死亡率,死亡率降低幅度取决于研究设计方案和接受筛查的人数。

单独行 X 线摄影筛查也有一定的局限性,可能会产生假阳性和假阴性结果。有些被 X 线摄影显示的微钙化活检后可能为良性病变,这些病变可能在未治疗的情况下也不会影响生存时间,病变的检出反而对患者造成过度治疗。如果女性较年轻、乳腺腺体较致密,X 线摄影可能会难以分辨微钙化,从而导致更高的假阴性率。X 线摄影检查本身具有辐射性,较痛苦,部分女性接受度较低,且费用较高。

3.基于超声的筛查　乳腺超声检查是一种操作简便、无辐射、无痛苦的乳腺癌筛查方式。超声可以多角度地观察乳腺肿块的形状,探查血流,有助于分辨乳腺肿物的良/恶性,也适用于不适合进行 X 线摄影检查的女性(如年轻女性、妊娠女性等)。相较于 X 线摄影检查,超声检查在致密型乳腺女性中有更高的病变检出率。当受检者乳房体积较小,或病灶位于乳腺边缘时,X 线摄影可能因无法拍摄到病灶部位而导致漏诊,而超声能更全面地观察整个乳腺,降低乳腺癌漏诊率。中国致密型小乳腺女性较多,乳腺癌发病年轻化,不适合进行 X 线摄影筛查,但超声却能达到约 90% 的敏感度,在乳腺癌诊断中具有不可替代的作用。乳腺超声和 X 线摄影用于乳腺癌筛查直接头对头比较的大规模随机对照研究较少。由中国医学科学院北京协和医院牵头的一项全国多中心乳腺超声与

X线摄影头对头比较的前瞻性随机对照研究对 13 000 余例高危乳腺癌女性分别随机采用X线摄影、乳腺超声、X线摄影联合超声筛查，结果提示乳腺超声筛查的敏感度和准确性均显著优于X线摄影。美国放射学会影像网（American College of Radiology Imaging Network,ACRIN）6666 项目是欧美国家纳入乳腺超声作为筛查手段的一项前瞻性随机对照研究。研究发现，乳腺超声的乳腺癌检出率与X线摄影相当，且乳腺超声发现的乳腺癌中有91.4%为浸润性癌，X线摄影发现的乳腺癌中浸润性癌仅占69.5%。乳腺超声漏诊的乳腺癌大部分仅表现为钙化的原位癌，而X线摄影漏诊的乳腺癌更多为浸润性癌。原位癌不一定会发展为浸润性癌，而浸润性癌则会进一步发展甚至转移。这项研究结果在美国门诊患者回顾性分析中也得到了证实。此外，超声能更好地确定腋窝淋巴结情况，有助于判断手术方式，经济实惠，适合大范围在国内推广并用于乳腺癌筛查。

但也有证据表明，超声在乳腺导管内癌、微钙化方面敏感度不耐受，且其准确性较依赖于医师的水平和经验。

4.其他筛查方式 乳腺 MRI 也可用于乳腺癌筛查。MRI 较细致，不受致密乳腺干扰，能清晰地显示乳腺腺体内的病灶。MRI 一般适用于下列情况：①超声和X线摄影无法判断性质的乳腺病变；②体现为腋窝淋巴结肿大的隐匿性乳腺癌；③新辅助治疗的疗效评估；④有乳腺假体存在或妊娠期无法行X线摄影检查的患者；⑤高危人群乳腺癌筛查，其中高危人群一般指 BRCA 基因阳性的女性、一级亲属有乳腺癌病史的女性、有胸部放射史的女性等。研究表明，对于高危人群而言，MRI 筛查较X线摄影筛查具有更高的癌症检出率，其可以检出X线摄影未发现的病灶，但尚未证实两组患者生存率有差异，且 MRI 的高敏感度并未导致治疗策略的改变。MRI 价格较高，检查时间长，对于病灶检测的敏感度高，特异性低，容易导致过度治疗。考虑经济因素，MRI 暂被定为高危人群的筛查方式，不适合广泛应用。

自动乳腺全容积扫描（automated breast volume scanner,ABVS）可以使超声检查更加规范化、标准化，其能在较短时间内使用大范围探头对整个乳腺进行超声扫描，可以产生多个切面的乳腺病灶图像，更加具有整体性和立体感。ABVS 操作流程规范，可以由技师完成，之后再由诊断医师判断。相较于传统超声而言，ABVS 对医师的能力和经验依赖性较低，乳腺癌的检出率也相对较耐受，但其是否适用于乳腺癌筛查仍有待进一步研究。

数字化断层造影技术（digital breast tomosynthesis,DBT）是一种新型的X线体层成像技术。检查时X线围绕乳腺组织进行旋转拍摄，得出重建的乳腺图像，相较于传统X线摄影，DBT 可以减少或避免致密腺体与病灶产生的重叠而造成的误差。与传统X线摄影相比，DBT 可以提高乳腺癌筛查的敏感度。DBT 在发现微小钙化方面也有显著优势。但目前相关临床证据仍不充足，DBT 的可靠性有待进一步验证。

第三节 乳腺癌放疗

一、乳腺癌保乳术后放疗

保乳术后放疗可提高局部区域控制率，并给浸润癌患者带来生存获益，但未改善

DCIS 患者的生存。BCS 术后放疗推荐在完成所有辅助化疗后进行；如果无辅助化疗指征，在切口愈合良好、TB 积液吸收机化稳定、上肢功能恢复的前提下，术后放疗建议在术后 8 周内开始，DCIS 可适当推迟至 12 周内开始。术后放疗可与靶向治疗同期进行，而内分泌治疗可以与 BCS 术后放疗同期进行，对放射性肺损伤、乳房纤维化风险高的患者，如有担心则可术后放疗完成后再开始内分泌治疗。

1.保乳术后豁免放疗 对于接受保乳手术的女性乳腺癌患者，原则上术后均要接受放疗。对于符合 CALGB9343 与 PRIME Ⅱ 研究入组条件，同时充分考量患者的伴随基础疾病及其对预计生存期的影响，尊重自身意愿，合理地选择适合患者予以考虑豁免 BCS 术后放疗，概括适应证如下：①年龄≥65 岁；②激素受体阳性；③术后无区域淋巴结转移；④切缘阴性和原发灶≤2cm，或原发肿物≤3cm 且不能同时存在组织学Ⅲ级和淋巴管/血管侵犯(lymph vascular invasion,LVI)；⑤术后接受规范足疗程的内分泌治疗。需注意到 CALGB9343 与 PRIMEII 研究提示免除放疗组同侧乳腺肿瘤复发(ipsilateral breast tumor recurrence,IBTR)风险仍较放疗组高且随着随访时间的延长而更趋显著。对于符合上述条件的患者考虑豁免放疗时，医师间及 MDT 应充分讨论并与患者沟通，告知若不行放疗可能增加 IBTR 风险；而对于合并肿瘤级别较高、ER 表达强度较低(<10%)、淋巴血管侵犯等较多不良病理因素时因局部复发风险相对更高，仍应强烈建议患者接受术后放疗。

DCIS 保乳术后豁免放疗比浸润性癌更有争议，即便是部分中危或低危患者，放疗后的局部复发率也显著低于未放疗患者，因此，原则上仍推荐对 DCIS 保乳术后患者行放疗。部分低级别 DCIS 在病理诊断中与重度不典型增生难以鉴别，且生物学行为也偏于"惰性"，被认为是真正的低危复发风险患者，但目前仍缺乏有效的诊断和预测方法筛选出这部分患者。现阶段建议谨慎的个体化选择同时符合以下条件的 DCIS 患者方可考虑免除 BCS 术后放疗：①年龄≥50 岁；②低、中级别 DCIS；③无粉刺样坏死；④原发灶为单中心且肿物≤1cm；⑤手术需适当增加切除范围，阴性切缘安全距离≥5mm 以上；⑥同时符合以上条件患者及全面宣教后仍抗拒放疗者。

2.保乳术后 APBI APBI 是指保乳手术后，采用更有针对性的仅照射 TB 及周围 1～2cm 乳腺组织，同时增加单次照射分割剂量、频次的局部放疗来代替常规全乳放疗。采用 APBI 可以减轻急性反应，更好的保护心、肺等重要器官，同时具有显著缩短放疗疗程、方便患者、节省资源等优点。目前鼓励患者参加 APBI 相关的临床试验；除临床试验外，接受 APBI 的患者需要严格选择，在有经验的医疗中心结合自身的技术条件和患者意愿有序开展，推荐适应证如下：①年龄≥50 岁；②浸润性癌肿瘤大小≤3cm(T_1、小 T_2)，阴性切缘≥2mm；③单纯低-中级别 DCIS、筛查发现、肿瘤大小≤2.5cm、阴性切缘≥3mm；④前哨淋巴结活检或腋窝淋巴结清扫证实为 N0；⑤单中心病灶；⑥无淋巴血管侵犯；⑦无广泛导管内癌成分；⑧未接受新辅助化疗；⑨最好是 ER 阳性且排除浸润性小叶癌(非必需条件)。

参考国外临床研究和实践，根据照射技术采用不同的放疗剂量。组织间插植：低剂量率照射 45～50Gy，4～5 天；高剂量率照射 32Gy 分 8 次，共 4 天，或 34Gy 分 10 次，共 5 天，2 次/天。单管球囊近距离治疗：34Gy 分 10 次，2 次/天，共 5 天。术中放疗：20～

21Gy,1 次。三维适形放疗 38.5Gy 分 10 次,共 5 天,2 次/天;IMRT 40Gy 分 15 次,1 次/天,或 30Gy 分 5 次,隔天 1 次。

3.保乳术后全乳±TB 补量放疗　保乳术后全乳放疗适用于 N_0 和无高危因素的 N_1 患者,可以采用常规分割放疗和大分割放疗模式。常规分割放疗单次照射剂量为 1.8~2.0Gy,总量为 45~50Gy,4.5~5.0 周完成。目前大分割放疗主要应用于单纯全乳放疗(无论年龄、疾病分期或是否使用全身性治疗),推荐的分割剂量方案是 40Gy 分 15 次或 42.56 Gy 分 16 次,可采用三维适形放疗和 IMRT 技术,关键是放疗计划应满足达到剂量均匀性目标(即乳腺组织放疗野接受剂量>105%处方剂量的体积应尽量减少)。TB 补量是进一步减少高危患者局部复发的重要手段。保乳术后绝大部分局部复发出现在 TB 附近。

TB 补量虽不能改善生存,但可降低保乳术后患者的局部复发率及后续乳房切除率;同时,乳房重度纤维化的发生率也相应增加。对符合以下标准的患者,建议 TB 补量:①浸润性乳腺癌:年龄≤50 岁、任意级别,或 51 岁至 70 岁、高级别,或切缘阳性;②DCIS:年龄≤50 岁,或高级别,或切缘边距<2mm,或阳性切缘。对符合以下标准的复发风险较低的患者,可考虑不行 TB 补量:①浸润性乳腺癌:年龄>70 岁、激素受体阳性、低中级别并有足够的阴性切缘(边距≥2mm);②DCIS:年龄>50 岁、经筛查发现、肿瘤大小≤2.5cm、低中级别、并有足够的阴性切缘(边距≥3mm)。对于不符合上述标准的患者,医师可以根据患者情况权衡利弊(肿瘤控制和美容效果),做出个体化决策。TB 补量可采用外照射(电子线或 X 线)和近距离治疗的方式实施。电子线补量是常用的方式,推荐全乳放疗后序贯外照射的方式进行补量,除临床研究不推荐同步推量的方式补量。

TB 补量的照射剂量为:切缘阴性,10Gy 分 4~5 次;切缘阳性,14~16Gy 分 7~8 次或 12.5Gy 分 5 次。对需行 TB 补量的患者,准确的 TB 定位是提高局部控制和减少正常组织损伤的关键。保乳手术后的瘢痕不一定与肿瘤切除位置一致,建议在手术时用手术夹标记 TB 位置,基于术前/术后 MRI 的放疗计划可以帮助更好地确定治疗野形状和 TB 深度。

4.保乳术后全乳+淋巴引流区放疗　保乳术后患者是否行 RNI,主要取决于淋巴结受累情况,同时也需考虑原发肿瘤分期、是否存在高危因素等。术后病理分期为 pN_3、N_3 是绝对的 RNI 适应证,pN_1 则存在一定争议,在复发风险较低的患者中,术后 RNI 增加的不良反应可能会超过获益。因此,对乳腺癌保乳术后 RNI 的选择,给予以下推荐:①腋窝淋巴结清扫或前哨淋巴结活检提示无淋巴结转移的含高危因素的患者,即根据 MA20 研究入组标准,$T_{3~4}$ 期或者 T_2 且腋窝淋巴结清扫<10 个同时具有以下至少一种情况:高组织学分级,ER 阴性或 LVI,可考虑个体化行 RNI,照射范围包括患侧锁骨上、下区,内乳照射应根据个体情况决定;②接受腋窝淋巴结清扫的患者,若阳性淋巴结≥4 个,应行 RNI,照射范围包括患侧锁骨上、下区及内乳淋巴结引流区(保证心肺安全前提下);③接受腋窝淋巴结清扫,阳性淋巴结数为 1~3 个的患者,为了尽可能降低复发风险,原则上建议行 RNI,可选择低危复发风险患者予以免除 RNI。照射范围包括患侧锁骨上、下区,内乳照射应根据个体情况决定。年轻、HR 阴性、广泛脉管癌栓、原发灶位于内侧/中央象限、组织学分级高级别等危险因素的重叠可能会增加 RNI 的重要性;④前哨淋巴结阳性且未行

腋窝淋巴结清扫的患者,对于 $T_{1~2}$ 期、1~2 个前哨淋巴结阳性的浸润性乳腺癌,可考虑予以全乳高位切线野放疗(即切线野上界位于肱骨头下 2cm 以内),如采用调强放疗(intensity-modulated radio therapy,IMRT)技术则需注意将低、中位腋窝与患侧全乳设为一体化靶区进行勾画与照射;但对于不符合该标准的保乳术后患者,照射范围建议包括患侧乳房、锁骨上及腋窝淋巴结引流区。内乳照射应根据个体具体情况决定,综合考虑内乳转移风险、解剖结构及心脏保护等因素。推荐淋巴引流区放疗剂量为 50Gy 分 25 次,5 周完成。可以在临床研究框架下采用大分割放疗。

5.新辅助化疗后保乳术后放疗 对于接受新辅助化疗降期后行保乳手术的患者,无论治疗反应如何,均应行术后全乳+TB 补量放疗。TB 靶区一般根据新辅助化疗后保乳手术的实际切除范围来确定,必要时也应参考化疗前临床分期及术后病理分期确定(关键是手术前对原发肿瘤退缩情况和方式的准确评估,以及阴性切缘的保障)。新辅助化疗术后病理淋巴结阳性的所有患者或新辅助化疗前初始临床分期为Ⅲ期的患者,术后常规行全乳联合 RNI。对于初始分期Ⅱ期区域淋巴结阳性的 cN_1 期患者,在新辅助化疗后达 ypN_0 期者,原则上仍需行术后全乳联合 RNI;临床实践中也可以选取一些低危患者予以谨慎地个体化免除 RNI,如原发灶和腋窝淋巴结新辅助化疗后均达 pCR,年龄>40 岁,不合并相关病理危险因素(如组织学 3 级、脉管癌栓、激素受体阴性等)。新辅助化疗后保乳术后的预防放疗剂量,参照前述无新辅助化疗情况。

二、乳腺癌乳房切除术后放疗

1.无新辅助化疗乳房切除术后放疗 乳腺癌全乳切除术后选择复发风险较高的患者进行放疗可以降低局部区域复发率、肿瘤失败率(局部区域复发和远处转移)、乳腺癌死亡率,最终降低总死亡率。放疗指征如下:①T_4 期患者(患侧乳腺皮肤或胸壁存在肿瘤受累)无论有无淋巴结转移,都应给予术后放疗;腋窝转移淋巴结≥4 个患者,无论 T 分期如何,都应给予术后放疗;无腋淋巴结转移但乳腺原发病变直径>5.0cm 者,强烈建议行术后放疗;②原发病变≤5.0cm,且腋窝淋巴结转移 1~3 个阳性者,存在较大的异质性,放疗指征的确定不仅需要参考患者临床和病理特征,同时还要考虑全身治疗情况。临床实践中应该充分考虑患者术后放疗的获益与风险,术后放疗可能在包含以下因素的患者中获益较大:年龄<45 岁、T_2 分期、腋窝淋巴结清扫数目<10 个且转移比例>20%、HR 阴性、HER-2 过表达且未接受靶向治疗、组织学分级高、脉管瘤栓阳性及未经过规范全身治疗等。对于满足以下条件的患者:年老或有并发症、预期寿命较短、T_1 期、脉管瘤栓阴性、仅有 1 个淋巴结转移或转移淋巴结转移灶较小、肿瘤分级低、HR+等,充分与患方沟通后可考虑豁免放疗;③$T_{1~2}$ 期乳腺单纯切除联合 SLNB,如 SLN 阳性,尤其是宏转移的情况建议进一步腋窝清扫。如果前哨淋巴结负荷较小,是否有必要清扫存在一定争议。建议根据患者已有的临床病理信息,即使不知道是否有其他的腋窝非前哨淋巴结转移已经认为需要做术后放疗,可以选择腋窝放疗替代腋窝清扫;如果单纯依靠前哨淋巴结的病理信息无法判断是否需行术后放疗,建议行腋窝清扫。

(1)照射范围:胸壁和锁骨上淋巴引流区是术后放疗的主要靶区。对于 pT_3N_0 期患者,无高危因素(如 HR+、无脉管瘤栓、分级低等)时,可以考虑单纯胸壁照射。

内乳照射目前存在争议,推荐具备下列条件患者考虑行内乳照射:①腋窝淋巴结清扫术后淋巴结转移≥4 个;②原发肿瘤位于内象限或中央区且伴有腋窝淋巴结转移;③年龄<35 岁且伴有腋窝淋巴结转移;④初诊时影像学诊断内乳淋巴结转移或经病理证实内乳淋巴结转移但未行内乳淋巴结清扫。

内乳照射建议应用现代精准放疗技术,以便准确评估心脏等正常组织照射剂量,同时把握全身治疗及放疗对心脏相关损伤与内乳预防照射的获益与风险,必要时多学科充分沟通,或鼓励患者参加临床试验。

腋窝清扫彻底的患者,不需要预防照射。腋窝放疗可用于具有以下腋窝复发高危因素的患者,但需要权衡肿瘤复发风险和放疗增加淋巴水肿的风险。高危因素包括:①腋窝清扫不彻底,根据患者术前腋窝转移淋巴结负荷、术中淋巴结与周围血管粘连情况及手术清扫的彻底程度、放疗前腋窝查体及影像学综合评估判断淋巴结是否残留;②淋巴结包膜外侵犯;③腋窝淋巴结转移数目较多同时阳性百分比高;④腋窝淋巴结阳性,腋窝淋巴结清扫总数<10 个。但需要区分腋窝淋巴结总数少是因为手术清扫不足还是病理科取材不充分,必要时与外科医师和病理科医师进行沟通。

(2)照射剂量:胸壁和 RNI 剂量目前推荐为 50Gy 分 25 次,5 周完成。有经验的单位可以采用大分割放疗 43.5Gy 分 15 次,3 周完成,也可以在临床研究的框架下采用大分割放疗。

2.新辅助化疗后改良根治术后放疗　新辅助化疗后的辅助放疗决策尚无Ⅲ期随机对照临床试验结果可以参考,目前推荐为结合患者新辅助治疗前的临床分期和新辅助化疗后的病理分期,结合患者、肿瘤特征,进行放疗决策。放疗指征如下:①新辅助化疗前初始分期为Ⅲ期及新辅助后腋窝淋巴结阳性的患者,推荐术后放疗;②初始临床分期为Ⅱ期(cN$_1$期),新辅助化疗后术后病理腋窝淋巴结阴性,是否行术后放疗存在争议,鼓励患者参加临床研究。临床上可选择有高危因素患者行术后放疗:年龄≤40 岁、ypT>2cm、脉管瘤栓阳性、预后不良的分子亚型(激素受体阴性、HER-2 阳性且未行靶向治疗)等。

新辅助化疗后放疗的照射范围、剂量及分割模式和未接受新辅助治疗的改良根治术后放疗基本相同。初诊 LABC 新辅助化疗后术后放疗时需要注意,明显皮肤受侵或诊断为炎性乳癌的 LABC,可以考虑在全胸壁照射 50Gy 分 25 次后,对游离皮瓣范围的胸壁给予补量照射 10~16Gy;放疗时可增加皮肤表面填充物的使用次数,保证皮肤剂量充分。初诊时有锁骨上或内乳淋巴结转移的患者,在局部区域预防照射后应对原锁骨上或内乳淋巴结转移部位加量照射。如果化疗后锁骨上或内乳淋巴结达到完全缓解,加量 10Gy分 5 次;如果化疗后锁骨上或内乳淋巴结仍有残存,加量 16~20Gy 分 8~10 次。要求患者初诊基线评估时行 CT 检查明确最初的淋巴结转移部位,并穿刺明确病理学诊断,为后续放疗确定补量照射范围提供参考。

三、乳腺重建后放疗

全乳切除术后乳房重建患者的放疗指征与相同分期、未做重建的患者一样,但在决策时需要额外权衡重建植入物的放疗并发症风险及重建对放疗技术的挑战。

自体重建组织可以很好地耐受放疗,放疗未增加自体重建患者的并发症风险。由于放疗后可能会导致自体植入物组织萎缩,可以在手术时将重建乳房体积设计略大于对侧乳腺。

假体重建的使用逐年上升,放疗增加假体包膜挛缩风险,降低美容效果。分阶段重建时,放疗介入时机可以在永久假体植入之前或之后。在永久假体植入之前放疗,直接照射组织扩张器,对后续的假体包膜挛缩影响小,但重建失败率增高。在永久假体植入之后放疗,重建失败率低,但包膜挛缩并发症增加。此外,放疗介入时机的选择还需要考量因植入永久假体手术而导致的放疗延迟对肿瘤疗效影响,对复发高危患者最好不要过长延迟放疗。

在永久假体植入之前放疗的患者,为提高重建成功率,放疗定位前需要完成扩张器注水程序保证充分的组织扩张,直到放疗结束都不允许往扩张器内注入或者抽出盐水,以保证靶区的体积和位置始终一致。

放疗需要照射同侧胸壁+区域淋巴引流区,RNI 原则同未做重建的患者。放疗剂量采用常规分割 50Gy 分 25 次,5 周完成。传统的根治术将会有 5%~10% 的腺体残留,皮下组织内丰富的淋巴管网是肿瘤转移至腋窝或内乳淋巴结的重要途径,这些均是重建术后胸壁放疗的重要靶区。因为位置表浅,部分靶区位于剂量建成区,放疗计划设计时特别注意,在有摆位误差的情况下,照射野包全靶区。根据所使用放疗技术的建成区范围,推荐在胸壁皮肤表面垫组织填充物照射 10~15 次,以保证靶区剂量充分。

四、不可手术切除的 LABC 放疗

LABC 是指乳腺和区域淋巴引流区肿瘤负荷较大,但尚无远处器官转移,通常意义上是指当原发灶直径>5cm,在乳房内广泛浸润或出现有皮肤和胸壁粘连固定和(或)区域转移的腋淋巴结互相融合或同侧锁骨上内乳淋巴结转移,但在临床上未发现远处转移的一类乳腺癌,多为临床Ⅲ期。炎性乳癌是 LABC 中的一种特殊类型。

1.不可手术切除 LABC 的术前放疗 新辅助化疗疗效欠佳,疗后评估仍无法手术切除患者,与外科医师共同评估后可以考虑术前放疗。术前放疗的照射范围包括全乳腺+淋巴引流区。放疗剂量为 45~50Gy,常规分割。放疗后 4~6 周手术。

2.不可手术切除的 LABC 姑息放疗 新辅助化疗疗效欠佳,疗后评估仍无法手术切除的患者,首先尝试术前放疗。如果术前放疗 45~50Gy 时,评估肿瘤疗效不佳,可改为单纯姑息放疗。可能的情况下,对残留病灶追加剂量 10~25Gy,尽可能增加局控概率。对于年老体弱无法耐受手术或拒绝手术的患者,可以视肿瘤情况和正常器官耐受性,直接给予上述的全乳+淋巴引流区照射、TB 补量,或单纯肿瘤局部姑息放疗。皮肤受侵乳腺癌患者放疗时应提高皮肤及皮下区的照射量,可每天或隔天加用填充物。

第四节 乳腺癌术后辅助化疗

近年来,经全球 100 多项临床试验的证实,乳腺癌术后辅助化疗可杀灭局部区域淋

巴结、远处脏器的亚临床微转移乳腺癌细胞,可减少局部复发、远处转移,提高患者生存率、延长生存期;目前已广泛应用。

辅助化疗的目的是降低肿瘤复发,提高总生存率。70 岁以上患者进行化疗可能会有获益,但应评估化疗带来的风险。乳腺癌术后辅助化疗前要与患者谈话。禁忌证是妊娠妇女、年老体衰且伴有严重内脏器质性病变患者。

一、术后辅助化疗的指征

1998 年有人对 47 组 18 000 例乳腺癌患者术后辅助化疗结果进行 Meta 分析后发现,无论腋窝淋巴结状况(阳性或阴性)、ERa 状况(阳性或阴性)如何,无论是否给予他莫昔芬治疗,接受术后辅助化疗患者的病死率均明显降低。

但患者的年龄、月经状况不同,化疗的受益差异较大(ERa 阴性、腋窝淋巴结阳性的患者受益较大)。在<50 岁年龄组乳腺癌患者,辅助化疗可使腋窝淋巴结阴性者 10 年生存率(OS)由 71%提高到 78%,使腋窝淋巴结阳性患者 10 年 OS 由 42%提高到 53%,绝对受益分别为 7%、11%。

对 50~59 岁年龄组,辅助化疗可使腋窝淋巴结阴性乳腺癌患者 10 年 OS 由 67%提高到 59%,使腋窝淋巴结阳性乳腺癌患者 10 年 OS 由 46%提高到 49%,绝对受益分别为 2%、3%。进一步研究发现,绝经后低危患者从术后辅助化疗中受益较小(5 年病死率下降 0.6%)。术后辅助化疗可改善有高危因素、腋窝淋巴结阴性患者的 DFS、OS。

目前认为。对腋窝淋巴结阳性的乳腺癌患者,术后应接受辅助化疗;对腋窝淋巴结阴性的患者,应将患者分为转移/复发的低、中/高危组,低危组患者一般不需术后辅助化疗,而中/高危组患者一般术后应给予辅助化疗。

根据一些国际会议制订的乳腺癌危险度标准,低危组患者须同时符合以下 4 个条件:激素受体[ERa 和(或)PR]阳性;乳腺癌肿瘤直径<2cm;乳腺癌肿瘤组织学分级为 Ⅰ级;年龄>35 岁。

一些指南建议,肿瘤直径为 0.6~1.0cm、有不良预后因素的浸润性导管乳腺癌或小 ⅡPNL 腺癌患者,可考虑辅助化疗;不良预后因素包括年龄<35 岁、血管/淋巴管瘤栓、高的核分级、HER-2 过表达、激素受体阴性、组织蛋白激酶活性增高、S 期细胞比例增加等。

年龄是影响乳腺癌患者预后的重要因素,也是选择术后辅助化疗的重要参考指标。对 70 岁以上的患者,选择哪种辅助化疗方案及剂量,正在研究中,建议化疗要谨慎。其辅助化疗可参照 70 岁以下患者的标准,但在应用中须考虑患者生理情况、预期寿命、化疗后非肿瘤原因死亡等因素,同时衡量应用化疗后的受益-风险比,再确定是否选用辅助化疗,及选用哪种化疗方式。

二、术后辅助化疗的有效方案

1.CMF 方案　CMF 方案是最早用于乳腺癌术后辅助化疗的方案。经典的 CMF 方案包括:CTX 每天 100mg/m²,口服,第 1~14 天;MTX 40mg/m²,静脉滴注,第 1、第 8 天;5-FU 600mg/m²,静脉滴注,第 1、第 8 天。每 4 周重复。

国内常用的 CMF 方案包括:CTX 500mg/m²,静脉注射,第 1、第 8 天;MTX 50mg/m²,

静脉滴注,第1、第8天;5-FU 500mg/m²,静脉滴注,第1、第8天。每4周重复,共6个周期。

有人已分别于1985年、1995年、2005年报道了CMF方案10年、20年、30年的随诊结果,CMF组辅助化疗的RFS、OS均优于对照组,尤其在绝经前腋窝淋巴结1~3个阳性组最优。

近年研究显示,含蒽环类联合化疗方案优于CMF,但并不否定CMF在化疗中的作用。目前对低危患者、有心血管疾病的老年患者(尤其是70岁以上者)、对蒽环类药物不耐受者,CMF方案辅助化疗仍是一个选择。

2.含蒽环类联合化疗方案 常用辅助化疗方案有CAF、CEF、AC等。

AC方案:ADM 60mg/m²,静脉推注,第1天;CTX 600mg/m²,静脉推注,第1天。每3周重复。共4~6个周期。

CAF方案:ADM 50mg/m²,静脉推注,第1天;CTX 500mg/m²,静脉推注,第1天;5-FU 500mg/m²,静脉滴注,第1天。每3周重复/共6个周期。

CEF方案:表柔比星(EPI)75~10mg/m²,静脉滴注,第1天;CTX 500mg/m²,静脉推注,第1天;5-FU 500mg/m²,静脉滴注,第1天。一般每3周重复,共6个周期。

2005年有人对194个辅助治疗的临床研究进行了荟萃分析,方案包括CMF、CEF、CAF、TAM。在排除激素受体状态、淋巴结数目、他莫昔芬的影响后,超过6个月的含蒽环类方案的辅助化疗,可减少50岁以下年轻妇女年乳腺癌病死率38%,减少50~69岁妇女年乳腺癌病死率20%。含蒽环类方案的辅助化疗,可降低复发风险、乳腺癌相关死亡风险。有五组临床研究结果也显示,无论淋巴结阳性或阴性,含蒽环类联合方案在改善乳腺癌患者无复发生存方面的疗效优于CMF方案。

含蒽环类的两药联合辅助化疗方案(AC)4个周期,与CMF方案6个周期的疗效相当;有的临床试验发现,两种方案3年DFS分别为62%、63%,总生存率分别为83%、82%。由于含蒽环类药物的疗效较好,目前已作为乳腺癌术后辅助化疗的标准方案之一,对低危患者术后可给予4个周期AC或6个周期CMF方案;对术后淋巴结有转移、HER-2过表达的高危患者,术后给予6个周期CA(E)F方案或含紫杉醇类药的方案较合适。E为表柔比星。

3.合紫杉醇类联合化疗方案 紫杉醇类药物于20世纪90年代问世,1994年被美国FDA批准用于治疗复发转移性乳腺癌。有人研究3170例腋窝淋巴结阳性的早期乳腺癌患者,比较不同ADM剂量的AC方案4个周期后、再随机分为加4个周期紫杉醇(175mg/m²)、激素受体阳性者口服他莫昔芬5年;随访69个月,结果显示,不同剂量的ADM(60mg/m²、75mg/m²、90mg/m²)间,5年OS差异无统计学意义。AC方案4个周期后+4个周期紫杉醇辅助化疗的复发风险相对下降17%,死亡风险相对下降18%。亚组分析中,以激素受体阴性的患者获益较明显,激素受体阳性的患者因常规服用他莫昔芬而效果并不明显。该研究确定了紫杉醇在早期乳腺癌辅助化疗中的地位。2000年紫杉醇被美国FDA批准用于乳腺癌术后辅助化疗。

有人研究比较了TAC方案(多西紫杉醇/ADM/CTX)6个周期、FAC方案6个周期的疗效,随访33个月。结果发现,在无复发生存率方面,TAC方案优于FAC方案(82%vs.74%,$P=0.0011$),尤其是腋淋巴结1~3个阳性组获益最大,复发风险下降32%,死亡风险下降54%。随访55个月时,TAC与FAC两组DFS分别为75%、68%,OS分别为87%、81%。HER-2过表达患者的TAC方案组复发风险下降39%,HER-2阴性患者的TAC方案组复发风险下降24%。

有人比较TC(多西紫杉醇/CTX Y)和AC(ADM/CTX)方案用于辅助治疗1061例患者,随访6年。结果显示,TC方案无论在DFS(85%vs.79%,$P=0.018$)和OS(88%vs.84%,$P=0.045$)上均优于AC方案,其中65岁以上的老人对TC方案的耐受性明显好于AC方案。

目前认为,紫杉醇类药物用于早期乳腺癌患者术后辅助化疗,可改善患者生存;对腋窝淋巴结阳性、激素受体阴性等高危患者,在蒽环类化疗基础上加用紫杉醇类药物,能进一步提高疗效。

近年来,含紫杉醇类药物密集化疗方案的临床研究相继开展,有人研究比较含紫杉醇类药物常规序贯、密集序贯、常规联合、密集联合4种不同的用药方法,在腋淋巴结阳性乳腺癌术后辅助治疗的疗效。

常规序贯:ADM q3w×4→PTX q3w×4→CTX q3w×4

密集序贯:ADM q2w×4→PTX q2w×4→CTX q2w×4(G-CSF支持)

常规联合:AC q3w×4→PTX q3w×4

密集联合:AC q3w×4→PTX q2w×4(G-CSF支持)

4组给药剂量相同(ADM 60mg/m², PTX 175mg/m², CTX 600mg/m²);共研究2005例患者,随访4年。结果发现,缩短化疗间歇的密集化疗,较常规化疗的无复发风险下降26%($P=0.01$),死亡风险下降31%($P=0.031$);而在密集化疗序贯化疗、密集化疗联合化疗的疗效并无差异。因G-CSF支持,密集化疗时未见增加的血液学毒性。

4.含曲妥珠单抗的联合方案　20%~30%的乳腺浸润性导管癌患者HER-2过表达,与乳腺癌的恶性程度、侵袭性相关,预后较差。曲妥珠单抗联合化疗,用于治疗HER-2过表达晚期乳腺癌(MBC)患者,已取得了较好疗效。近年来,曲妥珠单抗用于辅助治疗的4项大规模、随机、多中心的临床试验陆续完成,共入组患者12 000余例,结果证实,曲妥珠单抗用于辅助治疗可改善DFS,且有可能改善OS。

5.其他方案　有人分别在2009年、2010年报道含卡培他滨(X)的辅助化疗临床研究,共研究1500例腋窝淋巴结阳性或有高危因素的腋窝淋巴结阴性的乳腺癌患者,术后随机给予XT(卡培他滨+多西紫杉醇)×3→CEX×3或T×3→CEF×3方案辅助化疗,随访3年。结果显示,含卡培他滨组辅助化疗的患者,3年无复发生存率较对照组高(92.5%vs.88.9%;$P=0.020$)。对三阴性乳腺癌(TNBC)亚组。与不含卡培他滨的辅助化疗比,含卡培他滨的辅助化疗可降低乳腺癌复发风险57%;而对非三阴性乳腺癌亚组,该两种化疗方案的RFS无差异。含卡培他滨的辅助化疗方案,能给三阴性乳腺癌患者带来的生存优势,但还需要更大规模的研究证实。其他药物还有含铂类方案辅助化疗、长春瑞滨/吉西他滨等新药的辅助化疗等,正在评价上述新药作为辅助化疗的疗效。

6.高剂量化疗联合干细胞移植 20 世纪 90 年代后期,有人应用高剂量化疗+干细胞移植,作为术后高危患者的辅助治疗。2000 年有人报道 885 例高危乳腺癌患者,术后接受 4 个周期 FEC 方案化疗后,随机分为高剂量化疗+干细胞移植组或再加 1 个周期 FEC 方案化疗组,在随访 7 年的 287 例患者中,无复发生存率分别为 77%、62%($P=0.009$),总生存率分别为 89%、79%($P=0.039$)。这表明高剂量化疗+干细胞移植组,疗效优于常规化疗组。

2007 年有人报道了对近 20 年来全球 15 个乳腺癌辅助高剂量化疗研究的荟萃分析结果,纳入 6210 例患者(高剂量化疗组 3118 例,标准剂量化疗组 3092 例),中位年龄 46 岁,随访 6 年。经统计显示,高剂量化疗显著延长 DFS,复发风险较标准剂量化疗降低 13%;但高剂量化疗并未延长 OS 及乳腺癌相关生存期。亚组分析表明,对激素受体 ERa 阳性的乳腺癌患者,高剂量化疗可延长 DFS(复发风险减少 17%),可改善 OS,但这部分患者化疗后常规要服用他莫昔芬 5 年。分析表明,年龄、激素受体状况,对 OS 无影响,但年龄是影响 DFS 的重要因素。

尽管高剂量化疗可延长早期乳腺癌患者 DFS,可改善 OS,但一些研究发现,高剂量紫杉类化疗方案对激素受体阳性乳腺癌患者的生存益处,有时可受到他莫昔芬的干扰。对激素受体阴性的患者,即使应用高剂量紫杉类化疗,也不能降低术后 2~3 年的高复发风险。因此仍需进一步研究。

三、术后辅助化疗的合理期限及危险因素判定

对术后辅助化疗开始的时间,目前还在研究中,原则上手术后应尽早进行。国内学者一般认为,于术后 4 周内开始辅助化疗较合适。有人曾比较 CMF 方案 6 个周期、12 个周期、24 个周期的结果,发现它们疗效相当。

随着蒽环类药物在辅助化疗中的应用,一些研究表明,4 个周期 CAF 或 AC 方案的疗效,与 6 个周期 CMF 方案相当。有人比较 FE(50)C6 个周期、FE(50)C 3 个周期、FE(75)C 3 个周期的疗效,发现 FE(50)C6 个周期辅助化疗患者的 5 年生存率,明显高于另外两个不同剂量组的 3 个周期化疗。

目前有人认为,术后辅助化疗的合理期限应为 4~6 个周期,对低危患者术后可给予 6 个周期 CMF 或 4 个周期 AC 方案辅助化疗。高危患者可给予 6 个周期的 CA(E)F 方案辅助化疗或含紫杉类方案化疗。延长化疗时间或给予更多周期化疗,常不能提高疗效反而可增加化疗不良反应、治疗费用(表 5-1)。

表 5-1 St.Gallen 国际乳腺癌会议乳腺癌危险因素标准

危险等级	具体内容
低危患者	腋淋巴结阴性且符合以下标准:肿瘤直径≤2cm;肿瘤组织学分级Ⅰ级;无脉管瘤栓;HER-2 基因无表达及基因无扩增;患者年龄≥35 岁
中危患者	腋淋巴结阴性且至少满足下列一条:肿瘤直径>2cm;肿瘤组织学分级Ⅱ~Ⅲ级;有脉管瘤栓;HER-2 过表达或基因扩增;患者年龄<35 岁

（续表）

危险等级	具体内容
高危患者	腋淋巴结阳性(1~3个淋巴结转移)且HER-2过表达及基因扩增;腋淋巴结阳性(≥4个淋巴结转移)

四、剂量强度和剂量密度

1.剂量强度　剂量强度是指每单位时间的化疗药物剂量,通常以每周 mg/m^2 表示。有人对晚期/早期乳腺癌化疗的回顾性分析、前瞻性试验的结果提示,剂量强度与疗效可能相关。研究指出,辅助化疗药物的剂量为标准剂量的85%以上时效果较好,低于标准剂量65%则疗效常不明显。

研究显示,在CAF方案辅助治疗时,不同剂量的疗效不同。该试验入组1572例淋巴结阳性乳腺癌患者,分三组进行辅助治疗:高剂量组CAF(600/60/600)4个周期,中剂量组CAF(400/40/400)6个周期,低剂量组CAF(300/30/300)4个周期。中/高剂量组的总剂量相同但剂量强度不同。随访9年,结果表明,高剂量组较低剂量组DFS(66% vs.56%)及OS(79%vs.72%)均明显提高,且差异有统计学意义。

法国的多中心研究比较CEF(500/100/500)、CEF(500/50/500)用于淋巴结阳性的乳腺癌辅助治疗的疗效。两组化疗均为3周方案共6个周期,结果发现,对5年DFS(66.3%vs.54.8%,$P=0.03$)、OS(77.4%vs.65.3%,$P=0.007$),高剂量强度组较低剂量强度组明显提高。以上两项临床试验结果提示,在辅助化疗中,增加剂量强度有可能降低复发风险,改善生存。但目前仍在进一步研究中。

2.剂量密度　试验表明,应用每3~4周的常规给药间隔的方法,治疗期间肿瘤细胞的生长能受到抑制,但停药后肿瘤细胞又可恢复对数式生长。如适当缩短给药间隔,则肿瘤细胞的生长不但在给药期间明显受抑,停药后亦无法恢复对数式生长。

临床上,密集化疗是指将常规每3周间隔重复给药方案,缩短为每2周间隔重复给药方案,以便提高疗效、延长患者生存期,尽快结束化疗、改善患者生活质量。其理论依据是,在肿瘤负荷较小时,给予间隔更短的化疗,有助于杀灭肿瘤细胞,抑制耐药细胞增生,更加符合乳腺癌细胞的生物学特点。研究发现,与常规辅助化疗方案比,密集辅助化疗的疗效在改善患者生存、降低复发风险方面较优。

五、分子检测在乳腺癌辅助化疗中的应用

有人根据术后化疗药物的不良反应、有效性,把246例乳腺癌患者分为分子检测组150例、常规组96例。结果发现:TEC方案化疗组的粒细胞减少、呕吐的发生率,在分子检测组明显低于常规组;CEF-T/EC-T(H)方案化疗组的粒细胞减少发生率,在分子检测组明显低于常规组。

根据分子检测选择的化疗方案,不良反应常低于常规化疗方案,但药物敏感是否带来有效生存获益,尚需进一步随访研究。目前规范化的综合治疗方案,能提高乳腺癌患者生存率。但乳腺癌在分子水平有高度异质性,患者预后、治疗反应的差异较大。若采

用不合适的药物治疗,会导致治疗效果较差、成本增加、治疗时间延迟、不良反应较大、经济损失大。为了提高化疗的敏感性、有效性,减轻不良反应,有人建议可通过分子检测来指导化疗。

目前化疗仍是乳腺癌术后重要的辅助治疗手段,适用于乳腺癌的化疗药物有几十种,采用经验用药制订化疗方案,常会出现某些药物对某些患者作用较差或不良反应较大。个体化治疗由此应运而生。以往的肿瘤组织细胞的体外药敏检测,可受到组织取材、培养方法、有关人员的主观因素、实验试剂的稳定性等影响,不同实验室的研究结果差异较大,临床符合率不高。目前的基因芯片技术(同时检测许多基因的表达水平),可针对不同个体,预测不同化疗药物的疗效,可指导药物选择。目前乳腺癌常用的化疗药物有蒽环类、紫杉醇类、多西紫杉醇类、铂类、环磷酰胺类、氟尿嘧啶类等。

谷胱甘肽 s 转移酶(GSTs)是 II 相结合反应代谢酶,能抗损伤、抗癌变参与许多药物的解毒。肿瘤细胞可通过高水平表达 GSTs,而保护自身不受化疗药物攻击、耐药。GST1 基因有多态性,其 10^5 位密码子 A→G 突变,能导致氨基酸改变,使突变 GST1 对化疗药物的解毒能力降低,细胞内药物量增加,疗效较好,但不良反应较强。

TOP 异构酶是调节细胞增生的细胞核酶类,与靶基因表达、DNA 复制等相关,其中 TOP II A 是蒽环类的主要作用靶点。TOP II A 基因扩增、高水平表达时,肿瘤细胞对含蒽环类化疗方案较敏感;而 TOP II A 基因缺失,易造成化疗耐药。在早期乳腺癌、局部晚期、有远处转移的乳腺癌患者中,TOP II A 基因扩增高水平表达,与患者无瘤生存期、总生存期、肿瘤对蒽环类的敏感性等相关。

细胞内 β 微管蛋白 III(Tubulinβ III)表达水平,与作用微管类化疗药物的敏感性相关。β 微管蛋白 III 高水平表达,提示对紫杉醇类药物耐药,而表达水平降低,则提示对紫杉醇类药物敏感。因此可作为选择紫杉醇类药物辅助化疗的分子标志物。

核苷酸切除修复交叉互补(ERCC1)蛋白,参与核苷酸损伤修复(NER),这是细胞内最重要的修复方式。ERCC1 在核苷酸损伤修复途径中发挥重要作用,也影响肿瘤细胞对铂类药物的敏感性。

细胞色素 p450 氧化酶超家族的 CYP286,能把 80% 环磷酰胺代谢为活化的 4-羟基环磷酰胺,再转化为其异构体醛磷酰胺,成为抗癌物质。CYP286 * 6 多态性基因表达蛋白的活性升高,导致环磷酰胺向 4-羟基环磷酰胺转化增加,易引起不良反应。CYP3A4 * 4 多态性基因表达蛋白的活性降低,催化多西紫杉醇解毒减少,与多西紫杉醇的不良反应增加相关。

胸苷酸合成酶(TS)参与 DNA 合成,催化脱氧尿苷酸转化为脱氧胸苷酸。5-FU 能抑制 TS 而抗肿瘤。治疗后 TS 表达水平降低的患者,生存期较长。由 TS 水平,可指导 5-FU 的使用。

第五节　乳腺癌靶向治疗

与放疗和化疗相比,靶向治疗在高效、选择性地杀伤肿瘤细胞的同时,可减少对正常组织的损伤,提高患者的生存质量,已经成为今后肿瘤治疗的主体趋势。目前,乳腺癌的靶向治疗药物不断出现,治疗方案不断更新,乳腺癌的临床治疗进入了全新的分子靶向治疗时代。

一、激素受体(hormone receptor,HR)阳性乳腺癌的靶向治疗

近年来,随着乳腺癌内分泌和靶向药物的不断开发,二者联合应用显著提高了乳腺癌治疗效果,靶向联合内分泌治疗似乎是未来治疗 HR 阳性乳腺癌的趋势。

1.细胞周期蛋白依赖性激酶(cyclin-dependent kinases,CDK)4/6 抑制剂 细胞周期失调是肿瘤生长和转移的典型标志。有研究显示,通过 CDK 抑制剂重建细胞周期成为肿瘤靶向治疗的重要选择。目前已成功研发出 3 种选择性靶向抑制 CDK4/6 的口服药物,分别是 palbociclib、abemaciclib 和 ribociclib。

(1)Palbociclib:palbociclib 是第 1 个上市的 CDK4/6 抑制剂,能够选择性抑制 CDK4/6,阻断肿瘤细胞增生。PALOMA-Ⅰ试验是关于 palbociclib 联合来曲唑的Ⅱ期临床试验,结果显示,对于绝经期雌激素受体(estrogen receptor,ER)阳性、人表皮生长因子受体 2(human epidermal growth factor receptor-2,HER-2)阴性的转移性或局部复发、无手术指征的乳腺癌患者,palbociclib 与来曲唑联合用药能延长患者的无进展生存时间(progression-free survival,PFS)。2016 年美国临床肿瘤协会(AmericanSociety of Clinical Oncology,ASCO)年会上报告了Ⅲ期 PALOMA-2 试验的结果,与 PALOMA-Ⅰ试验结果相似。据此,美国食品与药品管理局(Food and DrugAdministration,FDA)批准 palbociclib 联合来曲唑用于绝经后晚期或转移性 ER 阳性、HER-2 阴性乳腺癌的初始内分泌治疗。此后,palbociclib 与其他药物联合用于 ER 阳性、HER-2 阴性乳腺癌的临床试验不断开展。PALOMA-3 试验结果显示,对于 ER 阳性、HER-2 阴性的晚期乳腺癌患者,palbociclib 与氟维司群联合治疗比安慰剂与氟维司群联合治疗,能获得更长的 PFS 和相对较高的生活质量。因此,美国 FDA 批准 palbociclib 与氟维司群联合用于治疗接受内分泌治疗但病情进展的 HR 阳性、HER-2 阴性晚期或转移性乳腺癌。palbociclib 治疗早期乳腺癌、与阿那曲唑联合用于早期乳腺癌的新辅助治疗、与来曲唑联合用于绝经期早期乳腺癌的新辅助治疗、与内分泌治疗联合用于Ⅱ期和Ⅲ期乳腺癌等大量相关研究正在进行中,并获得了较好的效果。

(2)Ribociclib:ribociclib 是另一种选择性 CDK4/6 抑制剂,联合内分泌治疗可显著延长患者的 PFS。MONALEESA-2 和 MONALEESA-3 试验中,探讨了 ribociclib 联合来曲唑对比安慰剂联合来曲唑、ribociclib 联合氟维司群对比安慰剂联合氟维司群治疗绝经后 HR 阳性、HER-2 阴性进展期乳腺癌的效果,结果显示,ribociclib 与来曲唑联合能显著提高患者的 PFS,18 个月的生存率为 63.0%,氟维司群联合 ribociclib 可延长 PFS 8 个月。基于这两项试验结果,ribociclib 获得美国 FDA 的批准并于 2017 年上市。目前,ribociclib 已获得美国 FDA、欧洲药品管理局及美国国家综合癌症网(National Comprehensive Cancer Network,NCCN)指南推荐,联合芳香化酶抑制剂用于绝经后 HR 阳性晚期乳腺癌的一线治疗。MONALEESA-7 试验旨在评估 ribociclib 与他莫昔芬(tamoxifen,TAM)或芳香化酶

抑制剂与黄体生成素释放激素类似物联合治疗既往未接受内分泌治疗的 HR 阳性、HER-2 阴性晚期乳腺癌的有效性和安全性,结果显示,ribociclib 联合芳香化酶抑制剂可使患者的 PFS 增加近 14 个月,OS 显著延长,死亡风险比降低到 0.712。这是迄今第 1 个证实 C DK4/6 抑制剂一线治疗可以延长乳腺癌患者 OS 且有统计学有意义的研究。CDK4/6 抑制剂相关的研究正从绝经后患者扩展到绝经前患者,从晚期患者扩展到早期患者,节节推进,逐步扩大应用范围。

2.磷脂酰肌醇 3 激酶(phosphatidylinositol3-kinase,PI3K)/Akt/哺乳动物雷帕霉素靶蛋白(mammalian target of rapamycin,mTOR))信号通路 PI3K/Akt/mTOR 信号通路调节异常发生于多种恶性肿瘤中。磷脂酰肌醇 3 激酶催化亚基 α(phosphatidylinositol3-kinase catalytic a.PIK3CA)突变和人第 10 号染色体缺失的磷酸酶及张力蛋白同源基因(phosphatase and tensin homolog deleted on chromosome ten,PTEN)缺失是这一重要途径最常见的畸变。在乳腺癌中,28%~47% HR 阳性和 23%~33% HER-2 阳性的患者存在 PIK3C 突变,而 PTEN 基因缺失见于 29%~44% 的 HR 阴性和 22% 的 HER-2 阳性患者。相比之下,7% 的三阴性乳腺癌(triple-negative breast cancer,TNBC)患者发生 PIK3C 突变,35% 的 TNBC 患者发生 PTEN 基因缺失。因此,PI3K/Akt/mTOR 信号通路与乳腺癌的内分泌治疗、抗 HER-2 靶向治疗及 TNBC 均存在密切关系。

依维莫司是首个获批用于治疗 HR 阳性、HER-2 阴性乳腺癌的 mTOR 抑制剂。Ⅱ期 TAMRAD 试验结果显示,TAM 联合依维莫司治疗 ER 阳性晚期乳腺癌的临床获益率为 61.1%,比单药 TAM 治疗组(42.1%)明显提高。Ⅲ期 BOLERO-2 试验结果显示,依维莫司联合依西美坦治疗 HR 阳性晚期乳腺癌的中位 PFS 为 10.6 个月,比安慰剂联合依西美坦组的中位 PFS(4.1 个月)明显延长($P<0.01$)。

PIK3CA 突变引起的 PI3K 通路高活化是导致内分泌治疗耐药的原因之一。PI3K 抑制剂目前主要有 Pan-PI3K 抑制剂 buparlisib 和 pictilisib,PI3Ka 抑制剂 alpelisib,PI3Ka、δ、γ 抑制剂 taselisib。2018 年欧洲肿瘤内科学会年会上发布了 SOLAR-1 研究的结果,alpelisib 联合氟维司群治疗 HR 阳性、HER-2 阴性并携带 PIK3CA 突变的晚期乳腺癌比单药氟维司群治疗中位 PFS 显著延长($P<0.001$),显示出 PI3K 抑制剂用于治疗 HR 阳性晚期乳腺癌的前景。2019 年 ASCO 会议进一步更新了 SOLAR-I 研究的亚组分析结果,根据患者既往对内分泌治疗的敏感性,分为内分泌敏感和内分泌耐药(包括原发性耐药和继发性耐药)人群,进行亚组分析。结果显示,在原发性耐药患者中,alpelisib 联合氟维司群组和单药氟维司群治疗组的中位 PFS 分别为 9.0 和 4.7 个月;在继发性耐药患者中,alpelisib 联合氟维司群组和单药氟维司群治疗组的中位 PFS 分别为 10.9 和 3.7 个月。alpelisib 联合氟维司群在原发性及继发性内分泌治疗耐药患者中均能改善 PFS。BYLieve 试验是另外一项多中心、开放标签、两队列非比较性研究,入组对象为 PIK3CA 突变、HR 阳性、HER-2 阴性、CDK4/6 抑制剂联合内分泌治疗时或治疗后出现进展的局部晚期或晚期乳腺癌患者,随机给予 alpelisib 联合氟维司群或 alpelisib 联合来曲唑治疗,两组患者的 PFS 分别为 5.3 和 5.5 个月,两患者的平均 PFS 为 5.6 个月,显示了 alpelisib 在 CDK4/6 抑制剂后线治疗上的巨大潜力。

二、HER-2 阳性乳腺癌的靶向治疗

目前,在乳腺癌靶向治疗中,应用最广泛的是针对 HER 家族的靶向药物。曲妥珠单抗的问世,极大改善了 HER-2 阳性乳腺癌患者的预后,同时也带来乳腺癌治疗模式的改变。近年来,靶向 HER-2 领域仍然是研究的热点。一方面是对原有药物进行深入研究,形成了诸多临床实践共识,另一方面有更多新作用机制的药物上市,为乳腺癌的靶向治疗提供了更多的选择。

1.抗 HER-2 靶点药物

(1)曲妥珠单抗:曲妥珠单抗是全球第 1 种以 HER-2 为靶点的靶向药物,1998 年美国 FDA 批准上市。曲妥珠单抗的临床应用改变了早期 HER-2 阳性乳腺癌患者的预后,也成为 HER-2 阳性复发转移性乳腺癌一线治疗及疾病进展后的标准方案。鉴于曲妥珠单抗的重要地位,针对其各种不同剂型的研究不断展开。目前,皮下注射剂型正在研究中,该剂型治疗时间短,药代动力学和疗效等方面与静脉注射剂型相比可达到非劣效性,为临床提供了一种有效的替代方式。

(2)帕妥珠单抗:帕妥珠单抗是第 2 种临床用于治疗 HER-2 阳性乳腺癌的单克隆抗体,可阻滞 HER-2 和 HER-3 的异源二聚体化,同时与曲妥珠单抗有着独特的互补作用,二者联用可产生双重抑制。基于 NEOSPHERE 和 TRYPHAENA 试验的结果,2013 年美国 FDA 批准帕妥珠单抗新辅助治疗 HER-2 阳性早期乳腺癌。目前,美国、欧盟及多个国家批准帕妥珠单抗联合赫赛汀及化疗用于局部晚期、炎症性或伴有复发高风险的 HER-2 阳性早期乳腺癌的新辅助治疗。

帕妥珠单抗联合曲妥珠单抗用于治疗晚期乳腺癌,主要是基于 II 期临床试验 B017929、TOC3487 和 III 期临床试验 CLEOPATRA 的结果。CLEOPATRA 试验结果显示,帕妥株单抗能显著延长 HER-2 阳性转移性乳腺癌患者的 PFS(18.7 和 12.4 个月)和 OS(56.5 和 40.8 个月),安全性在可接受范围内;对曲妥株单抗治疗首次进展的患者,帕妥珠单抗治疗仍有 50%的有效率。这一结果奠定了帕妥株单抗联合曲妥株单抗双靶作为 HER-2 阳性晚期乳腺癌一线治疗的基础。2019 年在 ASCO 会议上进一步公布了该研究长达 99 个月的随访结果,帕妥株单抗获益仍持续存在,双靶组患者的 8 年 OS 可以达到 37%,对照组仅为 23%,再次证实了双靶方案治疗 HER-2 阳性晚期乳腺癌的一线地位。该研究还显示,帕妥株单抗显著推迟了乳腺癌向中枢神经系统转移的发生时间,在发生中枢神经系统转移后,帕妥株单抗治疗组患者表现出改善 OS 的良好趋势,为 HER-2 阳性中枢神经系统转移患者带来了希望。

(3)单克隆抗体偶联物

1)T-DMI-T-DMI 是曲妥珠单抗和细胞毒药物美坦新的偶联物,既保留了曲妥珠单抗的活性,又增加了协同抗肿瘤效应。III 期 EMILIA 试验比较了 T-DMI 与拉帕替尼联合卡培他滨治疗既往接受紫杉醇和曲妥珠单抗治疗失败的 HER-2 阳性晚期乳腺癌的安全性和有效性,是关于 T-DMI 的关键性研究。其结果显示,与拉帕替尼联合卡培他滨相比,T-DMI 能显著延缓疾病进展,客观反应率(objective response rates,ORR)分别为 43.6%和

30.8%：能降低死亡风险.PFS 分别为 9.6 和 6.4 个月,OS 分别为 30.9 和 25.1 个月；能降低 3~4 级不良反应发生率。基于该研究结果,2013 年美国 FDA 批准 T-DMl 上市,成为曲妥株单抗和紫杉醇治疗失败的 HER-2 阳性晚期乳腺癌二线治疗首选方案。MARIANNE 研究显示,T-DMl 联合帕妥珠单抗治疗 HER-2 阳性晚期乳腺癌患者的 PFS 并不优于曲妥珠单抗联合紫杉类药物治疗组和 T-DMl 治疗组,3 组患者的总生存率相近,表明 T-DMl 尚不能成为 HER-2 阳性晚期乳腺癌的一线治疗标准药物。

2)DS-820la:DS-820la 是一种抗体药物偶联物,曲妥珠单抗通过肽基可裂解链接剂,链接在新型拓扑异构酶Ⅰ抑制剂上,发挥抗肿瘤效应。在乳腺癌中,有近一半的患者 HER-2 低表达,目前尚无针对这部分患者的 HER-2 靶向药物批准上市,因此对这部分患者的治疗手段有限。2018 年圣安东尼奥研讨会上发布的Ⅰ期临床试验结果显示,DS-820la 治疗 HER-2 低表达晚期乳腺癌的 ORR 达 44.2%。目前正在进行Ⅲ期临床试验。

3)MM-302:MM-302 是一种曲妥珠单抗偶联聚乙二醇脂质体阿霉素偶联物。随机对照研究显示,与临床医师选择的化疗方案联合曲妥株单抗相比,MM-302 联合曲妥株单抗治疗 HER-2 阳性局部晚期或晚期乳腺癌,可获得更高的临床反应率和更长的 PFS,同时安全性更佳。

(4)拉帕替尼:拉帕替尼是首个被批准用于 HER-2 阳性晚期乳腺癌的小分子酪氨酸激酶抑制剂(tyrosine kinase inhibitor,TKI),其可逆地结合于 HER-2 和 HER-1 胞内酪氨酸激酶区的腺嘌呤核苷三磷酸(adenosine triphosphate,ATP)结合位点,阻断下游通路,从而抑制肿瘤生长。拉帕替尼可通过血脑屏障,有效地治疗脑转移,同时可降低 p95HER2 的表达,加强曲妥珠单抗相关抗体依赖性细胞介导的细胞毒性作用。对于既往接受过蒽环、紫杉类药物联合曲妥珠单抗治疗的 HER-2 阳性晚期乳腺癌,拉帕替尼联合卡培他滨比单药卡培他滨治疗能明显延长 PFS。对于一线治疗后进展的 HER-2 阳性晚期乳腺癌,拉帕替尼联合曲妥珠单抗比拉帕替尼单药治疗临床获益率显著提高(24.7% 和 12.4%,$P=0.01$),显著延长患者的 PFS 和 OS。目前,拉帕替尼可与曲妥珠单抗、卡培他滨及紫杉醇等药物联合,用于化疗联合曲妥株单抗治疗后出现进展的 HER-2 阳性乳腺癌的解救治疗。

(5)来那替尼:来那替尼是多靶点小分子 TKI,对 HER-1、HER-2 和 HER-4 具有不可逆的抑制效果,主要用于具有高危因素的乳腺癌患者。来那替尼对于使用曲妥珠单抗已经耐药的 HER-2 阳性乳腺癌依然有效。对于曲妥珠单抗敏感的乳腺癌,以及对曲妥珠单抗耐药的乳腺癌患者,曲妥珠单抗和来那替尼联合治疗比单独使用更有效。2019 年 ASCO 会议上公布的 NALA 试验结果显示,来那替尼联合卡培他滨治疗局部治疗失败的 HER-2 阳性晚期乳腺癌,颅内有效率最高达 44%。

(6)吡咯替尼:吡咯替尼是我国自主研发的口服不可逆小分子 TKI,与 HER-1、HER-2 和 HER-4 的胞内激酶区 ATP 结合位点共价结合,抑制肿瘤生长。对曲妥株单抗耐药的乳腺癌患者,吡咯替尼仍然有效。2015 年 ASCO 会议上报告了吡咯替尼的Ⅰ期临床试验结果,吡咯替尼治疗 HER-2 阳性晚期乳腺癌可获得高缩瘤率,400mg 剂量组 ORR 达 87.5%。吡咯替尼联合卡培他滨治疗 HER-2 阳性晚期乳腺癌的Ⅱ期临床试验显示,与拉帕替尼联合卡培他滨组比较,吡咯替尼治疗组患者的 ORR 和 PFS 均有显著优势,ORR 达 78.5%,PFS 达 18.1 个月,疾病进展风险降低 63.7%。亚组分析显示,无论患者既往是否使用过曲妥珠单抗,均能从吡咯替尼治疗中获益,吡咯替尼治疗组患者的 PFS 优于拉帕替尼治疗组。基于以上研究结果,吡咯替尼 2018 年在我国被批准上市,为 HER-2 阳性乳腺癌的治疗提供了更多选择。

(7)Margetuximab:margetuximab 是一种 Fc 优化单克隆抗体,其以 HER-2 为靶点,用于晚期二线以上难治复发的 HER-2 过表达转移性乳腺癌的治疗,取得了初步疗效。2019 年 ASCO 会议上报告了Ⅲ期 SOPHIA 研究的结果,对于既往接受过抗 HER-2 治疗和全身化疗的 HER-2 阳性晚期乳腺癌,margetuximab 联合化疗获得了比曲妥株单抗联合化疗更长的 PFS($P=0.033$),尤其对 CD16A 158F 突变患者疗效更为显著。

2.PI3K/Akt/mTOR 信号通路　在 HER-2 阳性乳腺癌患者中,23%～33%存在 PI3KCA 突变,22%存在 PTEN 基因缺失。因此 PI3K/Akt/mTOR 信号通路与抗 HER-2 治疗密切相关。PTEN 基因的缺失可导致 PIK/AKT/mTOR 信号通路的过度活化,从而产生曲妥珠单抗的耐药,而 mTOR 抑制剂可以逆转曲妥珠单抗的耐药。PIK3CA 突变或者 PTEN 无表达或低表达的乳腺癌患者可从依维莫司联合曲妥珠单抗及化疗中获益。

BOLERO-3 研究结果显示,与长春瑞滨联合曲妥珠单抗加安慰剂相比,依维莫司联合长春瑞滨加曲妥珠单抗可延长曲妥珠单抗耐药且曾接受紫杉类药物治疗的 HER-2 阳性晚期乳腺癌患者的 PFS($P<0.0067$),依维莫司联合长春瑞滨加曲妥珠单抗可考虑作为曲妥珠单抗耐药 HER-2 阳性晚期乳腺癌的治疗选择。BOLERO-Ⅰ研究是评估依维莫司联合曲妥珠单抗加紫杉醇一线治疗 HER-2 阳性进展期乳腺癌有效性和安全性的Ⅲ期临床试验,结果显示,依维莫司组患者的中位 PFS 为 14.95 个月,安慰剂组为 14.49 个月;在 HR 阴性亚组中,依维莫司组患者的中位 PFS 较安慰剂组延长了 7.2 个月,然而仍未达到研究方案预设的有统计学意义的阈值。该研究结果提示,在 Her-2 阳性的整体人群中,依维莫司在紫杉醇联合曲妥珠单抗治疗中的加入未能带来获益:在除外 HR 通路活化的影响后,依维莫司可以显示出明显的疗效,为今后获益人群的选择及此类研究的设计提供了一定的依据。

copanlisib 是可逆性小分子 PI3K 高度选择性抑制剂,其在 HER-2 阳性乳腺癌治疗中的作用,目前尚在试验阶段。

3.免疫抑制剂抗 PD-1/PD-L1 抗体　PD-1/PD-L1 单抗通过重启肿瘤患者的免疫系统来对抗肿瘤细胞,理论上可以治疗多种肿瘤,自 2014 年 pembrolizumab 首次由美国 FDA 批准用于黑色素瘤治疗以来,已在美国陆续获批 15 种肿瘤适应证,覆盖十多个癌种。到 2019 年,已有 5 个 PD-1 单抗在国内获批用于临床肿瘤治疗。关于 PD-1/PD-L1 在乳腺癌治疗方面的进展,目前在 TNBC 中已经取得突破性进展,在 HER-2 阳性乳腺癌中的价值尚在研究过程中。

pembrolizumab 是一种高度选择性拮抗 PD-1 抗体,已在恶性黑色素瘤、NSCLC、肾癌取得临床疗效并获美国 FDA 认可。但其在乳腺癌中的价值尚在观察中,pembrolizumab 联合曲妥珠单抗对曲妥珠单抗耐药的 HER-2 阳性晚期乳腺癌Ⅰb/Ⅱ期疗效评价的临床研究正在进行中,其最终结果将对 PD-1 抗体在 HER-2 阳性乳腺癌的临床应用产生深刻影响。

atezolizumab 是一种抗 PD-L1 抗体,其治疗晚期 TNBC 的临床试验取得了可喜的结果。针对 HER-2 阳性乳腺癌患者,一项评价 atezolizumab 联合曲妥珠单抗、帕托珠单抗或 TDM-1 药代动力学和安全性的Ⅰb 期临床研究正在进行中。

durvalumab 是一种新型的 PD-L1 抗体。基础研究显示,durvalumab 对多种肿瘤细胞系有抑制作用,甚至引起肿瘤细胞死亡,肿瘤缩小。针对既往接受过曲妥珠单抗治疗的 HER-2 阳性晚期乳腺癌,正在开展 durvalumab 的药代动力学研究。

4.新型乳腺癌 HER-2 疫苗 作为为数不多的正在研发中的乳腺癌疫苗,nelipepimut-S 已被证实是安全有效的多肽疫苗,能使乳腺癌的复发率降低 57%。在 HER-2 阳性乳腺癌患者中开展的随机对照试验显示,接受疫苗组患者的无病生存时间(disease-free survival,DFS)为 88%,相对复发风险可降低 37%。

5.ONT-380 ONT-380 是一种高活性的小分子表皮生长因子受体(epidermal growth factor receptor,EGFR)-TKI。2015 年圣安东尼奥峰会上首次报道了Ⅰb 期临床试验结果,ONT-380 单药治疗 HER-2 阳性晚期乳腺癌,有 58% 的患者临床获益,且不良反应较轻,特别是对 HER-2 阳性乳腺癌脑转移的初步结果值得关注。

三、TNBC 的靶向治疗

TNBC 治疗选择有限,预后较差,TNBC 的基因组分析为靶点的筛选提供了机会。目前,TNBC 的主要靶向药物分为 5 大类,即针对 DNA 修复缺陷的靶向药物、酪氨酸激酶抑制相关药物、PI3K/Akt/mTOR 信号通路抑制剂、免疫检查点抑制剂和雄激素受体抑制剂。

1.EGFR 抑制剂 大多数 TNBC 存在 EGFR 过表达,提高了靶向 EGFR 治疗 TNBC 的可能性。EGFR 抑制剂主要有小分子 TKI(吉非替尼、厄洛替尼、阿法替尼)和抗 EGFR 单克隆抗体(西妥昔单抗、拉帕替尼)两类。现阶段,EGFR 抑制剂在乳腺癌的运用还停留在临床试验阶段,没有显示出明显的治疗效果。在抗 EGFR 靶向治疗上,多数学者认为单用 EGFR 抑制剂难以达到抗肿瘤目的,其更适合作为一类化疗增敏药物或者与其他靶向治疗联合应用。

2.多聚二磷酸腺苷核糖聚合酶[poly(ADP-ribose)polymerase,PARP]抑制剂 TNBC 中常存在 BRCA1/2 缺陷或突变,PARP 抑制剂能抑制 BRCA1/2 介导的同源重组 DNA 修复,促进肿瘤细胞凋亡,从而增强放疗及烷化剂和铂类药物的疗效。

(1)奥拉帕尼(olaparib):olaparib 是首个应用于临床的口服 PARPI 抑制剂。临床试验显示,olaparib 在 BRCA 突变患者体内表现出持久的抗肿瘤活性。2014 年,美国 FDA 和欧洲药品管理局批准 olaparib 上市,用于单药维持治疗铂敏感的复发性 BRCA 突变型卵巢癌。全球多中心Ⅲ期临床研究 OlympiAD 的数据表明,对于 HER-2 阴性同时伴有 BRCA1/2 突变的晚期乳腺癌,olaparib 治疗 ORR 达 59.9%,可较化疗延长患者 DFS 2.8 个月,降低 42% 的疾病进展风险。基于此研究结果,2018 年美国 FDA 批准其用于治疗携带 gBRCA 突变的 HER-2 阴性转移性乳腺癌,开启了 PARP 抑制剂临床应用于乳腺癌的新纪元。GeparOLA 研究探讨了 olaparib 在早期乳腺癌新辅助治疗中的价值,并将人群进一步扩展至 BRCA 突变胚系、体系突变及同源重组修复缺陷高评分的 HER-2 阴性乳腺癌患者。2019 年 ASCO 会议上报道了该研究的结果,与紫杉醇联合铂类药物相比,紫杉醇联合 olaparib 可带来更高的 pCR 率,特别是在年轻和 HR 阳性患者中,两个亚组患者的 pCR 率分别达到了 76.2% 和 45.5%。这一研究结果为进一步扩展 olaparib 用于乳腺癌治疗的适应证奠定了基础,值得进一步深入探索。

(2)Iniparib:有研究显示,Iniparib 联合吉西他滨+卡铂治疗 TNBC 转移患者的临床获益率为 56%,高于吉西他滨+卡铂组(34%),两组患者的 OS 分别为 12.3 和 7.7 个月,且不良反应差异无统计学意义。Iniparib 联合卡培他滨+卡铂方案应用于 BRCA1/2 突变的早期 TNBC 的新辅助治疗,pCR 率可达 36%,表明 Iniparib 用于早期 TNBC 的新辅助治疗有较好的效果。

(3)维尼帕尼:维尼帕尼是一种新型 PARP1/2 口服抑制剂,可与替莫唑胺协同作用于 TNBC。NCT01009788 研究显示,维拉帕尼与替莫唑胺联合治疗 BRCA 相关进展期乳腺癌,反应率为 22%,临床获益率为 50%。PARP 抑制剂与其他化疗药(顺铂、卡铂和拓扑替康)联合治疗 BRCA 相关乳腺癌的临床试验也取得了高达 73% 的反应率。

3.免疫抑制剂 相对于其他类型乳腺癌,TNBC 的肿瘤细胞周围浸润淋巴细胞比较丰富,为免疫抑制剂的应用提供了良好的免疫微环境基础。同时,TNBC 肿瘤突变负荷相对较大,为免疫细胞的识别提供了抗原基础。此外,TNBC 组织内免疫检查点配体 PD-L1 表达较高,PD-L1 阳性患者比例高达 41%,为免疫抑制剂的应用提供了很好的靶点基础。

(1)Atezolizumab:2018 年,Schmid 等首次证实了 PD-L1 抑制剂 Atezolizumab 在晚期 TNBC 治疗中的重要作用:Atezolizumab 联合清蛋白结合型紫杉醇治疗 PD-L1 阳性晚期 TNBC 患者 OS 达到 25 个月,比单独使用清蛋白结合型紫杉醇治疗的患者延长近 10 个月,比 PD-L1 阴性晚期 TNBC 患者延长 9.5 个月,提示超过四成的 TNBC 患者可能在免疫治疗中获益。基于这一研究结果,Atezolizumab 被美国 FDA 批准用于 PD-L1 蛋白表达的无法切除的局部晚期或转移性 TNBC 一线治疗,Atezolizumab 联合清蛋白结合型紫杉醇被纳入 2019 年 NCCN 指南。

(2)Pembrolizumab:Pembrolizumab 对进展期 TNBC 显示出良好的反应性,总反应率为 18.5%,6 个月内无进展率为 23.3%。在 KEYNOTE-173 试验中,Pembrolizumab 联合化疗用于局部晚期 TNBC 的新辅助治疗显示出可喜的疗效,提示 PD-1/PD-L1 抑制剂治疗 TNBC 乳腺癌的适应证有可能进一步扩大。

PD-L1 抑制剂与其他靶向药物联合应用治疗 TNBC 的探索也在进行中。最近的研究显示,Atezolizumab 联合紫杉类药物加 AKT 抑制剂 Ipatasertib 一线治疗 TNBC 显示出很好的近期疗效,ORR 达到 73%,且肿瘤缓解独立于 PD-L1 和 PIK3 CA/AKTI/PTEN 通路状态,为 TNBC 治疗带来希望。此外,奥拉帕利联合 durvalumab 治疗野生型 BRCA 转移性三阴性乳腺癌的研究已于 2019 年 7 月 1 日启动。

4.PI3K/Akt/mTOR 细胞通路抑制剂 30% 的 TNBC 患者存在 PTEN 蛋白缺失,因此 PI3K/Akt/mTOR 细胞通路在 TNBC 的治疗中显得尤为重要,mTOR 抑制剂在 TNBC 的治疗方面占有重要地位。体外实验证实,mTORC1 和 mTORC2 抑制剂可以有效封闭 PI3K/AKT/mTOR 信号通路,抑制乳腺癌细胞生长。EpCAM 对激活 PI3K/Akt/mTOR 信号通路起着关键作用。TNBC 转移灶和原发灶中,EpCAM 均呈高表达,EpCAM 的高表达在一定程度上促进了 TNBC 的浸润和转移。Ⅱ期临床试验结果显示,依维莫司与标准化疗方案(氟尿嘧啶+表柔比星+环磷酰胺序贯紫杉醇)联合应用治疗 TNBC,总体缓解时间延长了12 周,并且患者的耐受良好。依维莫司与卡铂联合治疗进展期 TNBC 的 NCT011237763实验也显示出较好的效果,患者的总生存时间可达 16.6 个月。

5.雄激素受体(androgen receptor,AR)拮抗剂　在 ER 阴性乳腺癌中,32%的患者 AR 表达阳性,AR 则以雄激素依赖性的方式促进肿瘤发生。但在 ER 阳性乳腺癌中,AR 抑制细胞增生活性。比卡鲁胺是治疗Ⅱ期转移性前列腺癌的药物,考虑到其作用机制,被认为是 AR 阳性乳腺癌可能的治疗药物。多中心Ⅱ期临床试验数据显示,比卡鲁胺治疗 HR 阴性、AR 阳性转移性乳腺癌的临床获益率为 19%。恩扎鲁胺是第 2 代 AR 拮抗剂,美国 FDA 批准其用于转移性去势抵抗前列腺癌的治疗。体外实验结果显示,恩扎鲁胺能显著抑制 AR 阳性 TNBC 细胞株的增生。一项多中心Ⅱ期临床试验评估了恩扎鲁胺对 AR+进展期 TNBC 的疗效,第 1 阶段的结果显示,随访 16 周的临床获益率为 42%。

6.血管内皮生长因子(vascular endothelial growth factor,VEGF)通路抑制剂　血管生成在乳腺癌的发生、侵袭和转移中发挥了重要作用,与非 TNBC 相比,TNBC 的 VEGF 表达水平显著升高,因此 VEGF 是 TNBC 的另一种潜在靶点。VEGF 通路抑制剂包括 VEGF 抗体(贝伐单抗)、VEGFR 抗体(ramucirumab)、VEGFR 模拟物(aflibercept)和 VEGFR 的 TKI 类(阿帕替尼、舒尼替尼、索拉菲尼等)。迄今的研究数据未显示出 VEGF 通路抑制剂在乳腺癌的治疗方面存在优势。但 2019 年 ASCO 会议上报道,PD-1 联合阿帕替尼治疗晚期 TNBC,ORR 可达到 47.4%,其价值有待进一步探索。

7.成纤维细胞生长因子受体(fibroblast growth factor receptor,FGFR)抑制剂　FGFR 靶向治疗 TNBC 已在部分预临床试验中显示出良好前景,特别是当该受体扩增或突变时。研究表明,FGFRI 扩增或 FGFR2 和 FGFR4 突变的细胞系对 FGFR 的 ATP 竞争性抑制剂 PD173074 敏感。除了基因改变,Basal-like TNBC 细胞系表达自分泌 FGF2 信号通路也是单克隆抗体靶向治疗方向之一,近 12%的 TNBC 会发生 FGFR 改变,提示该类患者可能是进行 FGFR 靶向治疗的获益人群。

8.其他 TNBC 靶向治疗药物　原癌基因酪氨酸蛋白激酶(Src)家族在 TNBC 中较其他亚型更具活性,可能是 TNBC 的一个潜在治疗靶点。新型口服小分子化合物 SKLB646 可以同时抑制 Src、Raf 和 VEGFR2 的表达。此外,在乳腺癌中存在多种异常表达的长链非编码 RNA,它们通过调控细胞增生、凋亡等来影响乳腺癌的发生、发展,具有潜在的抑癌作用;高血压药物通过 G 蛋白偶联受体参与细胞的增生和分化;miR-199a-5p、miR-181a 和 miR-203 等微小 RNA 在基因的表达调控方面有着广泛作用,并参与乳腺癌的发生和发展。这可能为 TNBC 的治疗提供新靶点。

四、总结与展望

乳腺癌的靶向治疗已经进入一个全新的时代。面对不断研发的新型药物和不断更新的治疗方案,如何选择个体化治疗方案是临床医师所面对的重要问题。

内分泌治疗药物的出现显著提高了 HR 阳性乳腺癌患者的预后,内分泌治疗药物联合 CDK4/6 抑制剂已成为治疗 HR 阳性、HER-2 阴性晚期乳腺癌的标准初始治疗方案。在临床实践中,联合治疗方案显示出强大的治疗效果,为晚期乳腺癌患者带来良好临床获益的同时,也明显降低了不良反应。此外,CDK4/6 抑制剂的应用范围,从晚期绝经后患者到绝经前患者,从晚期患者到早期患者,逐步扩展。对于接受过内分泌治疗的晚期乳腺癌患者,内分泌治疗联合依维莫司或 CDK4/6 抑制剂或 PI3K 抑制剂将会为患者带来进一步获益,PI3K 抑制剂在 CDK4/6 抑制剂后线治疗上也显示出巨大潜力。

对于 HER-2 阳性乳腺癌的靶向治疗,曲妥珠单抗具有里程碑式的意义。随后,帕妥珠单抗的出现奠定了双靶点治疗作为 HER-2 阳性晚期乳腺癌一线治疗及局部晚期或伴有高复发风险 HER-2 阳性早期乳腺癌新辅助治疗的基础。对于曲妥珠单抗治疗失败后 HER-2 阳性乳腺癌的二线治疗,T-DMI 成为其首选方案。对伴有神经系统转移的患者,来那替尼具有更强的治疗优势。吡咯替尼的上市为 HER-2 阳性晚期乳腺癌患者的临床治疗带来更多选择。

晚期 TNBC 的治疗一直是临床工作中的难点,olaparib 的应用为 TNBC 的靶向治疗带来了曙光。PARP 抑制剂和铂类药物对 BRCA 突变的转移性 TNBC 患者显示出令人欣喜的治疗效果。免疫治疗是近年来肿瘤研究的热点,PD-L1 抑制剂 Atezolizumab 已获得批准用于 PD-L1 表达阳性、无法切除的局部晚期或转移性 TNBC,但绝大多数情况下仍需与化疗联合应用才能达到最佳效果。AR 是 TNBC 阳性表达率较高的一个分子靶标,如果临床研究证实 AR 抑制剂的有效性与可耐受性,其将会成为 TNBC 治疗的里程碑。

第六章 食管癌

第一节 食管的大体解剖与组织学表现

食管癌是人类常见的恶性肿瘤之一，全球每年新发病例数约40万，在癌性死亡中占第6位。我国属于食管癌高发国家之一，根据2015年国家癌症中心统计，食管癌在我国恶性肿瘤中男性居第5位，女性居第8位。2015年我国男性食管癌的发病人数在32万左右，每年有25万人死于食管癌。近年来我国食管癌发病率有下降的趋势。全球恶性肿瘤中食管癌排列在第9位。不同的国家和地区，不同的种族，不同的性别，食管癌的发病率和死亡率有明显的差异。30岁前食管癌的发病率很低，随着年龄的增长，发病率升高。

一、食管的大体解剖

食管上端起自咽下缘，相当于环状软骨或第6颈椎椎体下缘；下端止于贲门，相当于第11胸椎水平，前方平第7肋软骨。临床测量以上颌中切牙为定点。在成人，由上切牙至食管入口处为15cm，由切牙至气管树为24~25cm；由切牙至贲门男性平均40cm（36~50cm），女性平均37cm（32~41cm）。食管的长度与身长及躯干长度有一定的比例关系，即食管的长度相当于躯干长度的26%，身长的15%，故可按此比例推算食管长度，有助于通过食管镜检查或食管细胞学的拉网检查来推算食管病变的大概部位。

食管有3处生理性狭窄：①第一狭窄位于咽与食管交接处，距中切牙15cm；②第二狭窄位于主动脉弓水平，由主动脉弓和左主支气管跨越其前方所致，相当于胸骨角或第4~5胸椎椎间盘水平；③第三狭窄为食管通过膈的食管裂孔处，相当于第10胸椎水平，距中切牙37~40cm。

二、食管的组织学

食管壁由黏膜、黏膜下层、肌层和外膜组成，食管无浆膜层。食管黏膜形成纵行黏膜皱襞，食管上段纵形皱襞的数目与形状变化较大；在中、下段一般有纵形黏膜皱襞3~4条。原发性食管癌大多发生在食管黏膜上皮，少数发生在食管中胚层组织，被称为肉瘤。

三、食管的淋巴引流

1.食管的淋巴引流 食管壁的淋巴有两组：一组为黏膜和黏膜下层淋巴网或淋巴丛；另一组为肌间（环形肌和纵形肌之间）淋巴网或淋巴丛。两者彼此交通，并引流至食管旁区域淋巴结，其中部分淋巴管也可不经过局部淋巴结而直接注入胸导管。食管上1/3段的淋巴管沿血管或喉返神经的走行注入颈气管旁淋巴结、颈段食管旁淋巴结、颈内静脉后的颈深淋巴结、锁骨上淋巴结。当食管癌锁骨上淋巴结出现转移后，锁骨上外侧三角区可出现淋巴管的逆行播散,则颈外淋巴结也可出现转移。食管中 1/3 段的淋巴管主要注入胸上食管旁淋巴结、隆突下淋巴结、肺门淋巴结,以及中段食管旁淋巴结。中、上段淋巴引流多数可上行,注入颈部淋巴结;部分可下行,到食管下段旁淋巴结、膈上淋巴结、后纵隔淋巴结。中、下段食管的淋巴引流主要在其周围淋巴结,向上行者较少,向下行则较多。食管下 1/3 段的淋巴引流除引流到食管下段旁淋巴结、膈上淋巴结外,主要向下引流到贲门旁淋巴结和胃左动脉淋巴结。总之,食管的纵行淋巴管数量是横行淋巴管数量的 6 倍,故食管的淋巴引流主要是纵行方向的引流。

2.食管的淋巴结分布　颈部食管周围Ⅵ区及Ⅶ区淋巴结是根据头颈部淋巴结分布进行命名。Ⅵ区为中央区淋巴结,Ⅶ区为胸骨上缘至主动脉弓上缘的上纵隔区。

第二节　食管癌病因病理

一、病因

食管癌发生是多病因联合作用的结果。目前认为,食管癌的发生和一些致癌物质、饮食习惯、遗传因素、生物学因素有关。食管癌的高发区域在农村或者土地贫瘠及营养较差的经济贫困地区,这些地区,人群的膳食中一般缺乏维生素、蛋白质及必需脂肪酸,这些成分的缺乏可以使食管黏膜上皮增生、间变,进一步可引起癌变。致癌物质亚硝胺类化合物(包括亚硝胺和亚硝酸胺两大类)、真菌是很强的致癌物质。长期饮酒和吸烟与食管癌的发病有关,一般认为饮烈性酒的危险性更大。长期吃过热食物,食物过硬而咀嚼不细者易得食管癌。其他与食管癌有关的食管疾病包括食管炎,食管黏膜腐蚀性损伤可导致食管狭窄,可诱发食管癌、Plummer-Vinson 综合征、Barrett 食管等。此外,贲门失弛症、食管瘢痕狭窄、食管憩室、食管溃疡、裂孔疝等,与食管癌的发病有一定关系。大量的研究表明,食管癌具有明显的家族史,在食管癌的高发区,此种家族史更明显。微量元素钼、铁、锌和硒等的缺少也与食管癌的发病有关。近年来,人乳头瘤状病毒(HPV)与食管癌的关系受到重视。

二、病理

1.部位分布　国内资料显示以中段食管癌最多占 52.7%;下段次之,占 33.2%;上段为 14.1%。综合文献中报道的 14 181 例食管癌,中段为 51.5%,上段和下段分别为 15.3%和33.2%。日本一组 4874 例食管癌的分段情况,颈段为 5.4%,上胸段为 9.9%,中胸段为57.0%,下胸段为 22.5%,腹段为 5.2%。

2.病理

(1)病理类型:在我国,食管癌95%以上是鳞癌,少数为起源于食管的腺体或异位胃黏膜的腺癌。偶见于鳞癌与腺癌合并发生在同一个癌中,即腺鳞癌或由腺鳞癌化而称为腺棘癌。近年来食管小细胞癌的报道增多,这种类型的食管癌生长快,恶性程度高,较早出现转移。此外,还有腺样囊性癌、食管黏液表皮样癌、癌肉瘤、恶性黑色素瘤等更为少见。食管的肉瘤以平滑肌瘤常见,食管恶性纤维组织细胞瘤、横纹肌肉瘤等十分罕见。

西方以 Barrett 食管(与慢性胃食管反流有关)所致的食管腺癌多见,高达50%,尤其美、英、法、德等国的白色人种呈上升趋势,发病率目前已超过食管鳞癌。

(2)食管癌前期病变:食管癌普查的结果显示,在食管癌高发区,轻至中度非典型增生较常见(发现率为9%~24%),但重度非典型增生及食管癌变发现率为仅3%~5%。一组前瞻性研究显示,普查时食管黏膜活检病理诊断为轻、中和重度非典型增生者,3年半后癌变率分别为5%、26%和65%。WHO 根据食管鳞癌的发生发展过程,认为食管鳞癌是由非典型增生到癌变的演变过程,在重度非典型增生中已经存在原位癌,甚至为浸润性癌。目前,已经把非典型增生改称为低级别和高级别上皮内瘤变。Barrett 食管与食管腺癌的关系密切,为癌前期病变。

食管癌的早期诊断是根治食管癌的关键。采用食管脱落细胞学和 X 线检查相结合的方法开展食管癌普查,发现了许多早期病例,提高了治疗效果。在早期的临床报道中,食管拉网脱落细胞学检查的准确率为87.9%。20世纪70年代初期复旦大学附属肿瘤医院食管拉网脱落细胞学诊断食管癌的阳性率为93.0%。

第三节　食管癌发生发展规律

一、食管癌的发生

1.发生　通过对食管癌的发生学、流行病学、病理学和临床观察研究,其自然病程可以分为以下4个时期,各个时期有其不同的临床表现。

(1)始发期:此期又称为癌前期。这个过程是可逆的,采取有效的阻断治疗,可防止癌变发生。

(2)发展期:此期主要的特点是在食管黏膜重度增生的部位发生多点原位癌,进而发展为浸润性癌,癌变局限于黏膜和黏膜下,相当于临床病理分期的0~Ⅰ期,可历时数年之久。如能在此期明确诊断,及时治疗,绝大多数患者能够治愈。有人报道,253例Ⅰ期食管癌中有39%为原位癌。

(3)外显期:此期肿瘤侵犯肌层全层,相当于临床病理分期Ⅱ~Ⅳ期,临床症状典型,肿瘤进展迅速。有报道称未经治疗的患者从症状出现到死亡的平均生存时间为9个月左右。

(4)终末期:此期肿瘤已外侵和转移,出现严重并发症,如不治疗患者生存期只有3个月左右。有报道称由早期无症状的原位癌发展至进展期食管癌需要3~4年。

2.中晚期食管癌的发展规律　食管癌常表现为广泛的局部侵犯和淋巴结转移,由于食管没有浆膜层,常在病变较早的时候就出现局部侵犯。食管癌具有很强的局部侵犯能力,既可以上下蔓延,又可穿透食管壁浸润周围组织和结构。食管癌病灶长度>5cm 者,有85%~90%出现外侵。食管癌可以向上、下侵犯食管纵径相当远的部位,在黏膜以下部分可沿脉管、淋巴管、神经周围及间隙出现跳跃性生长。食管癌外侵范围与原发病灶部位有关,最常见的侵犯部位是气管和支气管。上胸段食管癌主要侵犯气管、甲状腺、喉、颈部软组织、血管和喉返神经,侵犯甲状腺时容易误诊为甲状腺肿瘤。中段食管癌容易侵犯支气管、肺门、胸膜、主动脉、胸导管、奇静脉、椎前和椎旁软组织。下段食管癌常侵犯纵隔、膈肌和胃,向下生长可累犯胃贲门,但不如胃贲门癌向上侵犯食管者多见。侵犯气管、支气管时可并发食管支气管瘘,侵犯大血管时可突发致死性大出血,穿入纵隔时可发生纵隔炎和纵隔脓肿,侵犯心包可引起心包积液。

二、淋巴转移规律

近年来,食管癌淋巴转移规律的研究较多,多数研究的目的是通过探讨食管癌的淋巴转移规律,建立食管癌放疗的合理照射靶区。有学者研究了非手术治疗食管鳞癌锁骨上淋巴结转移规律,并以 CT 检查为判断标准。96 例食管癌发现 154 枚锁骨上淋巴结转移,其中 29.9%发生在 1 组,59.7%发生在 2 组,10.4%发生在 3 组,0.7%发生在 4 组。

上胸段食管癌中上纵隔及锁骨上淋巴结转移是最常见的部位。有人总结 45 个临床观察研究中的 18 415 例食管癌,经过三野及二野的淋巴结清扫,发现上胸段食管鳞癌在颈部、上纵隔、中纵隔、下纵隔和腹腔淋巴结转移率分别为 30.7%、42.0%、12.9%、2.6%和 9%。分析 468 例上胸段及颈段食管癌淋巴结转移规律,其中 256 例患者出现淋巴结转移(54.7%)。研究发现,颈段食管癌颈部淋巴结转移的比例为 39.2%(包括 2 组、3 组和锁骨上区),上纵隔为 38.1%(2~6 组),中下纵隔为 3.1%(7~10 组),腹腔为 2.1%(15~20 组)。然而,上胸段肿瘤颈部淋巴结转移的比例为 21.8%(包括 2 组、3 组和锁骨上区),上纵隔为 49.3%(2~6 组),中下纵隔为 16.7%(7~10 组),腹腔为 3.2%(15~20 组)。进一步分析表明,在颈段食管癌颈部淋巴结主要影响的淋巴结为 3 组(14.4%),锁骨上为 30.9%,上纵隔为 11.34%,3P 组为 23.7%,下气管旁为 8.3%,主肺动脉窗为 8.3%,前纵隔为 7.2%,隆突下为 3.1%和下纵隔为 0。

在上胸段食管癌影响的淋巴结食管周围为 39.1%,锁骨上为 20.5%,2、4、5 组的累及率分别为 13.8%、12.1%和 17.5%,隆突下为 12.9%,中下纵隔为 3.2%,腹腔为 3.2%。国内报道 1077 例食管癌手术后淋巴结转移规律研究结果显示,与淋巴结转移相关的预后因素主要有 T 分期、肿瘤长度及组织学分化程度。上胸段食管癌淋巴结转移在颈部为 16.7%,上纵隔为 38.9%,中纵隔为 11.1%,下纵隔为 5.6%,腹腔为 5.6%。该结果大体与其他学者的研究结果相似。中胸段食管癌淋巴结转移在颈部为 4.0%,上纵隔为 3.8%,中纵隔为 32.9%,下纵隔为 7.1%,腹腔为 17.1%。下胸段-食管癌淋巴结转移在颈部为 1.0%,上纵隔为 3.0%,中纵隔为 22.7%,下纵隔为 37.0%,腹腔为 33.2%。总结 338 例胸中段食管癌手术后的复发及转移表型,结果发现锁骨上淋巴结转移为 28.4%,上纵隔为 77.2%,中纵隔为 32.0%,下纵隔为 50.0%,腹腔为 19.5%。亚组分析显示,淋巴结阳性者腹腔淋巴结转移率更高。总结 45 个观察性研究的食管鳞癌淋巴结转移规律的荟萃分析,总计 18 415 例患者进入研究,食管位于胸上、中、下部,在颈部淋巴结转移分别为 30.7%、16.8%和 11.0%,上纵隔转移分别为 42.0%、21.1%和 10.5%,中纵隔转移分别为 12.9%、28.1%和 19.6%,下纵隔转移分别为 2.6%、7.8%和 23.0%,腹腔转移分别为 9%、21.4%和 39.9%。

日本学者评估了 T_1 期食管鳞癌的淋巴结转移风险,获得了 T_1 期食管鳞癌的淋巴结和血行转移的精确数据。295 例 T_1 期食管鳞癌进行手术治疗或者内镜黏膜下剥离术/内镜下黏膜切除术(ESD/EMR),分为 6 类(m1、m2、m3、sm1、sm2 和 sm3),淋巴结转移和复发的概率在 m1、m2、m3、sm1、sm2 和 sm3 型分别为 0、0.9%、16%、35% 和 62%;血行转移的概率在 m1、m2、m3、sm1、sm2 和 sm3 型分别为 0、0、0、0.9% 和 13%。转移的总危险度在 m3、sm1、sm2 和 sm3 型分别为 9%、16%、38% 和 64%。

三、血道转移

临床报道食管癌在确诊时有 20% 左右的患者已出现远处转移,但尸体解剖发现 50% 的食管癌患者存在血行转移,其中以肺、肝转移最为多见。国外报道,1132 例食管癌尸体检查结果,肺转移为 40.5%,肝转移为 29.2%,肾上腺转移为 10.2%。

四、临床表现

1.早期食管癌的临床表现　早期食管癌的症状多无特异性,时隐时现,这也是食管癌早期发现困难的原因,多数患者没有引起重视而延误病情。临床上常见的症状有:患者在大口吞咽干食物和其他咀嚼不完善的食物时出现进食哽咽感,多数患者此症状未经治疗可自行消失,但如重复出现或逐渐加重且频率增多时,要高度怀疑食管癌。食管癌早期的黏膜糜烂和浅溃疡可导致胸骨后不适或闷胀,有 20% 左右的患者在吞咽的时候有食管内异物感,约 30% 的患者有咽喉部干燥及紧缩感,少数患者感觉到当食物通过食管病变部位时下行缓慢或滞留感。下段食管癌可有剑突下或上腹部不适、呃逆、嗳气等。

2.进展期食管癌的临床表现　进展期食管癌因肿瘤生长浸润造成食管腔狭窄而出现食管癌的典型症状。

(1)进行性吞咽困难:中、晚期食管癌的常见症状为进行性吞咽困难,见于 90% 的患者。吞咽疼痛见于 50% 的患者。患者往往在相当长的一段时间内已经有上述早期的自觉症状,以后逐渐加重,频率增加。

(2)梗阻:常有梗阻的表现,严重者常伴有反流。持续吐黏液,这是由于食管癌的浸润和炎症反射性地引起食管腺和唾液腺分泌增加所致。黏液积存在食管内可引起反流、呛咳,甚至吸入性肺炎。

(3)胸骨后疼痛:常表现为胸骨后疼痛、模糊性、难以定位。胸骨后或背部肩胛区持续性疼痛常提示食管癌已有外侵,引起食管周围炎、纵隔炎,但也可提示肿瘤引起的食管深层溃疡。下胸段或贲门部肿瘤引起的疼痛可以发生在上腹部。疼痛严重不能入睡或伴有发热者,不但手术切除的可能性较小,而且应注意肿瘤穿孔的可能。

(4)呕吐:进食呕吐也是食管癌的常见症状,多发生在食管梗阻比较严重的患者。由于梗阻的上段食管扩张,食物及口腔黏液潴留,以及食管梗阻使食管腺和唾液腺反射性分泌增加。呕吐常在进食后引起,吐出大量黏液和食物。也有少数患者咯血,这是由于癌组织表面溃疡或癌穿破邻近组织所致。

(5)肿瘤:直接侵犯邻近组织和器官引起的伴随症状由于肿瘤或转移淋巴结侵犯或压迫喉返神经,可导致声带麻痹、声音嘶哑;锁骨上和(或)颈部肿物;另外还可出现压迫症状,如压迫气管可引起刺激性干咳或血痰、呼吸困难,侵及主动脉可造成胸背部疼痛,甚至发生食管主动脉穿孔大出血。

(6)体重下降、贫血:有40%~70%的患者可有体重下降。由于进食困难、消耗、呕吐等原因,可以产生营养不良,体重下降及贫血。

3.晚期食管癌的症状和并发症 晚期食管癌的症状多是由于肿瘤压迫、浸润周围组织和器官所致。常见的症状有:①恶病质、脱水、衰竭,是食管癌致进食困难和全身消耗所致,常伴有水、电解质紊乱;②肿瘤浸润穿透食管侵犯纵隔、气管、支气管、肺门、心包、大血管等,引起纵隔炎、肺炎、肺脓肿、气管-食管瘘,以及致死性大出血等;③全身广泛转移引起的相应症状,如黄疸、腹腔积液、气管压迫致呼吸困难、声音麻痹、昏迷等;④食管、胃连接部肿瘤早期可有上腹部胀痛、剑突下隐痛、食欲减退等,肿瘤生长到较大时可出现吞咽困难。

第四节　食管癌影像学表现

食管造影检查是食管癌最常用也是最基本的影像学检查方法,通过食管造影能了解病变的部位、范围、黏膜改变情况、是否伴有溃疡穿孔征象及X线病理分型(髓质型、蕈伞型、溃疡型、缩窄型)(图6-1)。食管癌主要的X线片表现为:食管黏膜皱襞迂曲、中断、破坏;管腔狭窄或充盈缺损,管壁僵硬或扩张受限,并可见大小不等的溃疡形成;病变段上方食管常伴程度不一的管腔扩张。随着内镜、超声、CT、MR和PET/CT等在临床的广泛应用,食管造影检查的地位逐渐降低。目前,食管造影主要应用于外科手术前的病灶定位、放疗后疗效评价和治疗后并发症的排查。

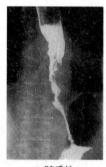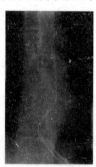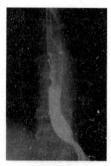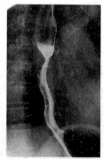

A.髓质性　　　　　B.蕈伞型　　　　　C.溃疡型　　　　　D.缩窄型

图6-1　食管癌不同病理类型影像学表现

高密度硫酸钡造影剂显示病变区域内食管腔狭窄,可见无造影剂填充的充盈缺损,正常食管黏膜皱襞光滑连续,病变区域黏膜显示紊乱、中断

一、T分期

1.内镜超声 内镜超声(endoscopic ultrasound,EUS)被认为是食管癌T分期最为准确的检查手段。在内镜超声下可以看到食管分为5层,每一层分别代表着食管的不同组

织结构,特定结构的消失代表着肿瘤不同的浸润深度。EUS 对食管癌的 T 分期判断的准确率达到了 89%,但是 EUS 非常依赖检查者的水平,水肿或肿瘤的微小浸润也可以导致过高或过低的分期。当 EUS 不能通过食管时,也会影响对肿瘤的整体评价。

2.PET/CT　PET(positron emission tomography)/CT 诊断食管癌的敏感性为 78% ~ 95%,但是对 T_1 和病灶较小的 T_2 期肿瘤常有假阴性的结果,在食管炎症或胃食管反流的患者中也会出现假阳性结果。因此,PET/CT 对 T 分期的帮助不大。

3.CT　CT 检查是食管造影检查的补充,目前广泛应用于临床。CT 下肿瘤主要表现为病变处食管壁软组织增厚,相对正常食管壁可见早期强化。CT 可以帮助了解病变的外侵程度、与周围器官的关系及纵隔淋巴结转移情况,为合理选择治疗方案提供依据和参考。通常认为,肿瘤与器官间的脂肪层消失、肿瘤压迫侵入或环绕器官则提示邻近器官受侵。同时,CT 可以发现肿瘤是否发生远处转移,并可对放化疗的疗效进行评估等。

CT 是判断食管癌分期最重要的非侵入性检查手段,是显示肿瘤对周围组织浸润程度的最好的检查手段,尤其对于 T_4 期肿瘤的诊断具有优势。CT 检查显示食管壁厚度>5mm 时,被认为可能存在异常。CT 不能分辨食管的不同层面,所以不能区分 T_1 和 T_2 期肿瘤(图 6-2、图 6-3)。T_3 期肿瘤在 CT 上表现为食管周围脂肪组织变窄或被软组织替代,T_4 期肿瘤则表现为脂肪组织的消失和周围组织结构的侵犯。肿瘤侵犯周围组织的标准为肿瘤与纵隔内周围组织结构间的脂肪层消失或纵隔内周围组织结构有压迫征象。CT 诊断气管及支气管受累在 CT 上主要表现为气管和支气管壁增厚或受压(图 6-4)。肿瘤与主动脉接触面>90°,表明主动脉受侵;肿瘤与主动脉接触面<45°说明没有受侵;处于两者之间则表明不能确定。CT 诊断肿瘤侵犯主动脉和气管支气管的准确性几乎达到了 100%,特异性达到 52% ~ 97%。尽管特异性较差,但是仍然可以提示外科医师可能有主动脉和支气管的侵犯,有助于手术的顺利开展。

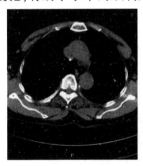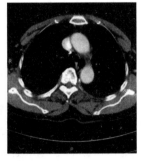

图 6-2　食管癌的 CT 表

患者,女,62 岁,因进食梗阻 1 个月就诊。CT 扫描见食管中段右后方管壁不规则增厚,增强造影后可见明显强化,局部可见溃疡形成。周围脂肪间隙存在,气管壁显示光整。提示肿瘤 T_1 ~ T_2 期。病理:食管髓质型(瘤体大小为 2.7cm×2cm×1.7cm)高分化鳞状细胞癌,浸润至深肌层

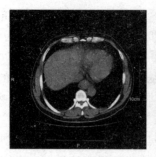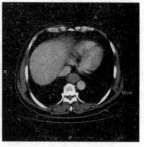

图 6-3　食管癌的 CT 表

患者,男,64 岁,因进食梗阻感 1 个月就诊。CT 扫描可见下段食管腔内凸起结节,明显强化,边缘可见细线状强化的肌肉影。考虑 $T_1 \sim T_2$ 期。病理:食管隆起型(大小为瘤体 5cm×4cm×2.5cm)高-中分化鳞状细胞癌伴坏死,浸润至浅肌层

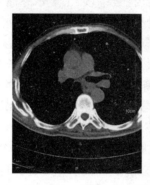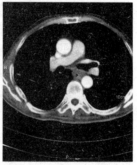

图 6-4　食管癌的 CT 表

患者,男,71 岁,因进食梗阻感 1 个月就诊。CT 扫描可见中段食管壁环形增厚,明显强化,相邻左侧支气管受压,管壁可见增厚及强化,考虑肿瘤侵犯

徐州医学院附属连云港医院医学影像科研究团队通过回顾分析经内镜或病理确诊的 60 例食管癌患者[所有患者均行食管双源 CT 双能量(dual-energy CT,DECT)平扫及双期增强扫描]发现,高、中、低级别食管癌患者的动脉期标准化碘浓度值(standardized iodine concentration,NIC)分别为(1.54±0.34)mg/mL、(1.72±0.50)mg/mL、(2.10±0.40)mg/mL,静脉期 NIC 分别为(1.55±0.52)mg/mL 和(1.80±0.62)mg/mL 和(2.18±0.35)mg/mL,静脉期强化程度分别为(25.65±4.43)HU、(27.55±6.82)HU 和(30.77±6.38)HU,各组间差异均有统计学意义。动脉期 NIC、静脉期 NIC 和静脉期强化程度鉴别中、高分化食管癌与低分化食管癌的受试者工作特征曲线(receiver operating characteristic curve,ROC)下面积分别为 0.801、0.817 和 0.730。可见双源 CT 测定碘浓度对于评估食管癌的不同病理分级及预测肿瘤的疗效具有潜在的应用价值。

4.MRI　MRI 在食管癌中的应用较少,尤其对早期食管病变的显示不理想。随着快速扫描序列的发展和心脏、呼吸门控技术的应用,同时联合应用 T_2 加权像(T_2 weighted image,T_2WI)和弥散加权成像(diffusion weighted imaging,DWI)技术,食管 MRI 检查逐渐

进步,对 T 分期判断的准确性达到 60%。MRI 对于 T_2 和 T_3 期肿瘤的区分效果较差,对 T_{4a} 和 T_{4b} 期肿瘤的区分效果与 CT 相似。相信随着 MRI 技术和设备的进步,其在食管癌分期中将起到更加重要的作用。

二、N 分期

正常的淋巴结通常短径<1cm,密度均匀,边界清楚,内或可见脂肪密度。通常将胸腹部短径>10mm、锁骨上短径>5mm 作为阳性淋巴结的判断标准,但是敏感性和特异性都不满意。病理显示,单纯从淋巴结大小判断是否存在淋巴结转移是不可取的,短径≤10mm的淋巴结可以是阳性淋巴结,而短径>10mm 淋巴结也可以是增生性淋巴结。对于阳性淋巴结的判断标准还包括结节形态呈圆形、中央出现坏死、不均匀强化、明显强化(>80HU)或者是 3 枚以上淋巴结呈簇状分布。

由于食管周围有着丰富的引流淋巴网,因此淋巴结转移成为食管癌是最常见的转移方式。同时,食管与纵隔之间的淋巴网相互交通,淋巴结转移有着发生时间早、双向转移及跳跃性转移的特点(图 6-5)。EUS 对 N 分期诊断的敏感性和特异性分别是 80% 和70%。同时,EUS 引导下细针穿刺可以对淋巴结进行活检。两者相结合可以提高对 N 分期诊断的准确性。CT 对淋巴结转移的敏感性和特异性分别是 50% 和 83%。CT 不能发现正常大小的转移淋巴结,或者易把炎性增生性淋巴结误认为转移。氟脱氧葡萄糖-正电子体层扫描(F-deoxy glucose PET,FDG-PET)在诊断局部淋巴结转移中的敏感性和特异性分别是 51% 和 84%。传统 MRI 对淋巴结转移的诊断敏感性、特异性和准确性分别为38%~62%、68%~85% 和 64%~77%。在使用超顺磁性氧化铁增强 MRI 后,MRI 对于阳性和阴性淋巴结组区分的敏感性、特异性和准确性达到了 100%、95% 和 96%。

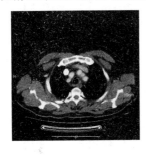 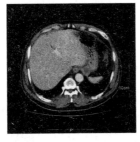 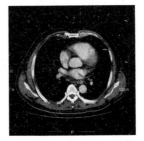

图 6-5　食管癌淋巴结转移

食管下段癌浸润至浅肌层,患者在左侧气管食管沟、胃底和左侧食管旁均可见明显强化淋巴结影,较小 2 枚短径均小于 1cm,术后病理显示均为转移淋巴结

三、远处转移

肺和肝脏是食管癌患者最常见的远处转移脏器(图 6-6),通常表现为多发结节状占位灶,可见轻度或环形强化。CT 和 MRI 是临床常用的用于发现远处转移的检查手段。PET/CT 对于发现隐匿性的转移灶具有重要意义,而且对于新辅助化疗的疗效评价和发现肿瘤复发灶也具有重要意义。

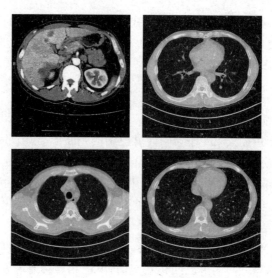

图 6-6   食管癌肝脏和肺内转移瘤

肝脏多发低密度结节灶,边界模糊,增强后可见轻度强化;两肺多发结节高密度影,边界光整,以外周分布为主

四、肿瘤边界的勾画

准确勾画食管癌的边界对于食管癌的放疗具有重要的意义。只有准确的肿瘤边界勾画,才能够准确地勾画放疗靶区,防止肿瘤内照射剂量不足,同时减少放疗对周围重要组织的损伤。目前,主要使用 CT 和 EUS 对肿瘤边界进行勾画。由于 CT 的软组织分辨率低,易导致肿瘤边缘照射剂量不足。而 EUS 不能导入放疗计划系统。MRI 在肿瘤边界的勾画和放疗计划制订中具有很大优势。将 MRI 图像与放疗计划系统集成,放疗的同时可以进行实时的 MRI 检查,可以极大提高放疗的准确性。

五、疗效评价

新辅助放化疗逐渐成为食管癌常用的治疗手段,其目的是使原发肿瘤缩小,同时治疗体内的微小转移灶。对辅助放化疗敏感的患者可有更长的生存时间。因此,对肿瘤疗效进行早期评价具有非常重要的作用。CT 评价食管癌治疗后疗效评价的敏感性和特异性分别是 27%~55% 和 50%~91%,CT 上通常表现为食管壁增厚较前好转,肿大淋巴结较前缩小(图 6-7)。对于放疗患者,如果怀疑患者有食管瘘,可以在口服造影剂后进行 CT 检查,可以提高食管瘘的检出率(图 6-8)。EUS 与 CT 相似,对新辅助化疗疗效评价的准确性都较低。可能的原因是上述检查手段对残留肿瘤组织与治疗后炎症组织、纤维化组织的区分比较困难。PET/CT 是目前评价食管癌治疗后疗效最好的检查手段。治疗后两 2 周 PET/CT 标准摄取值减少 50% 以上提示肿瘤治疗有效,其敏感性和特异性分别为 70.3% 和 70.1%。功能性 MRI 检查,如 DWI、动态增强 MRI(dynamic enhancement MRI,DCE-MRI)可以从分子水平和组织血供方面提供更多的信息,对于残存肿瘤组织与炎症、纤维化组织的鉴别具有更重要的价值。表观弥散系数(apparent diffusion coefficient,

ADC)高的肿瘤对于放化疗更加敏感,同时预后更加良好。DCE-MRI 可以反映肿瘤组织的血管密度和血管通透性改变。DCE-MRI 可以反映食管鳞癌和腺癌间微循环的不同,并可提示放化疗后肿瘤血管对造影剂的通透性是否有减低。

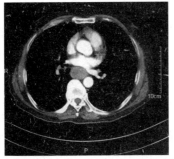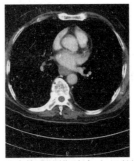

A.食管癌治疗前,食管中段可见管壁明显环形增厚　　B.食管癌2周期治疗后,可见食管增厚较前明显好转

图 6-7　利用 CT 进行疗效评价

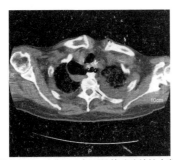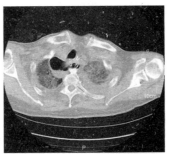

食管癌术后,吻合口左侧可见管壁连续性中断,可见高密度造影剂进入,两肺内可见大片高密度模糊影,两侧胸腔可见积液

图 6-8　口服造影剂后进行 CT 检查:食管癌术后吻合口瘘,两肺广泛渗出性病变

　　总之,EUS、CT、MRI 和 PET/CT 对于食管癌的分期和治疗后评价各有优势和劣势。EUS 是显示肿瘤侵犯深度和局部淋巴结转移最好的检查手段。CT 是食管癌分期判断的最常用手段,薄层扫描和矢状位重建有助于显示病灶的细节。MRI 具有很好的软组织分辨率,对于肿瘤边界的显示最为清晰,同时功能学成像亦大有可为。PET/CT 对于评估远处转移和新辅助化疗疗效具有重要意义。

第五节　食管癌分期标准

　　食管癌的分期对指导患者治疗及判断预后有重要的价值,患者的预后与初诊时的临床分期有明显的关系。

一、分期前检查

　　食管癌临床分期前常规检查包括:①完整的病史记录和患者一般情况的评定(KPS

评定、体重下降记录、营养状态评估）；②食管吞钡造影；③胸部 CT、腹部 CT，或 MRI 或腹部 B 超检查；④食管镜检查，如无远处转移的证据，则应行食管腔内超声内镜检查；⑤有局部疼痛、血清碱性磷酸酶增高者行全身骨扫描检查；⑥血常规和肝、肾功能等血液生化检查等。

虽然食管吞钡造影检查对食管癌的临床分期无明显帮助，由于其检查方便、经济，且能够判断病变的部位、长度、黏膜破坏程度、溃疡和有无穿孔等情况，临床上仍然应该列为常规的首选检查。食管 CT 扫描已广泛应用于临床，其费用低，可提供胸部、腹部准确的解剖学情况，在确定 T 分期中用于排除 T_4 期肿瘤，对 N 分期也是主要的检查方法。食管腔内超声检查除了能够常规观察食管病变的性质和长度外，还可准确地判断食管癌浸润深度，对食管癌的 T 分期有很大的帮助，结合 EUS 引导下细针穿刺活检对 N 分期也有很大价值，有条件的单位应该积极开展此检查项目。全身 PET 检查对确定食管癌有无远处转移有绝对的优势，但费用昂贵。有症状的患者应进行全身骨扫描，对判断骨转移有很大的帮助。

二、食管癌 TNM 分期标准

1.AJCC 食管癌 TNM 分期标准（第 8 版，2017）

（1）原发肿瘤（T）

T_x：原发肿瘤不能评估。

T_0：无原发肿瘤的证据。

T_{is}：重度非典型增生。

T_1：肿瘤侵及食管黏膜固有层、黏膜肌层或黏膜下层。

T_{1a}：肿瘤侵及食管黏膜固有层或黏膜肌层。

T_{1b}：肿瘤侵及黏膜下层。

T_2：肿瘤侵及食管固有肌层。

T_3：肿瘤侵及食管外膜。

T_4：肿瘤侵犯食管邻近结构。

T_{4a}：肿瘤侵犯胸膜、心包、奇静脉及膈肌。

T_{4b}：肿瘤侵犯食管其他邻近结构。如主动脉弓、椎体或气管。

（2）区域淋巴结（N）

N_x：区域淋巴结不能够评估。

N_0：无区域淋巴结转移。

N_1：区域淋巴结转移 1~2 枚。

N_2：区域淋巴结转移 3~6 枚。

N_3：区域淋巴结转移 ≥7 枚。

（3）远处转移（M）

M_0：无远处转移。

M_1：远处转移。

2.组织学分级

G_x:分级无法评估。

G_1:高分化。

G_2:中分化。

G_3:低分化。

3.食管癌 TNM 临床分期(cINM) 见表 6-1、表 6-2。

表 6-1 食管癌鳞癌 cTNM 分期(AJCC,第 8 版,2017)

TNM 分期	N_0	N_1	N_2	N_3	M_1
T_{is}	0				
T_1	I	I	III	IVA	IVB
T_2	II	II	III	IVA	IVB
T_3	II	III	III	IVA	IVB
T_{4a}	IVA	IVA	IVA	IVA	IVB
T_{4b}	IVA	IVA	IVA	IVA	IVB

表 6-2 食管腺癌 cTNM 分期(AJCC,第 8 版,2017)

TNM 分期	N_0	N_1	N_2	N_3	M_1
T_{is}	0				
T_1	I	IIA	IVA	IVA	IVB
T_2	IIB	III	IVA	IVA	IVB
T_3	III	III	IVA	IVA	IVB
T_{4a}	III	III	IVA	IVA	IVB
T_{4b}	IVA	IVA	IVA	IVA	IVB

4.食管癌 TNM 新辅助治疗后分期(ypTNM) 见表 6-3。

表 6-3 食管癌 ypTNM 分期(AJCC,第 8 版,2017)

TNM 分期	N_0	N_1	N_2	N_3	M_1
T_0					
T_{is}	I	IIIA	IIIB	IVA	IVB
T_1	I	IIIA	IIIB	IVA	IVB
T_2	I	IVA	IVA	IVA	IVB
T_3	I	IIIB	IIIB	IVA	IVB
T_{4a}	IIIB	IVA	IVA	IVA	IVB
T_{4b}	IVA	IVA	IVA	IVA	IVB

三、食管癌病变部位分段标准

根据国际抗癌联盟(UICC)的分段标准,食管癌可分为颈段和胸段,胸段又分为胸上段、胸中段和胸下段。

1.颈段　自食管入口(食管上括约肌)或环状软骨下缘起至胸骨柄上缘平面,距离门齿15~20cm。

2.胸段　胸段上起胸骨柄上缘,下至膈食管裂孔,长17~19cm。胸段又分为上、中、下3段。

(1)胸上段:自胸骨柄上缘平面至奇静脉下缘水平,距离门齿20~25cm。

(2)胸中段:自奇静脉下缘水平至下肺静脉水平,其下界距离门齿25~30cm。

(3)胸下段:其上界为下肺静脉水平,下界为食管下括约肌,距离门齿30~40cm。该段包括食管腹段。

3.跨段病变　应以病变中点归段,如上下长度均等,则归上面一段。

4.累及食管-胃结合部肿瘤　其中点在邻近贲门<2cm内,则按食管癌TNM分期。如肿瘤中点在食管-胃结合部>2cm,即使侵犯贲门,则使用胃癌TNM分期。

第七章　原发性肺癌筛查与病理分型

原发性肺癌(primary lung cancer,PLC)是世界范围内最常见的恶性肿瘤。从病理和治疗角度,肺癌大致可以分为非小细胞肺癌(non small cell lung cancer,NSCLC)和小细胞肺癌(small cell lung cancer,SCLC)两大类,其中非小细胞肺癌占80%~85%,其余为小细胞肺癌。由于小细胞肺癌独特的生物学行为,治疗上除了少数早期病例外,主要采用化疗和放疗结合的综合治疗。如果没有特别说明,肺癌指代非小细胞肺癌。国家癌症中心2019年发布的数据显示,2015年中国新发肺癌病例约为78.7万例,发病率为57.26/10万,位于恶性肿瘤发病率第1位;其中男性52.0万例,发病率为73.90/10万,居恶性肿瘤第1位;女性26.7万例,发病率为39.78/10万,居恶性肿瘤第2位。2015年中国肺癌死亡人数约为63.1万例,病死率为45.87/10万,位于恶性肿瘤死亡的第1位。

第一节　肺癌的危险因素与高危人群筛查

一、肺癌的危险因素

由于我国工业化不断发展导致空气污染日益加重,加之烟草流行率全球最高及老龄化等因素的影响,肺癌的发病率和病死率越来越高。在未来几十年中,肺癌将一直是我国癌症防治的重中之重。大量的流行病学研究表明,肺癌发生的主要危险因素包括以下因素。

1.吸烟和被动吸烟　烟是目前公认的肺癌最重要的危险因素。香烟在点燃过程中会形成60余种致癌物。烟草中的亚硝胺、多环芳香碳氢化合物、苯并芘等,是对呼吸系统致癌性很强的物质。1985年,世界卫生组织国际癌症研究机构(IARC)确定吸烟为肺癌病因。吸烟与肺癌危险度的关系与烟草的种类、开始吸烟的年龄、吸烟的年限、吸烟量有关。欧美国家吸烟者肺癌病死率约为不吸烟者的10倍以上,亚洲则较低。被动吸烟也是肺癌发生的危险因素,主要见于女性。被动吸烟与肺癌的关联最早于20世纪80年代初报道。国外2003年对22个工作场所烟草暴露与肺癌危险的研究进行Meta分析表明,非吸烟工作者因工作环境被动吸烟肺癌的发病危险增加24%($RR=1.24$,95%CI:1.18~1.29),而在高度暴露于环境烟草烟雾的工作者的肺癌发病危险则达2.01(95%CI:1.33~2.60),且环境烟草烟雾的暴露时间与肺癌有非常强的关联。

2.室内污染　室内污染主要包括室内燃料和烹调油烟所致污染。室内煤燃料的不完全燃烧和烹调油烟均可产生苯并芘、甲醛、多环芳烃等多种致癌物。室内燃煤与肺癌的关联首先由我国云南宣威进行的研究发现,两项病例对照研究报告了燃煤量与肺癌的阳性关联,随后队列干预研究中显示改炉改灶干预措施可明显降低当地肺癌发病率。我国上海、甘肃、香港的研究也表明烹调油烟(炒、炸)与肺癌的发病危险相关。近年来雾霾污染备受关注,雾霾的组成成分非常复杂,包括数百种大气颗粒物,需进一步探索其对肺癌发病的影响。

3.室内氡暴露 氡是一种无色、无嗅、无味惰性气体,具有放射性。当人吸入体内后,氡发生衰变的放射性粒子可在人的呼吸系统造成辐射损伤,引发肺癌。含铀矿区周围氡含量高,而建筑材料是室内氡的最主要来源。如花岗岩、砖砂、水泥及石膏之类,特别是含放射性元素的天然石材。欧洲、北美和中国的三项汇总分析结果表明,氡浓度每增加 $100Bq/m^3$,肺癌的危险分别增加 8%(95% CI:3%~16%)、11%(95% CI:0~8%)和13%(95% CI:1%~36%)。此外,氡与吸烟之间还存在交互作用。

4.室外空气污染 室外空气污染物中的致癌物主要包括苯并芘、苯、一些金属、颗粒物质、臭氧等。国内学者系统评价 1950—2007 年的 17 项队列研究和 20 项病例对照研究时发现空气中细颗粒物(PM2.5)每增加 $10\mu g/m^3$,肺癌死亡危险增加 15%~21%。

5.职业因素 多种特殊职业接触可增加肺癌的发病危险,包括石棉、石英粉尘、镍、砷、铬、二氯乙醚、矿物油、二氯甲醚等。国内等对中国石棉接触人员癌症死亡队列研究的 Meta 分析结果表明,石棉与肺癌的发生密切相关。有学者估计全球范围内肺癌的职业因素归因比例在男性和女性分别为 10% 和 5%,我国男性和女性职业因素归因比例为10.6%和 7.0%。

6.肺癌家族史和遗传易感性 肺癌患者中存在家族聚集现象。这些发现说明遗传因素可能在对环境致癌物易感的人群和(或)个体中起重要作用。国外一项系统评价结果显示肺癌家族史与肺癌的 RR 为 1.84(95% CI:1.64~2.05);国内报道了 633 例的肺癌家系调查,家系中有 1 个肺癌患者的调整 OR=2.11,2 个以上的肺癌患者调整 OR 达到4.49。在非吸烟者中则为 1.51(95% CI:1.11~2.06)。目前认为涉及机体对致癌物代谢、基因组不稳定、DNA 修复及细胞增生和凋亡调控的基因多态均可能是肺癌的遗传易感因素,其中代谢酶基因和 DNA 损伤修复基因多态性是其中研究较多的两个方面。

7.其他 与肺癌发生有关的其他因素还包括营养及膳食、社会心理因素、免疫状态、雌激素水平、感染(HIV、HPV)、肺部慢性炎症、经济文化水平等,但其与肺癌的关联尚存在争议,需要进一步研究评价。

二、高危人群的筛查

在高危人群中开展肺癌筛查有益于早期发现早期肺癌,提高治愈率。低剂量螺旋 CT(low-dose computed tomography,LDCT)对发现早期肺癌的敏感度是常规胸部 X 线片的4~10 倍,可以早期检出早期周围型肺癌。国际早期肺癌行动计划数据显示,LDCT 年度筛查能发现 85%的 Ⅰ 期周围型肺癌,术后 10 年预期生存率达 92%。美国全国肺癌筛查试验证明,LDCT 筛查可降低高危人群 20%的肺癌病死率,是目前最有效的肺癌筛查工具。我国目前在少数地区开展的癌症筛查与早诊早治试点技术指南中推荐采用 LDCT 对高危人群进行肺癌筛查。美国国立综合癌症网络(National Comprehensive Cancer Network,NCCN)指南中提出的肺癌筛查风险评估因素包括吸烟史(现在和既往)、氡气暴露史,职业暴露史(砷、铬、石棉、镍、镉、铍、硅、柴油废气、煤烟和煤烟灰)、恶性肿瘤病史、一级亲属肺癌家族史、慢性阻塞性肺气肿或肺纤维化病史、被动吸烟史。按风险状态分为以下3组。①高危组：年龄55~74岁，吸烟史≥30(包·年)，戒烟史<15年；或年龄≥50岁，吸烟史≥20(包·年)，另外具有被动吸烟之外的危险因素；②中危组：年龄≥50岁，吸烟史或被动吸烟接触史≥20(包·年)，无其他危险因素；③低危组：年龄<50岁和吸烟史<20(包·年)。NCCN指南建议高危组进行肺癌筛查，不建议低危组和中危组进行筛查。

第二节　非鳞非小细胞肺癌基因检测

肺癌是全球癌症死亡的首要原因，其中非小细胞肺癌(non-small cell lung cancer, NSCLC)占肺癌的85%，而非鳞非小细胞肺癌是最常见的组织学类型。既往晚期非鳞非小细胞肺癌的一线标准治疗方案为含铂双药联合化疗，但中位总生存期(overall survival, OS)为7~12个月，5年生存率不足5%，化疗疗效已达瓶颈。在过去的十年里，生物医学领域取得了巨大的进展，进一步提高了人们对肺癌的认识，发现癌基因和抑癌基因的突变在非鳞非小细胞肺癌的发生、发展和预后中具有重要意义。自2004年表皮生长因子受体(epidermal growth factor receptor, EGFR)问世以来，非鳞非小细胞肺癌主要治疗模式转向基于驱动基因的精准靶向治疗，相对于传统一线含铂双药联合化疗，酪氨酸激酶抑制剂(tyrosine kinase inhibitors, TKIs)可使患者无进展生存期(progression-free survival, PFS)延长至9~14个月。2019年NCCN指南推荐非鳞非小细胞肺癌患者治疗前需行基因检测，包括：EGFR、ALK、ROS1、BRAF、RET、NTRK、MET、HER-2。进入精准医学时代，如何利用基因检测技术，从根源上认识肺癌，进而优化防治策略，成为研究的热点，基因检测是非鳞非小细胞肺癌靶向治疗的首要前提，是早期筛查、诊断、治疗及判断预后的关键工具。目前，用于非鳞非小细胞肺癌基因检测的技术主要有基因芯片技术平台、NGS技术平台、PCR技术平台、FISH技术平台等，不同基因检测技术各有优点和不足，临床适用条件存在差异，现将不同基因检测技术在非鳞非小细胞肺癌临床中的应用阐述如下。

一、基因芯片技术平台

基因芯片是以基因序列为研究对象的生物芯片(biochip)，又称DNA芯片，基本原理是核酸分子原位杂交技术，首先使用PCR扩增目标DNA或RNA片段并作荧光等标记，以cDNA或寡聚核苷酸作为探针，利用核酸分子碱基互补配对特性，与标记的靶核苷酸序列杂交，然后对芯片进行扫描，测量杂交信号强度，从而对细胞中的大量基因信息进行检测和分析。基因芯片技术可以检测肺癌细胞的基因表达谱、基因组结构、基因突变及筛查单核苷酸多态性(singlenucleotide polymorphisms, SNP)，从基因水平上对肺癌进行分型，发现新的肺癌类型和亚型，从而可以更加准确地进行临床诊断，个体化治疗方案的制订及判断预后。ROTOLO等使用基因芯片技术检测分析10^{13}个NSCLC福尔马林固定和石蜡包埋(FFPE)组织样本的DNA拷贝数变化(copy number aberrations, CNA)，发现DNA拷贝数易增加和缺失的基因，并证实相关预后基因如CDKN2A/B拷贝数缺失与非鳞非小细胞肺癌无病生存期缩短明显相关;肿瘤抑制因子 STK11(或 LKB1)的拷贝数缺失与脑转移风险增加相关,端粒酶反转录酶(TERT)是最常扩增的基因之一,过度表达与不良预后相关;而国内开发的一种基于金纳米颗粒的可视化 DNA 芯片(visual DNA microarray),用于简单快速筛查 EGFR 基因突变,可检测出浓度低达 10^{-9}mol/L 的靶样本,在混合样本中能分离检测出 5%EGFR 突变;因为 EGFR19 外显子插入/缺失突变较为复杂,涉及不同的突变长度和位点,所以需要更多的探针来确定插入/缺失突变的碱基对位置,从而使得操作程序复杂,成本提高。

基因芯片与比较基因组杂交技术(comparative genome hybridization,CGH)相比,具有样本量要求低、快速扫描、敏感性好、自动化程度高等优点;但该技术只能检测已知的基因表达和基因结构,特异性相对较低。为了更全面了解非鳞非小细胞肺癌的致癌驱动基因变异,临床上需要一种特异性更高、可以对全基因进行检测的技术。

二、NGS 技术平台

1977 年双脱氧链终止法核酸测序技术(Sanger 测序法)的开发奠定了人类基因组测序的基石,能够鉴定多种具有临床意义的 DNA 变异,广泛用于癌症研究,并推动人类基因组计划的完成。虽然 Sanger 测序读长可达 1000bp,准确度高,但是通量和灵敏度低,价格昂贵且耗时,一次只能检测一个基因,并无法检测出基因序列中的缺失、易位或拷贝数变化,不是进行大规模测序的理想方法,因此对高通量、高灵敏度、快速、低成本、可大规模平行测序的技术需求,推动开发出了第二代测序技术(next generation sequencing technologies,NGS),可在一次检测中对数百到数千基因进行完全测序,其检测过程分为 3 个阶段:文库制备、测序和数据分析,将 DNA 模板随机片段化创建文库,然后通过核酸分子杂交与接头引物序列进行链接,经过 PCR 扩增后进行高通量检测和分析。根据测序读取长度,NGS 技术分为短读测序(100~600bp)和长读测序(高达 900kp),基于短读测序的 NGS 技术平台有 Illumina、Ion Torrent、454 Life Science 和 Solid,基于长读测序的 NGS 技术平台有采用纳米孔测序的 Minion 系统和使用单分子实时(SMRT)测序方法的 PacBio 测序仪。

NGS 技术可检测出非鳞非小细胞肺癌基因序列在单核苷酸变异、插入缺失、易位和拷贝数变化等多个层面的变异,极大地推进了非鳞非小细胞肺癌精准医疗的步伐,在国内研究中,使用 NGS 技术检测分析 1200 例中国 NSCLC 配对的组织样本和血液样本DNA,得出 NGS 技术检测少见 EGFR 突变及 ALK 重排率高于 Sanger 测序法或 ARMS 法,约73.9%的入组患者至少存在一种 NCCN 指南推荐可用药的基因变异,包括 EGFR、ALK、ERBB2、MET、BRAF、RET 和 ROS1,可见 NGS 技术是了解肺癌患者基因组特征的强有力工具;NGS 技术不仅可以同时检测多个基因变异,还可对非鳞非小细胞肺癌的热点突变进行靶向检测,如 DONO 等入组对第一、第二代 TKIs 耐药的非鳞非小细胞肺癌患者 42例,采集血浆循环肿瘤 DNA(ctDNA)样本,使用基于标记(Tag-based)的 NGS 技术进行检测分析,发现基于标记的 NGS 技术对 T790M 和 EGFR 敏感突变的检测率均高于实时PCR(42.85%vs.21.4%、85.7%vs.61.9%),由此可见,NGS 技术检测血液样本具有较高的敏感度和准确度,满足了临床需要;除了组织和血液样本,NGS 还可以在非鳞非小细胞肺癌患者呼出的呼出气冷凝物(EBC)中检测出热点突变,如 EGFR、BRAF、RAS 等,这为非鳞非小细胞肺癌基因突变的检测提供了一种很有前途的非侵入性方法。

NGS 技术具备发现未知突变类型及在低等位基因频率样本中检测突变的能力,可检测出样本突变率低于 5% 的变异。然而,NGS 技术仍面临着挑战:①NGS 测序的读长问题,短读限制了其分辨具有重复或杂合序列的能力,而长读存在很高的错误率,降低基因组测序的准确性;②NGS 技术检测出的基因信息并非都能在确定最佳诊断和治疗上发挥作用,对于低频驱动基因很难断定其临床意义,且无相应获批的靶向药物;③对于 NGS 检测结果解读方面,目前迫切需要制订出有关 NGS 数据解释的明确标准。

三、PCR 技术平台

PCR 技术是获得目标基因最常用的分子生物学技术,基本原理是以 DNA 片段为模板,以一对分别与模板互补的寡核苷酸片段为引物,在 DNA 聚合酶的作用下,按照半保留复制原则,将该段 DNA 扩增至足够数量进行结构和功能分析。自 PCR 技术发明 30 年来,PCR 技术由第一代传统 PCR 发展至第三代数字 PCR(dPCR),不同类型的 PCR 技术均可用于非鳞非小细胞肺癌驱动基因的检测,现结合临床实际需要,将最常用的 PCR 技术做如下介绍。

1.ARMS　ARMS 又称等位基因特异性 PCR,是基于第二代 PCR 技术即实时荧光定量 PCR 技术(realtime fluorescence quantitative PCR,RT-qPCR)开发出来的,其检测原理为:利用 DNA 聚合酶缺乏 $3'{\rightarrow}5'$ 外切酶活性,PCR 引物的 $3'$ 端末位碱基必须与其模板 DNA 互补才能实现扩增的原理,在引物的 $3'$ 端加入一错配碱基,一个与野生 DNA 互补,一个与突变 DNA 互补,使之仅能与突变型或野生型互补而只扩增突变型或野生型基因,随后对扩增产物进行 RT-qPCR 测定分析。ARMS 技术已广泛应用于大型临床试验,检测肺癌组织已知 EGFR 突变的灵敏度达 1%,当以血浆 ctDNA 为样本检测 EGFR 突变时,与组织样本相比,敏感性为 65.7%~75%,特异性为 96%~100%,为了提高 ARMS 技术对血浆 ctDNA 检测的灵敏度,AmoyDx 公司开发出了第二代 ARMS 检测技术即 SuperARMS,它可在野生型基因组 DNA 背景下检测血浆样本中含有低至 0.2% 的 DNA 突变,为临床实践提供高度精确的分子诊断筛查方法。此外,ARMS 在探讨基于痰液标本行 EGFR 突变分析的可能性中发挥重要作用,如有学者使用 ARMS 对 37 例晚期肺癌患者的痰标本和组织标本进行 EGFR 突变分析,显示 EGFR 突变见于非鳞非小细胞组,以组织标本的检测结果为标准,痰标本无假阳性结果,ARMS 检测痰标本 EGFR 突变的准确性、特异性和敏感性分别为 97.1%、96% 和 90.9%,反映了 ARMS 检测晚期非鳞非小细胞肺癌痰液标本 EGFR 突变的重要潜力。

ARMS 技术的主要局限性是野生型(WT)DNA 可能产生非特异性引物而导致的假阳性结果,以及对低频突变的漏检。为了提高 ARMS 检测分析特异性,MARKOU 等设计了一项新技术,NAPA:NaME-Pro-assisted ARMS,在 ARMS 之前使用重叠探针的核酸酶辅助的小等位基因富集(Nuclease-assisted minor allele enrichment using overlapping Probes,

NaME-PRO),它是一种在 DNA 扩增前在随意选择的多个 DNA 目标中去除 WTDNA 的酶学方法,一个简短的酶步骤来减少野生型等位基因,从而克服了 ARMS 的不足。该方法解决了经典 ARMS 产生的假阳性信号问题,然而未见用于检测非鳞非小细胞肺癌基因突变的文献报道,但该技术有望成为较高敏感性、准确性、特异性的基因检测技术。

2.Cobas Cobas 是由罗氏公司基于实时 PCR(RT-PCR)开发出的伴随诊断试剂盒,用于检测非鳞非小细胞肺癌 EGFR 突变,称之为 Cobas®EGFR 突变检测(Cobas® EGFR mutation test),其中 Cobas®v1 是基于组织样本的检测技术,Cobas®v2 是基于组织和血浆样本的检测技术,可检测出 41 种存在于 EGFR 外显子 18、19、20 和 21 上的突变,与 Sanger 法相比具有更高的敏感性和准确性,以及高效和稳定性好等优点;如有学者使用 Cobas®v2 分析检测来自 3 项亚洲研究(ENSURE、FASTACT-2 和 ASPIRATION)中的配对活检组织和血浆样本(共 897 对),发现基于血浆样本的 Cobas®v2 检测技术显示出高特异性(97.9%)和良好的敏感性(72.1%),具有临床实用性,弥补了侵入性组织活检可行性低、费用昂贵等不足;此外,研究发现 Cobas®EGFR 突变检测技术还可在细胞学样本中检测出 EGFRT790M 突变,如 SATOUCHI 等使用它同时检测 41 名 EGFR 突变阳性患者的组织学样本和细胞学样本,两者 EGFRT790M 突变的检出率分别为 42.5% 和 37.5%,总体一致率为 91.7%。虽然 Cobas 技术对血浆样本的检测显示出了良好的敏感性,但是与 ddPCR 相比敏感性仍较低,使得基于血浆样本的检测结果具有假阴性风险,因此血浆检测结果阴性的患者建议使用组织样本进行确认。

3.dPCR dPCR 是核酸绝对定量检测的新方法,它是对第一、第二代 PCR 技术的补充,与 RT-qPCR 技术相比,不需要建立标准曲线,灵敏度、准确度更高,因为它测定的是产生的靶标分子的实际数量,不是与参照物进行比较的相对量;该技术基本原理是通过分液将含有核酸模板的 PCR 反应体系分配到上万个反应器中进行 PCR 扩增,根据荧光信号的有或无,进行结果计数,通过泊松分布的统计处理,直接得出核酸的拷贝数,尤其在用于检测少量核酸和(或)罕见突变时,突破了常规 PCR 技术的局限性;研究发现 dPCR 检测 EGFR 突变的检出率高于 ARMS,并在检测低丰度突变方面表现优异,建议将 dPCR 作为一个高灵敏度的平台来克服 ctDNA 与肿瘤组织相比检出率低的问题。然而,迄今为止 dPCR 技术仍需要复杂的硬件和实验室设施进行操作,过程耗时,费力,因此开发出一种即简单、便携、廉价,又具有高准确度和精密度的 dPCR 系统,仍需要进一步的研究。

ddPCR 是由 Bio-Rad 公司于 2011 年推出,该技术在 PCR 扩增前对样品进行微滴化处理而后进行 PCR 扩增,其检测灵敏度高达 0.001%。如国内研究入组 169 例 EGFR-TKI 治疗耐药的Ⅲb/Ⅳ期患者血浆样本,使用 ARMS、Super ARMS 和 ddPCR 三种方法进行检测,显示与非数字平台相比,ddPCR 检测出 T790M 突变的灵敏度显著高于 Super ARMS、ARMS(36.1%vs.34.9%vs.24.8%),并可提供频率和丰度信息;其他学者在研究中分别使用 ARMS 和 ddPCR 检测非鳞非小细胞肺癌组织、胸腔积液细胞块及血浆样本,结果显示:对于组织样本,两种方法检测的结果一致,而对于"液态活检"标本 ddPCR 比 ARMS 更灵敏准确,因此 ddPCR 检测"液态活检"标本更具有优势,很好地解决了组织样本不足和肿瘤异质性的问题,并且能够动态监测肺癌驱动基因。但该方法仍有一定的局限性,如在癌症早期或低 DNA 脱落肿瘤患者血液中检测 ctDNA 中的分子标志物仍具有挑战性。

四、FISH 技术平台

FISH 是一种基于 DNA 或 DNA/RNA 双链互补性质的大分子识别技术。其检测原理为:选择的 DNA 链与荧光团偶联的核苷酸结合,可以作为探针杂交到测试细胞和组织中的互补序列上,然后通过荧光显微镜或成像系统进行可视化。因它对单基因水平的高分辨率、灵敏度和特异性使其能够立即用于临床肿瘤基因诊断。在 2011 年,美国食品和药物管理局(FDA)批准 FISH 作为检测肺癌患者重排的辅助诊断方法,是检测非鳞非小细胞肺癌 ALK 和 ROS1 重排的金标准。为了能同时检测出 ALK 和 ROS1 重排,降低检测费用,进一步开发出了双重 ALK/ROS1FISH 探针检测技术,可在相同的 FISH 载玻片上同时寻找 ALK 和 ROS1 重排,如 GINESTET 等研究中评价了 ALK/ROS1 双重 FISH 探针的性能,显示 ALK/ROS1FISH 探针检测结果与既往单一 ALK 和 ROS1 的 FISH 检测结果完全一致,无任何假阳性结果。然而,与目前可用于检测 ALK 和 ROS1 重排的其他方法相比,如免疫组织化学(IHC)和 NGS,FISH 技术在敏感性、特异性、准确性及作为筛查测试的高昂费用等方面存在不足,如 VOLLBRECHT 等对 15 例 FISH 和 IHC 检测 ALK 重排结果不一致的可疑样本,进一步行基于 RNA 的大规模平行测序(MPS)和数字探针检测分析,结果显示与 IHC 一致,建议 ALK 检测最初应该基于 IHC 或基于 RNA 的方法;尽管在 2018 年发布的 ALK 检测指南中将 IHC 确立为 FISH 的替代方案,但 FISH 仍是检测肺腺癌中 ALK 和 ROS1 重排的金标准,而 IHC 可以作为有效筛选方法。

非鳞非小细胞肺癌驱动基因检测是精准靶向治疗的首要前提,从最开始的 Sanger 测序法和基因芯片技术,到如今广泛用于临床的 ARMS、ddPCR 及 NGS 技术,非鳞非小细胞肺癌的基因检测技术朝着高通量、高灵敏度、快速、廉价等方向发展,由于不同检测技术的敏感性、特异性、对基因的覆盖程度及耗时等方面的差异,导致检测结果的不一致和不可比性,因此,用于非鳞非小细胞肺癌的分子检测诊断技术仍然面临着巨大挑战,需要进一步改善基因检测技术的精确性、及时性、临床实用性,推动非鳞非小细胞肺癌精准医疗的发展。

第三节　非小细胞肺癌靶向基因及其检测

根据 2019 年 9 月国际癌症研究机构(IARC)发布的《2018 年全球癌症统计报告》,2018 年全球癌症新发病例上升至 1810 万,其中肺癌发病率稳居榜首。而我国肺癌发病率高于全球,肺癌新发病例约占全球肺癌新发病例的 37%,是一种发病率及病死率最高的恶性肿瘤。研究表明,驱动基因对肺恶性肿瘤细胞的持续生长、浸润和转移发挥着极其重要的作用,而驱动癌基因的失活可导致癌细胞凋亡,即癌细胞对驱动基因的抑制剂具有高敏感性。驱动基因的发现为肿瘤的分子靶向治疗提供了有力的理论依据。NSCLC 的主要驱动基因有 EGFR、ALK、ROS1、KRAS、BRAF、C-MET、RET、HER2 等。

一、非小细胞肺癌靶向基因

1.表皮生长因子受体(Epidermal growth factor receptor,EGFR) EGFR,表皮生长因子(Epidermal growth factor,EGF)最早于 1962 年由 Stanley Cohen 在小鼠的颌下腺中发现,此后多种生物体的表皮生长因子受体(Epidermal growth factor receptor,EGFR)被相继发现,EGFR 基因是非小细胞肺癌(Nonsmall cell lung cancer,NSCLC)中最常见的驱动基因之一,突变频率在 50%左右。近年来国内外针对 EGFR 基因突变的最新研究显示,EGFR 基因突变主要存在于外显子 18、19、20、21,且以肺腺癌为主,亚裔、女性、非吸烟者多发,且瘤体积更小、分期更早的人群更易从靶向治疗中获益。EGFR 突变可导致受体酪氨酸激酶结构域异常活化,引起细胞向恶性转化。表皮生长因子受体酪氨酸激酶抑制剂(EGFR-TKIs)广泛用于治疗晚期 NSCLC,其疗效已经得到广泛认可。对于 EGFR 敏感突变的晚期 NSCLC 患者,一线使用 EGFR-TKI 已经成为共识。目前,我国已经上市的 EGFR-TKI 包括第 1 代的吉非替尼、厄洛替尼(Erlotinib)和埃克替尼(Lcotinib),第 2 代的阿法替尼和达可替尼及第 3 代的奥西替尼。而 FLAURA 临床试验表明,第 3 代靶向药物奥希替尼单药一线治疗让 EGFR 突变晚期 NSCLC 中位总生存期超过 3 年,成为 EGFR 突变晚期 NSCLC 一线治疗新标准。2020 年 NCCN 指南已经明确指出,EGFR 突变的 NSCLC 患者一线治疗首选奥希替尼。1、2 代 TKI 耐药的肿瘤组织中,约 2/3 的患者存在 T790M 耐药突变,而第 3 代 EGFR-TKI 奥希替尼,可以特异性抑制 T790M 突变。因此 EGFR 基因突变的检测是是否给予患者 EGFR-TKIs 治疗的重要参考指标,对治疗方案的选择具有重要价值。

2.间变淋巴瘤激酶(Anaplastic lymphoma kinase,ALK) EML4-ALK,棘皮动物微管相关样蛋白 4(Echinoderm microtubule associated protein-like 4,EMIA)与间变性淋巴瘤激酶(Anaplastic lymphoma kinase,ALK)融合基因是非小细胞肺癌(NSCLC)中继表皮生长因子受体(EGFR)突变后的又一特异性肿瘤驱动基因,EML4 基因在不同的外显子断裂后插入 ALK 基因的第 19、20 号外显子之间,形成不同类型的 EML4-ALK 融合基因。目前已发现 20 余种 EML4-ALK 融合类型,大多与 ALK 基因的第 20 号外显子相融合,且以 V1、V2 和 V3a/V3b 为主,这 4 型占所有 EMIA-ALK 融合类型的 85%以上。EML4-ALK 属于棘皮动物微管相关蛋白样蛋白家族,主要构成成分为 N 末端碱基区,棘皮动物微管相关蛋白区及 WD 重复区。1994 年首次以融合蛋白核磷蛋白—间变性淋巴瘤激的形式在间变性大细胞淋巴瘤细胞系中被发现。既往国内外多项研究提示 EML4-ALK 融合基因在肺腺癌中突变率最高,鳞癌、大细胞癌、乳腺癌、直肠癌亦有表达,但以 NSCLC 中腺癌居多。金夏祥等研究得出 EML4-ALK 组织病理学多表现为伴有黏液产生的腺泡样结构。针对 EML4-ALK 基因突变研发的新型分子靶向药物克唑替尼极大地改善了 EML4-ALK 融合基因阳性患者的预后。因此,EML4-ALK 基因融合阳性是新型靶向药物克唑替尼有效的前提,ALK 基因的检测是 NSCLC 精准治疗的先决条件。

既往研究认为 EML4-ALK 融合基因与 EGFR 突变不能共存,近年来国内已有多个研究团队报道了 EGFR 基因突变阳性与 EML4-ALK 融合基因阳性共存的情况。从 977 例

NSCLC 患者中检测出 13 例 EGFR 和 EML4-ALK 双基因异常患者,突变率为 1.3%。在 1620 例 NSCLC 患者中检测出 11 例 EGFR 基因突变与 EML4-ALK 融合突变共存,双基因异常的发生率为 0.68%。最终认为 EGFR 及 EML4-ALK 双基因异常 NSCLC 临床少见,多为不吸烟或少吸烟的腺癌患者。

3.c-ros 原癌基因 1 受体酪氨酸激酶(C-ros oncogene 1, Receptor tyrosine kinase, ROS1) ROS1 融合基因是继 EGFR、EML4-ALK 之后 NSCLC 又一重要基因,2007 年国外学者首先在 1 例 NSCLC 肿瘤组织中检测出 CD74-ROS1 融合基因。目前为止,在肺癌中已发现 14 种 ROS1 融合类型。ROS1 与 NSCLC 的发病、复发及预后有着密切联系,在 NSCLC 中的发病率为 1%~2%,主要见于亚裔,年轻女性,不吸烟,腺癌患者,与 ALK 阳性患者有着明显的重叠性。美国国立综合癌症网络(NCCN)等权威指南推荐,NSCLC 患者在接受克唑替尼治疗之前均应检测 ALK 基因融合、ROS1 基因重排情况,以确定是否适合使用克唑替尼进行治疗。国内研究得出 NSCLC 患者 ROS1 融合基因与 EGFR 基因突变可以共存。且 ROS1 突变患者的 EGFR 突变率为 5.6%。通过对 NSCLC 患者中三个常见基因 EGFR/ALK/ROS1 的联合检测结果进行统计分析,联合检测突变率高于任何一个单一基因检测,因此临床工作中更推荐 EGFR、ALK、ROS1 三个重要基因联合检测,可以避免漏掉低突变率的基因,为临床提供更多用药信息,对促进 NSCLC 分子靶向药物联合治疗具有重要意义。

4.鼠类肉瘤病毒癌基因(Kirsten rat sarcoma viral oncogene, KRAS) KRAS 是 NSCLC 的重要驱动基因之一,多发生于肺腺癌、有吸烟史的患者。KRAS 在 NSCLC 中的突变率为 15%~30%,其中约 97% 的突变为第 2 外显子 12 或 13 密码子的点突变。研究显示,KRAS 是 EGFR-TKIs 药物的耐药标志,但其对于化疗敏感性及预后方面的意义存在争议,大多数人认为 KRAS 突变是 NSCLC 预后不良的指标。通过回顾性研究,认为 KRAS 突变阳性 NSCLC 患者化疗有效率低,缓解时间短,EGFR-TKIs 治疗效果差。通过 Meta 分析,认为 KRAS 突变型 NSCLC 预后差,常规治疗效果差可能与缺乏有效的针对 KRAS 突变基因的药物及治疗手段有关。以往报道认为 KRAS 基因与 EGFR/ALK 基因是互相排斥的,现在已有 KRAS 与 EGFR/ALK 共存突变的病例发现。

5.鼠类肉瘤病毒癌基因同源物 B1(V-raf murine sarcoma viral oncogene homolog B1, BRAF) BRAF 基因是继 EGFR 基因突变、ALK 基因融合和 ROS1 基因重排之后,NSCLC 又一个重要的驱动基因,在 EGFR 信号通路中位于 KRAS 下游,编码 MAPK 通路中的丝氨酸-苏氨酸蛋白激酶。BRAF 基因突变引起编码氨基酸的改变,导致编码蛋白持续被激活,细胞恶性增生引起癌变。BRAF 基因是多种肿瘤的驱动基因,可能成为 NSCLC 患者治疗的新靶点,其在 NSCLC 中的意义越来越受到广大学者的关注。国内学者从 146 例 NSCLC 样本中检测出 11 例 BRAF V600E 基因突变(7.5%),68 例 EGFR 基因突变(46.6%),且检测出 4 例同时具有 BRAF V600E 及 EGFR 基因突变。并认为 NSCLC 患者 BRAF V600 基因突变与患者性别、年龄、组织学类型及分化程度等无关,多见于无吸烟史患者。通过回顾性研究了 5125 例中国 NSCLC 患者基因突变情况,BRAF 突变率为 0.5%,且全为 V600E 突变,多见于女性,认为与年龄、吸烟史、组织学类型无关。通过对 1680 例

NSCLC 患者进行扩增阻碍突变系统(Amplification refractory mutation system。ARMS)检测,BRAF 突变率为 1.7%,并且多见于不吸烟,腺癌患者。采用二代高通量测序法检测 BRAF V600 和 EGFR 基因突变情况,BRAFV600E 基因突变率为 4.44%,多见于女性患者。且检测出 6 例 BRAF V600 和 EGFR 共突变患者。

NSCLC 患者 BRAF 基因突变多见于女性,不吸烟的腺癌患者,且以 V600E 突变位点为主,可以和 EGFR 突变共存。BRAF 基因突变不仅是 EGFR-TKI 耐药后的机制之一,亦是原发致癌驱动基因及靶向治疗的重要靶点。BRAF 抑制剂及 MEK 抑制剂在 BRAF V600E 突变 NSCLC 患者中成效显著,已被写入 NCCN 指南。所以 BRAF 基因也已经成为 NSCLC 的重要的驱动基因之一,对于 BRAF 基因的检测对指导临床医师针对性的用药显得尤为重要。

6.MET 基因受体酪氨酸激酶(MET protooncogene,receptor tyrosine kinase,MET) c-Met 是一类具有 c-MET 原癌基因又称肝细胞生长因子(Hepatocyte growth factor,HGF)受体,与 EGFR 基因一样位于 7 号染色体(7q21-31)。C-MET 基因发生异常,如 e-MET 基因扩增、突变、过表达等,均可导致 HGF/MET 通路的异常激活,参与肿瘤的发生、侵袭和转移。MET 在 NSCLC 患者中多作为 EGFR 基因突变患者接受 TKI 治疗后产生的耐药突变而继发性存在,占 5%~20%。c-MET 扩增或过表达是 NSCLC 对 EGFR-TKI 耐药主要机制之一。目前已有多种针对 c-MET 的酪氨酸酶抑制剂,且研究表明奥希替尼联合 MET 抑制剂治疗 EGFR-TKI 耐药后 MET 基因扩增的 NSCLC 患者,疗效明显。并且有文献报道发生 c-MET 基因扩增的 NSCLC 患者,与发生 ALK 融合和 ROS1 融合的 NSCLC 患者服用克唑替尼药物均有显著疗效。研究得出,女性 NSCLC 患者阳性率明显高于男性。故把 c-Met 基因扩增作为常规的 NSCLC 患者的分子生物学检测显得尤为重要,可以为患者争取更多的治疗机会。目前检测 c-Met 基因突变的方法有直接测序法、实时荧光定量 PCR(Real-time fluorescence quantitative PCR,RTFQ-PCR)、FISH 和 IHC。

7.RET(Rearranged during transfection)基因 RET 融合基因在 NSCLC 患者的发生率为 1%~2%,常见融合类型有 KIF5B- 和 CCDC6-,其余为 RET 少见融合类型。RET 融合与 ALK 和 ROS1 融合患者有类似的临床特征,均多见于年轻的不吸烟的 NSCLC 患者。新型 RET 抑制剂正在研发中,与其他基因突变类型 NSCLC 相比,RET 融合型 NSCLC 靶向治疗的疗效尚存在一定差距。研发高效低毒的 RET 抑制剂,探索不同 RET 融合亚型对疗效的影响及 RET 抑制剂的耐药机制,仍需更多前瞻性临床试验研究。

在 NSCLC 中还有其他类型的少见基因突变,如人表皮生长因子受体 2(Human epidermal growth factor receptor 2,HER2)、神经营养酪氨酸受体激酶(Neurotrophic tyrosine kinase,NTRK)等。相应的靶向药物也还在研发阶段,相信在不久的将来会有更多的靶向药物崭露头角。目前二代基因测序及全外显子基因测序的飞速发展,还会有更多的 NSCLC 少见基因突变被发现,其临床特点及治疗方法需要在临床实践中进一步探索研究。

二、肺癌靶向基因检测应用趋势

肿瘤的驱动基因并不是单一的,而是多种基因共同协作的后果。肺癌中多种驱动基因的共存提示肺癌个体化治疗的复杂性,多种基因联合检测有利于发现相应靶向治疗的敏感基因及耐药基因,从而更精确地筛查靶向治疗的适应人群和判断靶向治疗的疗效。目前基因检测方法种类繁多,EGFR 及 KRAS 基因突变检测的方法,包括直接测序法、突变扩增阻滞系统(Amplification refractorymutation system,ARMS)、TaqMan PCR 法及变性高效液相色谱技术等,这些方法各有优势和劣势。对于一些暂时不具备其他条件的偏远地区和单位也可以采用免疫组织化学法(Immuno histochemistry,IHC)检测 EGFR 基因突变,是一种方便可行的技术。目前各医院常用的方法是直接测序法和 ARMS 法,直接测序法可以同时检测已知和未知的突变,但具有操作复杂、检测流程长、敏感度较低等缺点。ARMS 法操作简单、快速、灵敏度高,并且可以检测穿刺小标本及细胞学标本,易于在临床样品中开展检测。目前已有多种市售基因突变检测试剂盒,甚至有多基因联合检测试剂盒,为患者节约了检测费用,减轻患者经济压力,提供更多的治疗机会。

EML4-ALK 及 ROS1 等融合基因突变检测方法主要有:荧光原位杂交(Fluorescence insitu hybridization,FISH)、免疫组织化学(Immunohistochemistry,IHC)、聚合酶链式反应(Reverse transcription-polymerase chain reaction,RT-PCR)及第二代测序技术(Next-generation sequencing,NGS)。多色荧光原位杂交技术被公认为是检测 EML4-ALK 基因融合的金标准。与 FISH 相比,IHC 具有高效、快速及价格低廉等优势,其敏感性和特异性可达 90% 以上,缺点是容易出现假阳性。

NGS 可以准确检测已知基因、罕见突变及其他未知的变异,并可重复检验,方便实时检测有无复发及转移。但是 NGS 检测对实验室条件及操作判读人员要求高,检测时限长,对样本要求高,所以目前还未完全普及。RT-PCR 技术在实验室中应用更为广泛,其敏感性和特异性均较好。ARMS 法操作方便快捷,且对医院来说实验室设施和仪器设备成本比基因测序低,更易于开展。

综上所述,目前已经有 EGFR/EML4-ALK/ROS-1 三联检测,还有 EGFR、ALK、ROS1、RET、KRAS、HER2、PIK3CA、NRAS 和 BRAF 的 9 基因联合检测,可以同时检测点突变、插入缺失、融合等多种热点突变。为科室节省了检测成本,为患者节约了检测费用,缩短了检测时间。同时九基因联合检测还囊括了靶向用药基因及相应耐药基因检测,其中 KRAS、PIK3CA 突变会影响 EGFR TKIS 的用药效果,因此九基因联合检测可以更加准确的为患者提供靶向用药的选择。多基因联合检测是目前各大医院开展肺癌分子病理检测的趋势,最大程度为患者减轻负担,更快地为临床医师提供基因信息,指导临床医师制订更为精准的治疗方案,使 NSCLC 患者真正得益于靶向治疗。

第四节　肺癌病理分型与分期

一、世界卫生组织(WHO)2015 年肺癌组织学分型标准

肺癌主要组织类型为鳞状细胞癌和腺癌,约占全部原发性肺癌的 80% 左右。其他少见类型原发性肺癌包括:腺鳞癌,大细胞癌、神经内分泌癌(类癌、不典型类癌和小细胞

癌)、小涎腺来源的癌(腺样囊性癌、黏液表皮样癌及恶性多形性腺瘤)等。

1.鳞状细胞癌 肺鳞状细胞癌的发病率近年来呈下降趋势,占肺癌的30%~40%,其中2/3表现为中央型,1/3为周边型,可伴空洞形成,位于中心时可呈息肉状突向支气管腔。此种类型的癌一般认为起源于吸烟刺激后的支气管上皮鳞状化生,根据癌巢角化细胞分化程度,将其分为高、中、低分化。鳞癌多见淋巴道和血行转移,也可直接侵犯纵隔淋巴结及支气管旁和纵隔软组织。术后局部复发比其他类型肺癌常见。吸烟者和肺癌患者的支气管和肺呼吸性上皮中存在广泛、多灶性的分子病理异常,区域致癌效应可造成由于吸烟导致的肺内多中心肿瘤。

2.腺癌 腺癌占肺癌的40%~55%,在许多国家已经超过鳞状细胞癌成为最常见的肺癌类型。腺癌临床上以周边型多见,空洞形成罕见。近年来肺腺癌的病理学最主要的变化是提出原位腺癌的概念,建议不再使用细支气管肺泡癌一词;浸润性腺癌主张以优势成分命名的同时要标明其他成分的比例,并建议不再使用混合型腺癌这一类型。简述如下:①非典型性腺瘤样增生(atypical adenomatous hyperplasia, AAH)。AAH至少为一种肺腺癌的癌前病变。AAH常在0.5cm以内,常CT扫描以磨玻璃样改变为特点。镜下组织学表现在肺泡结构完好,肺泡上皮增生呈一致的立方形或矮柱状,有轻度非典型性,核仁缺乏或模糊;②原位腺癌(adenocarcinoma in situ, AIS)。AIS是2011年提出的新概念,定义为≤3cm的单发腺癌,癌细胞局限于正常肺泡结构内(贴壁式生长),由Ⅱ型肺泡上皮和(或)Clara细胞组成。AIS细胞核异型性不明显,常见肺泡间隔增宽伴纤维化。AIS手术切除无病生存率为100%;③微小浸润性腺癌(microinvasive adenocarcinoma, MIA)。MIA定义为≤3cm的单发腺癌,界限清楚,以贴壁式生长为主,浸润癌形态应为贴壁式以外的其他形态,浸润间质最大径≤5mm,除外脉管侵犯、胸膜侵犯及肿瘤细胞气道内播散等危险因素。肺内多灶发生的腺癌也可适用于MIA的诊断,前提是除外了肺内播散的可能。MIA如果完整切除,总体5年生存率为100%;④浸润性腺癌。腺癌可单发、多发或表现为弥漫性。浸润性腺癌形态主要包括贴壁式、腺泡状(腺型)、乳头状、微乳头状和实体伴黏液分泌型。

3.神经内分泌癌 神经内分泌癌分为类癌、不典型类癌和小细胞癌及部分大细胞神经内分泌癌。小细胞癌占所有肺癌的15%~18%,属于分化差的神经内分泌癌,坏死常见并且核分裂指数较高。小细胞癌电镜下至少2/3的病例有神经内分泌颗粒。复合性小细胞癌指的是小细胞癌合并其他非小细胞癌类型,见于不到10%的小细胞癌病例。根据临床行为和病理特征类癌分为类癌和不典型类癌,前者为低度恶性而后者恶性度稍高。两者之间的区别在于每10个高倍视野2个核分裂象为界,另外,小灶坏死的有无也是其区别之一。与类癌相比,不典型类癌常发生于外周,转移率增加,预后相对较差。类癌和其他肺癌不同,该肿瘤与吸烟无关,但在分子病理方面与其他类型的肺癌有许多相似之处。大细胞癌属于分化差的腺癌,无腺癌、鳞癌或小细胞癌的分化特征,约占肺癌的9%,是排除性诊断。亚型有大细胞神经内分泌癌、淋巴上皮样癌、基底细胞型、透明细胞样癌和大细胞癌伴有横纹肌表型成分。大细胞癌通常体积较大,位于外周,常侵犯脏层胸膜、胸壁或邻近器官。基底细胞型可为中央型并沿支气管壁周生长。肿瘤扩散同其他类型的非小细胞癌。大细胞神经内分泌癌是免疫组织化学及形态具有神经内分泌分化特征的大细胞癌。通常为外周结节伴有坏死,预后与小细胞癌相似,复合性大细胞癌是指合并其他分化好的非小细胞癌成分,大部分复合成分为腺癌。

4.其他类型的肺癌 腺鳞癌只占据所有肺癌的 0.6%~2.3%。根据 WHO 新分类,肿瘤必须含有至少 10% 的腺癌或鳞癌时才能诊断为腺鳞癌,常位于外周并伴有中央瘢痕形成。转移特征和分子生物学方面与其他非小细胞癌无差别;①肉瘤样癌:为一类含有肉瘤或肉瘤样成分[梭形和(或)巨细胞样]的分化差的非小细胞癌,分 5 个亚型:多形性癌、梭形细胞癌、巨细胞癌、癌肉瘤和肺母细胞瘤;②小涎腺来源的癌:包括腺样囊性癌、黏液表皮样癌及恶性多形性腺瘤等。有时黏液表皮样癌与实体型伴黏液分泌的肺腺癌出现鉴别诊断问题,区别的关键在于后者属分化差的腺癌范畴,异型性明显。

5.免疫组化和特殊染色 合理恰当选择免疫组化项目可有效保留足够的组织标本进行分子诊断。当肿瘤分化较差、缺乏明确的腺癌或鳞癌形态特征时,应用免疫组化或黏蛋白染色明确诊断是必需的。腺癌与鳞状细胞癌鉴别的免疫组化标志物宜选用 TTF-1、Napsin-A、P63、P40 和 CK5/6,其中,P40 和 TTF-1 可解决大部分腺癌和鳞癌鉴别诊断问题。对于疾病有进一步进展的患者,为了尽可能保留组织做分子病理检测,推荐使用限制性免疫组化指标检测进行组织学分类,例如检测单一表达在鳞癌细胞上的蛋白 P63/P40,单一表达在腺癌细胞上的蛋白 TTF-A/Napsin-1,则可分类大部分非小细胞肺癌。实体型腺癌细胞内黏液物质的鉴别宜进行黏卡、AB-PAS 特殊染色;可疑累及胸膜时应进行弹性纤维特殊染色确认。神经内分泌肿瘤标志物可选用 CD56、Syn、CgA、Ki-67 和 TTF-1。在具有神经内分泌形态学特征基础上,至少有一种神经内分泌标志物明确阳性,阳性细胞数应>10% 肿瘤细胞量才可诊断神经内分泌肿瘤;内分泌标志物仅 CD56 阳性时需密切结合病理形态。

二、肺癌的分期

TNM 分期(pTNM 分期 UICC 第 8 版)标准如下。

1.TNM 分期(原发肿瘤)

pT_x:未发现原发肿瘤,或者通过痰细胞学或支气管灌洗发现癌细胞,但影像学及支气管镜无法发现。

pT_0:无原发肿瘤的证据。

pT_{is}:原位癌。

pT_1:肿瘤最大径≤3cm,周围包绕肺组织及脏层胸膜,支气管镜见肿瘤侵及叶支气管,未侵及主支气管。

pT_{1mi}:微小浸润性腺癌。

pT_{1a}:肿瘤最大径≤1cm。

pT_{1b}:肿瘤 1cm<最大径≤2cm。

pT_{1c}:肿瘤 2cm<最大径≤3cm。

pT_2:肿瘤 3cm<最大径≤5cm;或者肿瘤侵犯主支气管(不常见的表浅扩散型肿瘤,不

论体积大小,侵犯限于支气管壁时,虽可能侵犯主支气管,仍为 T_1),但未侵及隆突;侵及脏层胸膜;有阻塞性肺炎或者部分或全肺肺不张。符合以上任何一个条件即归为 T_2。

pT_{2a}:肿瘤 $3cm < 最大径 \leqslant 4cm$。

pT_{2b}:肿瘤 $4cm < 最大径 \leqslant 5cm$。

pT_3:肿瘤 $5cm < 最大径 \leqslant 7cm$。或任何大小肿瘤直接侵犯以下任何 1 个器官,包括:胸壁(包含肺上沟瘤)、膈神经、心包;同一肺叶出现孤立性癌结节。符合以上任何 1 个条件即归为 T_3。

pT_4:肿瘤最大径 $>7cm$;无论大小,侵及以下任何 1 个器官,包括:纵隔、心脏、大血管、隆突、喉返神经、主气管、食管、椎体、膈肌;同侧不同肺叶内孤立癌结节。

N-区域淋巴结

pN_X:区域淋巴结无法评估。

pN_0:无区域淋巴结转移。

pN_1:同侧支气管周围及(或)同侧肺门淋巴结及肺内淋巴结有转移,包括直接侵犯而累及的。

pN_2:同侧纵隔内及(或)隆突下淋巴结转移。

pN_3:对侧纵隔、对侧肺门、同侧或对侧前斜角肌及锁骨上淋巴结转移。

M-远处转移

Mx:远处转移不能被判定。

pM_{1a}:局限于胸腔内,对侧肺内癌结节;胸膜或心包结节;或恶性胸膜(心包)渗出液。

pM_{1b}:超出胸腔的远处单器官单灶转移(包括单个非区域淋巴结转移)。

pM_{1c}:超出胸腔的远处单器官多灶转移/多器官转移。

2.临床分期

隐匿性癌:$T_{is}N_0M_0$。

I_{A1}期:$T_{1a}(mis)N_0M_0$,$T_{1a}N_0M_0$。

I_{A2}期:$T_{1b}N_0M_0$。

I_{A3}期:$T_{1c}N_0M_0$。

I_B期:$T_{2a}N_0M_0$。

II_A期:$T_{2b}N_0M_0$。

II_B期:$T_{1a\sim c}N_1M_0$,$T_{2a}N_1M_0$,$T_{2b}N_1M_0$,$T_3N_0M_0$。

III_A期:$T_{1a\sim c}N_2M_0$,$T_{2a\sim b}N_2M_0$,$T_3N_1M_0$,$T_4N_0M_0$,$T_4N_1M_0$。

III_B期:$T_{1a\sim c}N_3M_0$,$T_{2a\sim b}N_3M_0$,$T_3N_2M_0$,$T_4N_2M_0$。

III_C期:$T_3N_3M_0$,$T_4N_3M_0$。

IV_A期:任何 T、任何 N、M_{1a},任何 T、任何 N、M_{1b}。

IV_B期:任何 T、任何 N、M_{1c}。

第五节　肺癌的临床表现与实验室诊断

一、临床表现

肺癌的临床表现具有多样性但缺乏特异性,因此常导致肺癌诊断的延误。周围型肺癌通常不表现出任何症状,常是在健康查体或因其他疾病行胸部影像学检查时发现的。肺癌的临床表现可以归纳为:原发肿瘤本身局部生长引起的症状,原发肿瘤侵犯邻近器官、结构引起的症状,肿瘤远处转移引起的症状及肺癌的肺外表现(瘤旁综合征、副肿瘤综合征)等。

1.原发肿瘤本身局部生长引起的症状

(1)咳嗽:咳嗽是肺癌患者就诊时最常见的症状,50%以上的肺癌患者在诊断时有咳嗽症状。

(2)咯血:肺癌患者有25%～40%会出现咯血症状,通常表现为痰中带血丝,大咯血少见。咯血是最具有提示性的肺癌症状。

(3)呼吸困难:引起呼吸困难的机制可能包括诸多方面,如原发肿瘤扩展引起肺泡面积减少、中央型肺癌阻塞或转移淋巴结压迫大气道、肺不张与阻塞性肺炎、肺内淋巴管播散、胸腔积液与心包积液、肺炎等。

(4)发热:肿瘤组织坏死可以引起发热,肿瘤引起的继发性肺炎也可引起发热。

(5)喘鸣:如果肿瘤位于大气道,特别是位于主支气管时,常可引起局限性喘鸣症状。

2.原发肿瘤侵犯邻近器官、结构引起的症状　原发肿瘤直接侵犯邻近结构如胸壁、膈肌、心包、膈神经、喉返神经、上腔静脉、食管,或转移性肿大淋巴结机械压迫上述结构,可以出现特异的症状和体征。包括:胸腔积液,声音嘶哑,膈神经麻痹,吞咽困难,上腔静脉阻塞综合征,心包积液,Pancoast 综合征等。

3.肿瘤远处转移引起的症状　最常见的是中枢神经系统转移而出现的头痛、恶心、呕吐等症状。骨转移则通常出现较为剧烈而且不断进展的疼痛症状等。

4.肺癌的肺外表现　除了肿瘤局部区域进展引起的症状和胸外转移引起症状以外,肺癌患者还可以出现瘤旁综合征。肺癌相关的瘤旁综合征可见于10%～20%的肺癌患者,更常见于小细胞肺癌。临床上常见的是异位内分泌、骨关节代谢异常,部分可以有神经肌肉传导障碍等。瘤旁综合征的发生不一定与肿瘤的病变程度正相关,有时可能会先于肺癌的临床诊断。对于合并瘤旁综合征的可手术切除的肺癌来说,症状复发对肿瘤复发有重要提示作用。

二、体格检查

1.多数早期肺癌患者无明显相关阳性体征。

2.患者出现原因不明、久治不愈的肺外征象,如杵状指(趾)、非游走性关节疼痛、男性乳腺增生、皮肤黝黑或皮肌炎、共济失调和静脉炎等。

3.临床表现高度可疑肺癌的患者,体检发现声带麻痹、上腔静脉阻塞综合征、霍纳综合征、Pancoast综合征等提示局部侵犯及转移的可能。

4.临床表现高度可疑肺癌的患者,体检发现肝大伴有结节、皮下结节、锁骨上窝淋巴结肿大等,提示远处转移的可能。

三、实验室检查

1.实验室一般检测　患者在治疗前,需要行实验室常规检测,以了解患者的一般状况及是否适于采取相应的治疗措施。

(1)血常规。

(2)肝功能、肾功能及其他必要的生化免疫等检测。

(3)出凝血功能检测。

2.血清学肿瘤标志物检测　目前美国临床生化委员会和欧洲肿瘤标志物专家组推荐常用的原发性肺癌标志物有癌胚抗原(CEA),神经元特异性烯醇化酶(NSE),细胞角蛋白片段19(CYFRA21-1)和胃泌素释放肽前体(ProGRP),以及鳞状上皮细胞癌抗原(SCC)等。以上肿瘤标志物联合使用,可提高其在临床应用中的敏感度和特异度。

(1)辅助诊断:临床诊断时可根据需要检测肺癌相关的肿瘤标志物,行辅助诊断和鉴别诊断,并了解肺癌可能的病理类型。

1)SCLC:NSE和ProGRP是辅助诊断SCLC的理想指标。

2)NSCLC:在患者的血清中,CEA、SCC和CYFRA21-1水平的升高有助于NSLCL的诊断。SCC和CYFRA21-1一般认为其对肺鳞癌有较高的特异性。若将NSE、CYFRA21-1、ProGRP、CEA和SCC等指标联合检测,可提高鉴别SCLC和NSCLC的准确率。

(2)注意事项

1)肿瘤标志物检测结果与所使用的检测方法密切相关,不同检测方法得到的结果不宜直接比较。在治疗观察过程中,如果检测方法变动,必须使用原检测方法同时平行测定,以免产生错误的医疗解释。

2)各实验室应研究所使用的检测方法,建立适当的参考区间。

3)不合格标本如溶血、凝血、血量不足等可影响凝血功能、NSE等肿瘤标志物甚至肝肾指标等的检测结果。

4)标本采集后需尽快送检到实验室,标本放置过久可影响Pro-GRP等肿瘤标志物及其他实验室指标的检测结果。

第八章　肺癌的分子靶向治疗

第一节　晚期非小细胞肺癌分子靶向治疗

肺癌是我国及全球范围内发病率、病死率前三位的恶性肿瘤,其中80%~85%的患者为NSCLC,大部分患者就诊时已为晚期,失去手术机会。近20年来,随着二代测序技术、肿瘤相关信号通路的研究及相应酪氨酸激酶抑制剂(tyrosine kinase inhibitor,TKI)的研发不断深入,EGFR-TKI、ALK-TKI等分子靶向药物已成为驱动基因阳性晚期NSCLC患者的标准一线治疗药物,显著延长患者生存期并提高患者生活质量。然而分子靶向药物如EGFR-TKI、ALK-TKI等治疗过程中常发生依赖于原基因的二次突变或依赖其他信号通路的旁路激活,最终出现耐药,成为分子靶向治疗的"瓶颈"。如何延缓耐药发生,分子靶向药物联合化疗、放疗等联合治疗模式成为探索的方向。随着小分子抑制剂的不断研发,针对少见驱动基因突变如BRAF、HER2、RET、NTRK、KRAS等也有了新的药物进入临床,并取得较好的疗效。

一、EGFR

EGFR是NSCLC中最常见的驱动基因,30%~50%的亚裔NSCLC患者存在EGFR基因突变,EGFR突变在不吸烟腺癌中发生率较高,较为常见的EGFR突变类型是19外显子缺失和21外显子L858R点突变,占EGFR突变类型80%~90%。针对EGFR突变的小分子TKI能与ATP竞争性结合EGFR胞内区酪氨酸磷酸化位点,阻断EGFR信号通路激活,从而抑制肿瘤生长。

1.一、二、三代EGFR-TKI不同　EGFR-TKI与EGFR靶点胞内区酪氨酸激酶结合的位点、可逆程度、是否具有高选择性及疗效有所不同。第一代EGFR-TKI是可逆的、非选择性的TKI,包括吉非替尼、厄洛替尼或埃克替尼;第二代EGFR-TKI的作用特点为不可逆、非选择性ErbB受体家族阻断剂(泛-HER抑制剂),包括阿法替尼和达克替尼。一、二代EGFR-TKI一线单药使用与经典含铂双药方案相比,显示出更高的客观缓解率(objective response rate,ORR)和无进展生存期(progression free survival,PFS),奠定了一、二代EGFR-TKI一线单药治疗EGFR突变晚期NSCLC的基础。出现EGFRT790M突变是一、二代EGFR-TKI最常见的耐药机制(约占50%),为了克服一、二代EGFR-TKI耐药,针对EGFRT790M突变的三代EGFR-TKI奥希替尼应运而生。奥希替尼高选择性地抑制EGFR敏感突变和T790M突变,对野生型EGFR亲和力很低,不良反应小。AURA3研究显示奥希替尼二线治疗一代、二代EGFR-TKI耐药后T790M突变的患者ORR优于化疗(71%vs.31%),中位PFS显著延长(10.1个月vs.4.4个月,$HR=0.30,95\%CI:0.23~0.41$个月,$P<0.001$)。此项研究奠定了奥希替尼在二线治疗EGFRT790M耐药突变阳性

111

NSCLC 患者的治疗地位。FLAURA 研究探讨奥希替尼对比一代 EGFR-TKI 一线治疗 EGFR 敏感突变晚期 NSCLC 患者的疗效,奥希替尼组较对照组显著延长患者中位 PFS (18.9 个月 vs.10.2 个月,$HR=0.46,95\%CI:0.37\sim0.57$ 个月,$P<0.001$);更新数据显示奥希替尼组中位总生存时间(overall survival,OS)较一代 EGFR-TKI 显著延长 6.8 个月 (38.6 个月 vs.31.8 个月,$HR=0.80,95\%CI:0.64\sim1.0$ 个月,$P=0.046$)。相比于一代、二代 EGFR-TKI,三代 EGFR-TKI 奥希替尼可以有效穿透血脑屏障,更好的发挥颅内抗肿瘤疗效,奥希替尼组脑转移患者 ORR 优于对照组(66%vs.43%),显著降低脑转移进展和死亡风险($HR=0.48,95\%CI:0.26\sim0.86$)。因此,NCCN 指南推荐奥希替尼作为 EGFR 敏感突变的晚期 NSCLC 的一线优先推荐。

2.EGFR20 外显子插入突变 EGFR20 外显子插入突变占 EGFR 所有突变 0.5%~4%,仅 EGFR20 外显子插入类型 A763_Y764insFQEA 对 EGFR-TKI 敏感,其余 EGFR20 外显子插入类型使用 EGFR-TKI 疗效差,中位 PFS 仅约 2 个月。Mobocertinib(TAK-788) 是一种选择性的针对 EGFR/HER2 抑制剂,临床前研究显示,TAK-788 对 EGFR20 外显子插入突变活性比野生型更好;I / II 期临床(NCT02716116)研究结果显示($n=28$),在各种 EGFR20 外显子插入突变的 NSCLC 患者中,TAK-788ORR 为 43%,DCR 为 86%,中位 PFS 为 7.3 个月。2020 年 4 月 27 日,美国食品药品监督管理局(FDA)授予了 TAK-788 突破性药物资格,用于接受含铂化疗期间或之后病情进展、EGFR20 号外显子插入突变的晚期 NSCLC。

3.EGFR-TKI 联合治疗 为进一步提高 EGFR-TKI 疗效及延缓耐药发生,已有多项针对 EGFR-TKI 与其他治疗手段联合治疗模式的临床研究陆续开展。

(1)EGFR-TKI 联合化疗:NEJ009 研究是首个评估 EGFR-TKI 联合化疗对比 EGFR-TKI 用于 EGFR 突变晚期 NSCLC 的 III 期临床研究,结果显示吉非替尼联合化疗组和吉非替尼组的 ORR 分别为 84% 和 67%($P<0.001$);吉非替尼联合化疗组较单药 PFS 明显较长,分别为 20.9 个月和 11.2 个月($HR=0.49$);吉非替尼联合化疗组的中位生存期分别为 50.9 个月和 38.8 个月。一代 EGFR-TKI 的基础上联合化疗可以显著改善患者的 OS,但三代 EGFR-TKI 联合化疗的疗效及安全性是否可行? 2020 年欧洲肿瘤内科学会公布了 FLAURA2 研究的早期安全性数据,奥希替尼联合培美曲塞和卡铂/顺铂耐受性良好,支持进一步评估该方案的疗效和安全性。

(2)EGFR-TKI 联合抗血管治疗:NEJ026 研究作为首个探索一代 EGFR-TKI 厄洛替尼联合贝伐珠单抗一线治疗 EGFR 突变晚期 NSCLC 的 III 期临床研究,结果显示联合治疗组的中位 PFS 显著延长(16.9 个月 vs.13.3 个月,$HR=0.605,95\%CI:0.417\sim0.877$ 个月,$P=0.016$);但 2 组的中位 OS 分别为 50.7 个月和 46.2 个月,差异无统计学意义($HR=1.00,95\%CI:0.68\sim1.48$ 个月,$P=0.973$)。提示 EGFR-TKI 联合抗血管治疗模式显著改善 PFS,但未能转化为 OS 获益。III 期临床研究 CTONG1509 探索了贝伐珠单抗联合厄洛替尼对比厄洛替尼单药在中国 EGFR 突变阳性 NSCLC 一线治疗中的疗效和安全性,结果显示联合治疗组较单药组 PFS 显著延长(18.0 个月 vs.11.3 个月,$P<0.001$),目前 OS 数据尚未成熟。如何去突破 EGFR-TKI 联合抗血管治疗的 OS 获益还需进一步探索。

（3）EGFR-TKI 联合放疗：RECEL 研究（NCT01714908）是一项多中心、随机、开放标签的Ⅱ期临床研究，评估厄洛替尼同步放疗对比依托泊苷/顺铂同步放疗治疗Ⅲ期不可切除 EGFR 敏感突变 NSCLC 的疗效。结果显示：厄洛替尼同步放疗组中位 PFS 为 24.5 个月（95%CI:13.7~29.4 个月），依托泊苷/顺铂同步放疗组中位 PFS 为 9.0 个月（95%CI:5.8~15.4 个月，HR=0.104,$P<0.001$）。目前正在进行的 LAURA 研究是三代 EGFR-TKI 联合标准的同步放疗比较单药治疗不可切除局部晚期 NSCLC 的研究，其结果对于 EGFR 突变局部晚期 NSCLC 患者治疗将更有指导意义。

二、ALKN

SCLC 患者中 ALK 基因重排的发生率 3%~7%，其中最常见的重排形式是 EML4-ALK。不同种族 ALK 重排发生率差异无统计意义，临床上常见于从未/少量吸烟、50 岁左右的肺腺癌患者。PROFILE1014 研究显示一代 ALK-TKI 克唑替尼对比含铂双药化疗，显示出更好的 ORR（74%vs.45%,$P<0.001$）和 PFS（10.9 个月 vs.7.0 个月,$P<0.001$）。基于此研究，NCCN 指南推荐克唑替尼作为 ALK 阳性晚期 NSCLC 的一线选择。阿来替尼作为第二代 ALK-TKI，对大多数的 ALK 激酶区突变有效。ALEX 研究对比阿来替尼和克唑替尼一线治疗 ALK 阳性晚期 NSCLC 的Ⅲ期临床研究，结果显示阿来替尼组较克唑替尼组显著延长患者 PFS（34.8 个月 vs.10.9 个月,HR=0.43,$P<0.0001$），对于基线有脑转移的患者，阿来替尼获得了更长的中位 PFS（25.4 个月 vs.7.4 个月,HR=0.37）。NCCN 指南推荐阿来替尼作为 ALK 阳性晚期 NSCLC 的一线优先选择。二代 ALK-TKI 还包括色瑞替尼、布加替尼。ASCEND-4 研究中，色瑞替尼一线治疗 ALK 阳性 NSCLC 对比含铂双药化疗获得了很好的疗效，中位 PFS 显著优于化疗对照组（16.6 个月 vs.8.1 个月,HR=0.55,$P<0.0001$）。ALTA-1L 研究评估一线布加替尼对比克唑替尼治疗 ALK 阳性晚期 NSCLC 患者的疗效，布加替尼组较克唑替尼组显著延长中位 PFS（29.4 个月 vs.9.2 个月,HR=0.43,P=0.0261）。基于上述研究，NCCN 指南推荐色瑞替尼、布加替尼作为 ALK 阳性晚期 NSCLC 的一线治疗选择。既往克唑替尼治疗后耐药进展的患者大多数能从二代 ALK-TKI 包括阿来替尼、色瑞替尼、布加替尼中获益。劳拉替尼作为第三代 ALK-TKI，可以克服目前大多数临床观察到的单一 ALK 耐药突变，同时对于脑转移病灶有非常好的疗效，尤其是对于一、二代 ALK-TKI 易发生耐药的位点 G1202R 突变疗效显著。2018 年 11 月美国 FDA 批准劳拉替尼用于治疗 ALK 阳性晚期 NSCLC 的二线或三线治疗。

三、ROS1

ROS1 重排在 NSCLC 发生率约为 1%~2%，最常见的重排方式是与 CD74 基因融合，常见于年轻、不吸烟的肺腺癌患者。由于 ROS1 与 ALK 的酪氨酸激酶区域约有高度同源性，ALK-TKI 包括克唑替尼、色瑞替尼、劳拉替尼在 ROS1 阳性的肿瘤中显示出抗肿瘤活性。PROFILE1001 临床研究发现克唑替尼治疗 ROS1 重排 NSCLC 的 ORR 为 72%，疾病控制率（disease control rate,DCR）为 90%，中位 PFS 为 19.3 个月。基于此研究结果，2016 年美国 FDA 批准克唑替尼用于 ROS1 阳性晚期 NSCLC 患者的一线治疗。一项韩国Ⅱ期临床研究在评估色瑞替尼治疗 ROS1 阳性晚期 NSCLC 疗效中，ORR 达到 62%，既往未使用克唑替尼的患者 PFS 为 19.3 个月,全部患者为 9.3 个月。基于此研究结果,NCCN 指南批准色瑞替尼用于 ROS1 阳性晚期 NSCLC 患者的一线治疗。恩曲替尼是具有抑制 ALK、ROS1 和 NTRK 活性的多靶点靶向药,其临床研究汇总分析显示,恩曲替尼治疗 ROS1 阳性患者的 ORR 为77.4%,对脑转移患者 ORR 达 55%,中位 PFS 达 19 个月。基于此研究结果,NCCN 指南批准恩曲替尼用于 ROS1 阳性晚期 NSCLC 患者的一线治疗。目前克唑替尼治疗 ROS1 阳性 NSCLC 患者的耐药常见的机制是酪氨酸激酶区的继发突变(约53%)及旁路激活途径,耐药突变常见位点分别为 G2032R(41%)、D2033N(6%)、S19886F(6%)。劳拉替尼是一种覆盖突变位点较为广泛的三代 ALK/ROS1-TKI,能更好地通过血脑屏障。ESMO2017 年会上报道了劳拉替尼治疗 ROS1 阳性 NSCLC 的 Ⅱ 期临床试验部分数据:47 例 ROS1 阳性 NSCLC 患者接受劳拉替尼治疗,其中 25 例患者合并脑转移,34 例既往接受过克唑替尼治疗,ORR 为 36%,一年无进展生存率为 48%,有效缓解的 17 例患者中有 71% 患者 PFS 大于 6 个月,颅内有效率为 56%。因此对于 ROS1 阳性晚期 NSCLC 患者接受克唑替尼进展、色瑞替尼、恩曲替尼后可以选择劳拉替尼。

四、c-MET

c-MET 激活方式包括 MET 突变[以 14 外显子跳跃(METex14)突变为主,占 1%~3%]、MET 扩增(包括整体染色体重复和局部基因重复,占 1%~5%)、MET 蛋白过表达(占不到 1%)。METex14 是 NSCLC 中一种独立的分子亚型,在肺腺癌中的发生率为3%~4%。c-MET 通路扩增是造成 EGFR-TKI 原发和获得性耐药的主要机制之一。针对 MET 通路的小分子 TKI 包括克唑替尼、卡博替尼等多靶点激酶抑制剂及特泊替尼、卡马替尼、沃利替尼等高选择单靶点抑制剂。高选择单靶点抑制剂在 METex14 晚期 NSCLC 患者中显示出了较好的疗效。针对特泊替尼的 Ⅱ 期 VISION 研究中,结果显示接受特泊替尼治疗的 ORR 为 46%(95%CI:36%~57%),中位缓解持续时间为 11.1 个月(95%CI:7.2 个月~无法估计)。一、二线及脑转移的患者均能从特泊替尼治疗中获益。2020 年 8 月 26 日,美国 FDA 授予特泊替尼优先审查资格,用于治疗 METex14 突变的转移性 NSCLC 患者。针对卡马替尼的 Ⅱ 期 GEOMETRYmono-1 临床研究显示,卡马替尼在初治的 28 例 METex14 晚期 NSCLC 患者中,ORR 为 67 9%,DCR 为 96.4%,中位缓解持续时间为 11.14 个月,PFS 为 9.69 个月。经治的 69 例患者 ORR 约为 40.6%,DCR 为 78.3%,中位缓解持续时间为 9.72 个月,中位 PFS 为5.42个月;合并脑转移 13 例,其中 7 例患者对卡马替尼应答(54%),4 例患者脑部病变完全消退(31%),颅内 DCR 为 92.3%。2020 年 5 月,美国 FDA 加速批准 MET 抑制剂卡马替尼用于携带 METex14 晚期 NSCLC 的一线或后线治疗。针对沃利替尼的 Ⅱ 期临床研究,评估了沃利替尼在 METex14 晚期肺癌患者中的疗效,ORR 为49.2%,中位缓解持续时间为 9.6 个月(成熟度 40%),DCR 达 93.4%。

五、BRAF

NSCLC 中 BRAF 基因突变发生率有 3%~5%,BRAF V600E 在肺腺癌中最常见,占 NSCLC 患者的 1%~2%。一项 Ⅱ 期临床研究显示达拉菲尼联合曲美替尼一线治疗 36 例 BRAFV600E 突变阳性晚期 NSCLC 患者,ORR 可达 64%(95%CI:46%~79%),中位 PFS

达 10.9 个月（95%CI:7.0~16.6 个月）；另一项 Ⅱ 期临床研究显示达拉菲尼联合曲美替尼治疗 57 例 BRAFV600E 突变阳性化疗进展的晚期 NSCLC 患者，ORR 可达 63%；中位 PFS 达 9.7 个月。NCCN 指南推荐针对 BRAFV600E 突变 NSCLC 患者，推荐一线优选达拉菲尼联合曲美替尼治疗。

六、RET

NSCLC 中 RET 重排的发生率有 1%~2%，常见于年轻、不吸烟的肺腺癌患者。最常见是与 KIF5B 基因融合（占 60%~80%），其次是 CCDC6（占 15%~25%）。众多已经上市的针对 RET-TKI 包括凡德他尼、卡博替尼、塞尔帕替尼（LOXO-292）和普雷西替尼（BLU-667）。一项 Ⅱ 期临床研究显示，卡博替尼治疗 25 例可评估疗效的 RET 重排患者中，有 7 例局部缓解 ORR 达 28%，中位 PFS 为 5.5 个月，中位 OS 为 9.9 个月。一项日本 Ⅱ 期临床研究研究显示，凡德替尼治疗 17 例可评估疗效的 RET 重排患者中，ORR 为 53%，中位 PFS 为 4.7 个月，中位 OS 为 11.1 个月。在针对 LOXO-292 用于治疗具有 RET 重排肿瘤的 LIBRETTO-001 研究中，NSCLC 队列纳入了 39 例未经治疗的患者和 105 例接受过铂类化疗患者，总体 ORR 达 68%，PFS 达 18 4 个月；在 39 例未接受过治疗的患者中，ORR 为 85%（95%CI:70%~94%）。在 105 例接受过化疗的患者中，ORR 为 64%（95%CI:54%~73%），中位缓解持续时间为 17.5 个月。美国 FDA 根据此结果于 2020 年 5 月批准了 LOXO-292 用于治疗 RET 融合 NSCLC 患者。针对 BLU-667 的 ARROW 研究是一项全球性 Ⅰ/Ⅱ 期临床研究，入组 120 例 NSCLC 患者，可评估患者 48 例，所有患者的 ORR 为 58%，1 例患者完全缓解（complete response，CR），27 例患者部分缓解（partial response，PR），18 例患者疾病稳定（stable disease，SD），DCR 为 96%。接受过铂类化疗的患者为 35 例，ORR 为 60%，其中 1 例患者 CR，20 例患者 PR，14 例 SD，DCR 为 100%。2020 年 9 月 4 日，美国 FDA 加速批准 Blueprint Medicines 公司的 RET 抑制剂 BLU-667 上市，用于治疗 RET 融合的 NSCLC 患者。

七、NTRK

约 0.2% 的 NSCLC 患者检出 NTRK 融合。肺癌常见 TPR-NTRK1 融合。3 个 Ⅰ/Ⅱ 期多中心、开放标签、单组的临床试验共纳入具有 NTRK 基因融合晚期实体瘤患者 55 例，其中包含 4 例肺癌患者，给予口服拉罗替尼治疗，全集患者 22% 达到 CR，53% 评估为 PR，73% 的患者缓解时间在 6 个月以上，39% 的患者持续缓解时间超过 1 年。4 例肺癌患者中，3 例达 PR（75%），1 例评估 SD（24%）。2018 年 11 月，美国 FDA 批准拉罗替尼用于治疗携带 NTRK 基因融合的局部晚期或转移性实体瘤成人和儿童肿瘤（不限癌种）。另外一项荟萃研究分析了 3 项恩曲替尼用于 NTRK 融合阳性肿瘤的 Ⅰ/Ⅱ 期临床研究（包含 10 例 NSCLC 患者），结果显示全集人群中 ORR 为 57%，7% 达到 CR，50% 为 PR。NSCLC 亚组 2 例 CR（20%），6 例 PR（60%），1 例 SD（10%），1 例疾病进展（10%）。2019 年 8 月美国 FDA 批准用于治疗 NTRK 基因融合阳性的晚期复发实体瘤的成人和儿童患者。NCCN 指南推荐 NTRK 融合 NSCLC 患者一线使用拉罗替尼或恩曲替尼。

八、HER2

HER2 是 ERBB/HER 家族中另一种酪氨酸激酶受体。在 NSCLC 中,HER2 基因突变表现为基因扩增和突变,20 外显子插入突变最为常见,3% 的 NSCLC 患者存在 HER2 基因突变。因疗效问题,NCCN 指南不建议使用曲妥珠单抗或阿法替尼单药治疗 HER2 阳性 NSCLC 患者,目前仅推荐抗体偶联药物治疗 HER2 阳性 NSCLC 患者,包括 T-DM1(Trastuzumab Emtasine)和 DS-8201(trastuzumab deruxtecan,T-DXd)。T-DM1 由靶向 HER2 分子的曲妥珠单抗偶联美坦辛衍生物 DM1(强效的毒素小分子)构成,基于一项 Ⅱ 期临床试验结果,纳入的 18 例 HER2 基因突变的肺腺癌患者,18 例(44%)达到 PR,中位 PFS 为 5 0 个月(95%CI:3~9 个月)。DS-8201 是曲妥珠单抗偶联拓扑异构酶 Ⅰ-抑制剂 Dxd 的新型抗体偶联药物,Dxd 活性比伊立替康高 10 倍。2020 年,美国临床肿瘤学会会议公布了 DESTINY-Lung01 研究中期结果,入组 42 例 HER2 突变的晚期 NSCLC 患者,40 例患者可评估疗效,使用 DS-8201 治疗的 ORR 为 61.9%,DCR 为 90.5%,中位 PFS 达 14.0 个月(95%CI:6.4~14.0 个月)。

九、KRAS

KRAS 突变是 NSCLC 常见突变类型,在肺腺癌中发生率更高,为 25%~30%,最常见的突变位点是 G12C(39%),其次为 G12V(21%)、G12D(17%)。因为 Kras 蛋白特殊球形分子结构,一度认为 KRAS"不可成药",导致没有直接靶向 KRAS 突变的临床可及药物。因此,NCCN 指南尚未推荐 KRAS 突变 NSCLC 患者靶向治疗方案。近年来,直接靶向 KRAS 蛋白的小分子 TKI 已经相继开发并进入临床研究。AMG510 是 KRASG12C 突变蛋白抑制剂,与突变 KRAS 蛋白的 12 号半胱氨酸(G12C)进行不可逆的结合抑制下游通路。Ⅰ 期临床研究纳入的 10 例 KRAS 突变 NSCLC 患者,结果显示 AMG510 治疗 ORR 为 50%,DCR 为 90%。另一个值得期待的 KRAS-TKI 是 MRTX849,其对 KRASG12C 突变体的抑制效果在纳摩尔水平即可显现,且具非常好的选择性。MRTX849 的 Ⅰ 期临床研究纳入了 17 例既往接受过全身治疗的 KRASG12C 突变晚期实体瘤患者,12 例患者可供评估(6 例 NSCLC,4 例结直肠癌,2 例阑尾癌);6 例肺癌患者中 3 例肿瘤明显缩小,3 例患者 SD;12 例疗效可评价的患者,DCR 高达 100%,肺癌 ORR 为 50%。

第二节　小细胞肺癌的分子靶向治疗

SCLC 属于极端恶性肿瘤,约占肺癌总数的 15%。95% 的 SCLC 患者在诊断时已失去了手术机会;依托泊苷/顺铂是 SCLC 的标准一线化疗方案,但其疗效已达瓶颈,很难再有提升,新的应用于临床的更为有效的化疗药物屈指可数;尽管化疗联合放疗是 LS-SCLC 的标准治疗,但放疗对 ES-SCLC 患者的作用却非常有限,故 SCLC 的治疗,尤其是复发性 SCLC 的治疗选择可谓捉襟见肘,其预后令人沮丧。尽管分子靶向治疗在 NSCLC 治疗中取得了革命性的进步,但由于对 SCLC 遗传学改变缺乏深刻的认识,加之 SCLC 在基因水平上具有明显的异质性,故迄今 SCLC 的靶向治疗几乎乏善可陈。毫无疑问,精准治疗是今后包括恶性肿瘤在内所有疾病治疗的发展方向,故靶向药物研发对于 SCLC 的治疗同样具有十分重要的临床意义。

数十年来,随着基础和临床研究的日益深入,人们对 SCLC 的靶向治疗进行了不懈的探索并逐步取得了一些令人欣慰的进步,已经有多种靶向药物正在研究中,包括以酪氨酸激酶信号传导受体、血管生成、RAS、PI3K/AKT/mTOR 信号通路、Hedgehog 通路为靶点的治疗及与凋亡、表观遗传学等有关的靶向治疗。

一、Bcl-2 抑制剂

Bcl-2(B cell lymphoma-2)是与肿瘤发生和化疗耐药性密切相关的抗凋亡基因。临床研究显示,80%的 SCLC 肿瘤中 Bcl-2 呈过表达,该基因过表达可以促进由 Myc 驱动的 SCLC 肿瘤的生长;基础研究提示,Bcl-2 反义寡核苷酸可以下调 Bcl-2 表达,从而促进肿瘤细胞凋亡。Bcl-2 已成为 SCLC 治疗的重要靶点。

奥巴克拉(obatoclax,GX15-070)是一种小分子 Bcl-2 抑制剂,其发挥抗肿瘤作用的途径主要有两条。

1.BH3 结构域是 Bcl-2 家族共享的一个保守位点,目前已研发出多种 BH3 模拟物,奥巴克拉是其中的一种。这些模拟物很可能是通过隔离 Bcl-2 家族成员而直接激活内源性凋亡通路进一步发挥作用。这种假说的依据有:①这些模拟物可以与 Bcl-2 多个家族成员如 Bcl-2、Bcl-XL 及 Mcl-1 等保持高度亲和力,从而抑制抗凋亡蛋白的作用,诱导肿瘤细胞凋亡;这些模拟物可以通过破坏促凋亡因子和抗凋亡因子之间形成的二聚合物从而提高细胞毒药物的疗效;也有研究发现,奥巴克拉和传统的细胞毒药物有协同作用;②体外实验发现,经治疗的 SCLC 细胞线粒体损伤后的终产物可促进这些模拟物直接激活了内源性凋亡通路,但该假说有一些缺陷,如研究发现,一些 BH3 模拟物不需要激活内源性凋亡途径,但它们也可产生线粒体损伤终产物如活化型半胱天冬酶(cleaved caspase 3)和胞质细胞色素 C 等。

2.研究发现,小分子 Bcl-2 抑制剂可通过自噬导致肿瘤细胞死亡,但其作用的分子机制仍不清楚。研究发现奥巴克拉通过促进自噬体膜上的坏死体的组装导致坏死性凋亡。

有学者对奥巴克拉联合拓扑替康治疗晚期恶性肿瘤的疗效和安全性进行了 I 期研究。共入组了 40 例患者,其中 6 例患者被诊断为复发性 SCLC。结果显示,MTD 为 20μg/m²,6 例复发性 SCLC 患者中 2 例达 PR,4 例为 SD;奥巴克拉的毒性主要为一过性的嗜睡、兴奋等,但不影响治疗。该研究提示,奥巴克拉联合拓扑替康治疗复发性 SCLC 有较好的疗效,不良反应可耐受。研究者推荐奥巴克拉 14mg/m² 为 II 期研究的剂量。基于上述数据,对奥巴克拉联合拓扑替康治疗复发性 SCLC 的疗效进行了一项开放、单臂 II 期临床研究。奥巴克拉 14mg/m²,静脉注射,第 1、第 3 天;拓扑替康 1.25μg/m²,静脉注射,第 1~5 天,3 周为一个周期。入组标准为经含铂方案一线治疗后复发的 SCLC 患者,允许经治疗的脑转移患者入组,主要研究终点为 ORR。结果显示,第一期研究共入组 9 例复发性 SCLC 患者,每例平均接受 2 周期治疗,没有观察到 CR 及 PR 的患者,5 例(56%)达 SD,4 例 PD(44%),最常见的≥3 级的不良反应为血小板减少(22%)、贫血(11%)、中性粒细胞减少(11%)和共济失调(11%)。该研究表明,Ⅱ期研究并未重复出Ⅰ期研究中的较好的疗效;奥巴克拉联合拓扑替康治疗复发性 SCLC 的疗效并不优于拓扑替康单药。还有学者进行了一项奥巴克拉联合 CE 方案一线治疗 ES-SCLC 的Ⅰ期临床研究。奥巴克拉应用递增剂量,3 小时或 24 小时输注,第 1~3 天;卡铂 AUC=5,第 1 天;依托泊苷 100mg/m^2,第 1~3 天,21 天为一个周期。主要研究终点为 MTD。每组各有 25 例患者。3 小时输注的 MTD 为 30mg/d,24 小时输注者未达到 MTD,两者的 ORR 分别为 81% 和 44%。3 小时输注者中枢神经系统不良反应发生率高,DLT 主要为嗜睡、欣快感和定向障碍。奥巴克拉 30mg/d、3 小时方式给药时联合 CE 方案耐受性最好,ORR 最高。该研究提示 30mg/d、3 小时(第 1~3 天)方式给药可提高奥巴克拉的疗效,不良反应可耐受,这可能作为未来奥巴克拉临床研究的推荐剂量。

AT-101 是一种口服的能干扰 Bcl-2、Bcl-XL、Bcl-w 和 Mcl-1 异二聚体形成、上调抗凋亡蛋白 NOXA 和 PUMA、抑制血管形成的 BH-3 模拟物,属泛 Bcl-2 小分子家族抑制剂。临床前研究显示,该药单用对 SCLC 有治疗作用,其和化疗有协同作用。国外进行了一项Ⅰ/Ⅱ期临床研究,应用 AT-101 联合拓扑替康治疗敏感性复发和难治性复发的 SCLC 患者。研究的主要终点为 ORR。AT-101 30~40mg/d,拓扑替康 1.25mg/m^2,第 1~5 天,21 天为一个周期。共入组 30 例患者。结果显示,在敏感复发($n=18$)的患者中,未出现 CR 患者,3 例 PR,10 例 SD,4 例 PD;在难治性复发($n=12$)的患者中,未观察到 CR/PR,5 例 SD,5 例 PD。该研究未达到主要终点,故提前关闭。迄今,关于 AT-101 单独或联合化疗二线治疗 SCLC 的研究均以失败而告终。

国外开展了一项 AT-101 联合 EP 方案一线治疗 ES-SCLC 的Ⅰ期临床研究。剂量递增阶段 20 例患者接受了最多 6 个周期的化疗联合 AT-101 治疗;扩展研究阶段 7 例患者在临床获益后继续应用化疗联合 AT-101 治疗,直至 4 个周期或出现 PD。结果显示,在剂量递增阶段,71.4%(5/7)患者达 PR,这个结果超出了预期的单纯化疗的 ORR(40%~50%)。尽管该研究样本量很小,但其提示 AT-101 联合 EP 方案一线治疗 ES-SCLC 的疗效值得进一步研究。

ABT-263(navitoclax)是一种选择性 Bcl-2 和 Bcl-XL 小分子抑制剂。Ⅰ期临床研究($n=39$)发现 ABT-263 单药(325mg、每天一次、第 1~7 天,后改为 150mg、每天一次)治疗复发性 SCLC 患者的安全性好。Ⅱ期临床研究结果显示,中位 PFS 为 1.5 个月,中位 OS 为 3.2 个月,治疗相关的不良反应为血小板减少。该研究还发现,胃泌素释放肽前体(pro-gastrin releasing peptide,pro-GRP)含量和 Bcl-2 基因表达密切相关($r=0.93$),另外,基线水平的 CYFRA21-1、NSE、pro-GRP 及 CTCs 与患者的临床获益相关。该研究提示,ABT-263 单药治疗复发性 SCLC 的疗效有限。关于 ABT-263 联合 EP 方案治疗 SCLC 的研究正在进行。Bcl-2 拮抗剂(BH3 模拟物)还有 chelerythrine 及 EM-20-25 等。

以上研究初步表明,关于 BH3 模拟物治疗复发性 SCLC 的研究样本量小,多数疗效不尽如人意;应进一步扩大样本进行深入研究以明确其临床疗效。另外,阐明其确切的作用机制可能有助于改进其疗效。

二、受体酪氨酸激酶抑制剂

数十年来,受体酪氨酸激酶(receptor tyrosine kinases,RTKs)如 c-KIT、c-MET、EGFR、FCFRs、IGF-1R、VEGFRs 及其下游的信号调节蛋白一直是人们关注的 SCLC 的热门靶点。

1.c-KIT 抑制剂　干细胞因子 c-KIT 是一种编码跨膜酪氨酸激酶的生长因子受体,为 PDGFR 家族成员之一。其在造血干细胞、生殖细胞等多种细胞的存活、增生和抗凋亡过程中发挥重要作用。已知在 SCLC 中 c-KIT 表达丰富且大多数 SCLC 患者表达 c-KIT,但由于缺乏 c-KIT 基因外显子 11 的突变、药物浓度不足、下游的信号通路如 PI3K/AKT/mTOR 的激活等,不论小分子酪氨酸激酶抑制剂伊马替尼(imatinib)单药还是联合化疗,无论一线治疗还是二线治疗,无论是敏感性复发还是难治性复发,均未使 SCLC 患者生存获益。

2.c-MET 及其受体 HGF 抑制剂　SCLC 表达 c-MET 及其受体 HGF;部分 SCLC 患者中有 c-MET 突变;c-MET 磷酸化与 SCLC 患者预后差密切相关。临床前研究显示,小分子 c-MET 抑制剂 SU11274 和 PHA665752 能够抑制具有 c-MET 突变的 SCLC 细胞的增生和浸润,SU11274 还可以提高 SN-38(一种伊立替康衍生物)治疗 SCLC 的活性,但相关的临床研究尚未见报道。

Rilotumumab(AMG 102)是一种完全人源化的单克隆抗体,可特异性抑制 HGF 从而进一步抑制其下游的 c-MET 信号通路。国外进行了一项 ICF-1R 抑制剂 ganitumab(AMG 479)或 rilotumumab 联合含铂方案一线治疗 ES-SCLC 的 II 期临床研究。将入组的 185 例患者随机分为 A 组($n=62$):ganitumab 联合 EP/EC 方案(4~6 个周期),后继以 ganitumab 单药治疗;B 组($n=62$):rilotumumab 联合 EP/EC 方案(4~6 个周期),后继以 rilotumumab 单药治疗;C 组($n=61$):安慰剂联合 EP/EC 方案(4~6 个周期),后继以安慰剂治疗。Ganitumab18mg/kg,静脉注射,第 1 天;rilotumumab 15mg/kg,静脉注射,第 1 天;VP-16 100mg/m^2,静脉注射,第 1~3 天,顺铂75mg/kg,静脉注射,第 1 天或卡铂 AUC=5,第 1 天,21 天为一个周期。三组的中位 PFS 分别为 5.5、5.4 和 5.4 个月,中位 OS 分别为 10.7、12.2 和 10.8 个月。该研究提示,ganitumab 或 rilotumumab 联合含铂方案一线治疗 ES-SCLC 未明显改善患者的 PFS 和 OS。目前正在进行亚组的生物标志物和药代动力学分析,以期筛选出获益人群。

关于 c-MET 抑制剂 ARQ197、XL880、MK2461 及 PF-02341066 治疗 SCLC 的研究正在进行。

3.IGF-1 抑制剂　IGF-1 作为一种自分泌生长因子可促进 SCLC 的生长;IGF-1R 在 SCLC 中呈过表达。IGF-1 和 IGF-1R 结合后可激活 PI3K/AKT、RAS-MAPK 等信号通路,在促进有丝分裂、正常细胞恶性转化、肿瘤细胞增生和存活、抑制肿瘤细胞凋亡等方面有非常重要的作用,故 IGF-1R 已成为抗肿瘤治疗的新靶点;靶向作用于 IGF-1R 的药物可以提高化疗(细胞毒药物)和放疗的敏感性。迄今,针对 IGF-1R 的分子靶向药物已有多种,如 NVP-ADW742、OSI-906(linsitinib)、ganitumab(AMG 479)、MK-0646、cixutumumab 及 figitumummab(CP-751871)等。临床前研究发现,选择性 IGF-1R 酪氨酸激酶抑制剂 NVP-ADW742 通过抑制 IGF-1/IGF-1R 信号通路而抑制 SCLC 的生长;OSI-906是一种口服的 IGF-1R 酪氨酸激酶抑制剂。基础研究发现,治疗前磷酸化的细胞外信号调节激酶(extracellular signal regulated-kinase,ERK)的水平可预测 OSI-906 治疗 SCLC 的敏感性;figitumummab 是直接抑制 IGF-1R 的单克隆抗体,基础研究显示其具有良好的抗肿瘤活性,可改善细胞毒药物的化疗效果,但 figitumummab 联合顺铂,依托泊苷治疗SCLC 的 Ⅱ 期临床试验(NCT00977561)因疗效不佳而提前终止。MK-0646 和 cixutumum-ab 均为 IGF-1R 的单克隆抗体,它们分别联合顺铂/依托泊苷治疗 SCLC 的 Ⅱ 期临床试验(NCT00887159,NCT00869752)正在进行。

尽管基础研究表明,ICF-1R 抑制剂对 SCLC 有抗肿瘤活性,但迄今却无一临床研究证明已有的 IGF-1R 抑制剂能使 SCLC 患者生存获益。

4.EGFR-TKIs 临床研究表明,EGFR 突变不是 SCLC 的主要驱动基因。SCLC 患者发生 EGFR 突变较少见,但个案报道及小样本研究越来越多。携带 EGFR 突变的 SCLC有如下特点:①EGFR 突变一般出现在单一 SCLC 或混合 SCLC(混合型腺癌多见)患者中;②突变位点主要为 EGFR 外显子 19、21,且不同细胞组织突变位点一致;③EGFR 突变多为不吸烟或轻度吸烟的女性患者;④单纯 SCLC 突变的患者无 EGFR 表达(荧光原位杂交)。

仅 4% 的 SCLC 患者有 EGFR 突变。理论上,这些患者能够从 EGFR-TKIs 治疗中获益。但一项 Ⅱ 期临床试验(NCT00298688)发现,在 19 例(12 例为敏感复发)未经选择的复发性 SCLC 患者中,吉非替尼治疗后,未观察到 CR/PR,仅 2 例 SD 且持续时间<90 天,TTP 为 50 天,1 年生存率为 21%。3/4 级毒性反应为疲乏(21%)和肺毒性(32%)。国外学者进行了一项吉非替尼治疗复发性 SCLC 的 Ⅱ 期临床研究。共入组 29 例患者,其中 17例为难治性复发的 SCLC。结果显示,1 例 PR,5 例 SD,中位 PFS 为 59 天,中位 OS 为 20周,治疗期间患者的生活质量也未得到任何改善。上述临床研究均未显示出 EGFR-TKIs对 SCLC 的任何治疗作用。出现这种阴性结果最可能的原因就是 SCLC 出现 EGFR 突变的概率太低;EGFR-TKIs 在 SCLC 中应用的前景十分渺茫。令人费解的是,在获得性 EG-FR-TKIs 耐药的 NSCLC 患者中约 14% 转化为 SCLC,这些患者往往还携带 EGFR 突变,且未发现 T790M 突变和 c-MET 扩增。这可能用 NSCLC 的异质性(许多 NSCLC 中含有NSCLC 细胞,也含有 SCLC 细胞)来解释。这是今后研究的热点之一。

5.FGFR 抑制剂 FGFR 家族受体是近年来引人注目的一种 SCLC 治疗靶点。5%~6% 的 SCLC 有 FCFR1 基因扩增;FGFR-2 可通过 ERK 和核糖体蛋白 6 激酶(ribosomal protein S6 kinase,S6K)途径刺激 SCLC 细胞增生和对化疗耐药。基础研究发现,一种小分子 FGFR 抑制剂 PD173074 在体内和体外均显示出抑制 SCLC 的活性。今后应积极开展FGFR 抑制剂治疗 SCLC 的临床研究。

三、法尼基酰转移酶抑制剂

尽管 SCLC 中 RAS 基因突变罕见,但在 SCLC 中已经发现突变的 RAS 家族调节蛋白。RAS 家族蛋白介导 RTK 信号导致其下游发生信号瀑布,因此,抑制 SCLC 中的这些信号瀑布有可能导致肿瘤细胞生长受抑和出现细胞毒效应。法尼基酰转移酶抑制剂可以通过阻止 RAS 蛋白结合到细胞膜而抑制 RAS 蛋白的功能。Tipifarnib(R115777,Zarnestra)是一种口服的特异性小分子法尼基酰转移酶抑制剂。国外进行了一项关于 Tipifarnib 治疗敏感复发型 SCLC 的 II 期临床研究。共入组 22 例患者。Tipifarnib 400mg,每天 2 次,第 1~14 天,21 天为一个周期。结果显示,中位 PFS 为 1.4 个月,中位 OS 为 6.8 个月,最常见的 3/4 级不良反应为粒细胞减少(27%)和血小板减少(23%)。该研究提示,Tipifarnib 在敏感复发型 SCLC 的治疗中未显示出明显的效果。

流行病学调查显示,他汀类药物降低了包括肺癌在内的恶性肿瘤的发生率,该类药物可能还具有法尼基酰转移酶抑制剂的作用。基础研究显示,辛伐他汀在体内和体外均具有抑制 SCLC 的活性。这可能是通过减少 RAS 激活的下游信号通路来实现的,但临床研究表明,辛伐他汀联合伊立替康/顺铂并未改善 ES-SCLC 患者的存活。目前,还有两项他汀类单药或他汀类联合化疗治疗 SCLC 的临床研究正在进行(NCT01441349,NCT00433498)。

四、PI3K/AKT/mTOR 信号通路抑制剂

PI3K/AKT/mTOR 信号通路是恶性肿瘤细胞内变异最频繁的信号通路之一,故在过去的数十年中,PI3K、AKT、mTOR、PIK3CA 及 PTEN 等一直是抗肿瘤靶向治疗的重要靶点。许多研究已经充分证明该通路在 SCLC 中被激活;PI3K/AKT/mTOR/PTEN 通路介导 SCLC 生长、存活和对放化疗的抵抗性。迄今,mTOR 抑制剂主要有西罗莫司(sirolimus,rapanycin,雷帕霉素)、替西罗莫司(temsirolimus,CCI-779)、依维莫司(everolimus,RADOOI)及 deforolimus 等。在 PI3K/AKT/mTOR 通路活化和抗凋亡蛋白低表达的 SCLC 细胞中,依维莫司具有明显的抗肿瘤活性;依维莫司联合 VP-16 或 Bcl-2 抑制剂能够增强抗 SCLC 的活性;依维莫司和厄洛替尼联合在抗 SCLC 细胞增生中有协同作用;研发靶向 PI3K 亚型(isoforms)的药物可能是 SCLC 靶向治疗中另一种有前景的策略;通过下调经选择的 Bcl-2 家族蛋白,靶向 PI3K 亚型 p110a 可以诱导 SCLC 细胞凋亡和自噬。提示在 SCLC 治疗中,PI3K 抑制剂可能比西罗莫司衍生物更为有效。近年来,体内和体外研究均表明,PI3K 抑制剂 PF-4989216 可以抑制具有 PIK3CA 基因突变的 SCLC 细胞,一项关于泛 I 类 PI3K 抑制剂 buparlisib(BKM-120)联合 EP 方案治疗 SCLC 的临床研究已经启动(NCT02194049);在 SCLC 的治疗中,西罗莫司能够增强 ABT373 的作用。

国外进行的一项替西罗莫司维持治疗 SCLC 的 II 期临床研究(ECOG1500)中,85 例一线化疗后缓解的 ES-SCLC 患者根据不同的替西罗莫司剂量随机分为两组:44 例患者接受每周 25mg 剂量,41 例接受每周 250mg 剂量。结果显示,中位 PFS 为 2.2 个月,1 年 PFS 率为4.7%。高、低剂量组的 PFS 分别为 2.5 个月和 1.9 个月($P=0.24$),OS 分别为9.5 个月和6.6个月($P=0.008$),最常见的 3/4 级不良反应为血小板减少、低磷血症、中性粒细胞减少和乏力。该研究提示,两种剂量的替西罗莫司维持治疗 SCLC 均未能延长 PFS,但高剂量的替西罗莫司延长了患者的 OS。

依维莫司是口服的西罗莫司衍生物。国外进行了一项依维莫司(10mg/d 至 PD)治疗复发型 SCLC 的 Ⅱ 期临床研究(NCT00374140)。共入组 40 例患者,21 例为敏感复发,4例为难治性复发。结果显示,在 35 例可评价的患者中,1 例 PR(敏感复发),8 例 SD,26例 PD,6 周的 DCR 为 26%,中位 OS 为 6.7 个月,中位 TTP 为 1.3 个月。≥3 级的不良反应为血小板减少、中性粒细胞减少、感染、肺炎、乏力、转氨酶升高、腹泻和急性肾衰。该研究提示,依维莫司单药治疗非选择性、复发的 SCLC 疗效非常有限,未来应开展依维莫司治疗敏感复发型 SCLC 的临床研究。

依维莫司单药治疗 SCLC 疗效令人失望,其联合化疗疗效如何? 有学者应用依维莫司联合 EP 方案一线治疗 ES-SCLC,结果显示,在 G-CSF 的预防性保护下,依维莫司联合EP 治疗 SCLC 可能是安全的(NCT00466466),而另一项关于依维莫司联合 EC 方案的研究却因为不良反应太大而被迫终止了。还有学者进行了一项依维莫司联合紫杉醇治疗SCLC 的 Ⅰ b 期结果,评价了依维莫司在 2.5mg/d、5mg/d、10mg/d 不同剂量水平联合紫杉醇 175mg/m²、21 天为一个周期方案的安全性。结果提示,依维莫司联合紫杉醇治疗复发型 SCLC 的推荐剂量为 5mg/d。

几种治疗 SCLC 的 AKT 抑制剂已经进入临床试验,正在进行的有 MK-2206 治疗具有 PIK3CA、AKT 或 PTEN 突变的各种恶性肿瘤的临床研究(NCT01306045)等。

五、Src 酪氨酸激酶抑制剂

Src 激酶家族是一种具有酪氨酸激酶活性的细胞内信号传导蛋白,其作为膜结合开关分子可连接细胞外和细胞内许多重要信号通路,亦可连接来自不同蛋白的非受体酪氨酸激酶的调节信号。Src 家族包括 C-Src、Fyn、Yes、Yrk、Hck、Lyn、Lck、Fgr 及 BIKSrc 等。临床研究发现,SCLC 中 c-Src 呈过度表达,而正常肺组织中未见其过表达。达沙替尼可阻断 Src 磷酸化激酶和其他磷酸化激酶如 c-Src、Fyn、Yes、Lck、c-Kit、Abl 及 EphA2 等,该药还可通过 Rb 基因和 P27 产物脱磷酸化而阻滞 G1/S 转换。

CALCB30602 研究是应用达沙替尼治疗敏感复发的 SCLC 的 Ⅱ 期临床研究(NCT00470054),该研究未达到预期疗效而被终止。Saracatinib(AZD0530)对 c-Src 和 c-Abl 均有抑制作用。国外进行了一项应用 Saracatinib 维持治疗 ES-SCLC 的 Ⅱ 期临床研究。主要研究终点为 12 周 PFS 率,共入组 20 例患者。因中期分析时疗效未达到预期目标(实际 6/20,预期为 13/20),故试验被提前终止。

六、Hedgehog(HH)通路抑制剂

HH 通路是目前正在研究的 SCLC 靶向治疗中的另一个重要目标,其主要包括 HH 受体、HH 配体和下游转录因子,对动物干细胞分化、正常胚胎发育和器官形成具有重要作用。HH 通路的活化亦与多种肿瘤的发生密切相关。已经发现,HH 通路中有 Shh、Ihh 及Dhh 三种配体,Ptch 和 Smoh 是靶细胞膜上的两种跨膜蛋白,在 HH 信号转导中发挥受体作用。当缺少 HH 配体时,Ptch 可抑制 Smoh 的功能;当 AHH 存在时,Ptch 可与 HH 结合,解除 Smoh 的抑制作用,从而激活 HH 信号通路。研究发现,HH 信号通路和蛙皮素(hombesin)中性肽受体通路之间存在交叉对话;SCLC 中存在 HH 信号通路持续激活;

SCLC 细胞系和 SCLC 肿瘤组织中存在 Shh 高表达。

目前正在对几种 HH 抑制剂如 GDC-0449（vismodegib）进行治疗 SCLC 的Ⅰ/Ⅱ期临床试验（NCT00887195）。Ⅰ期研究已经确定了其 MTD。国外进行了一项一线治疗 ES-SCLC 的Ⅱ期临床试验。共入组 155 例患者，随机分为顺铂/依托泊苷组（CE）、顺铂/依托泊苷联合 vismodegib 组（CEV）和顺铂/依托泊苷联合 cixutumumah 组（CECx）。顺铂 75mg/m²、第 1 天，依托泊苷 100mg/m²、第 1~3 天，vismodegib 150mg/d 口服，cixutumumab 6mg/kg，每周重复一次。结果显示，三组 PFS 分别为 4.4、4.6 和 4.7 个月；OS 分别为 9.8、10.1 和 9.1 个月；ORR 分别为 43%、52% 和 49%。三组之间 PFS、OS 和 ORR 均无明显差异。三组之间不良反应相似。该研究提示，CE 联合 vismodegib 或 cixutumumab 均未显著改善患者的 PFS 和 OS。

七、血管生成抑制剂

血管生成抑制剂不仅可直接抑制肿瘤生长，还可通过改变肿瘤微环境预防肿瘤微转移灶的形成，并能通过长期的维持治疗发挥抗肿瘤作用。

1.贝伐单抗（bevacizumab）　VEGF 是一种强有力的促血管生成因子；VEGF/VEGFR 信号通路在 SCLC 的发生、发展和耐药中发挥着重要的作用，阻断该通路可抑制 SCLC 的生长，并可增加 SCLC 对化疗的敏感性。临床研究发现，80% 的 SCLC 存在 VEGF 过表达且主要为 VEGFR2 和 VEGFR3 过表达；在 SCLC 中，c-Kit 可控制 VEGF 的表达水平；VEGF 表达与 SCLC 的更差的预后有关；靶向作用于 VEGFR 和 c-Kit 的 SU5416 可抑制 SCLC 的生长。目前，针对 VEGF/VEGFR 通路主要有两类药物：VEGF 单克隆抗体和小分子 VEGFR 酪氨酸激酶抑制剂。贝伐单抗是针对 VEGF 的重组人源化 IgG1 单克隆抗体。以 E4599 为代表的多项研究已经充分证明了贝伐单抗联合化疗可以显著延长非鳞 NSCLC 患者的生存时间，故关于该药联合化疗在 SCLC 中的作用也激发了人们的研究兴趣。

国外进行的一项Ⅱ期临床研究探讨了伊立替康/卡铂（IC）化疗和放疗后应用贝伐单抗维持治疗 LS-SCLC 患者的疗效和安全性，共入组 57 例患者。结果显示，ORR 为 80%，2 年 PFS 率为 54%，中位 OS 为 15 个月。1 例患者出现了气管食管瘘。在一项入组了 29 例化放疗后继以贝伐单抗维持治疗的 LS-SCLC 患者的多中心、非随机单臂Ⅱ期临床研究中，19 例可评价的患者 ORR 为 79%，1 年生存率为 68%，中位 OS 未达到。2 例患者出现了气管食管瘘，其中 1 例为致命性气管食管瘘，1 例因呼吸系统及消化道出血而死亡。这 3 例严重不良事件均发生于贝伐单抗治疗期间。这两项研究提示，化放疗后继以贝伐单抗维持治疗其疗效并不优于标准治疗且可能增加了气管食管瘘的发生概率，故一般不推荐贝伐单抗治疗 LS-SCLC。

关于贝伐单抗在 ES-SCLC 治疗中的应用也有报道。国外开展了一项旨在评价化疗联合贝伐单抗一线和维持治疗 ES-SCLC 疗效和安全性的临床研究（E3501）。共入组 63 例患者，给予贝伐单抗（15mg/kg）联合 EP（标准剂量）方案治疗，21 天为一个周期，共 4 个周期。化疗完成后对于疾病未进展的患者继续以贝伐单抗同药维持治疗，直至 PD 或出现不能耐受的不良反应。结果显示,39例可评价疗效的患者中,CR4例,PR23例,ORR为63.5%,中位PFS为4.7个月,6个月PFS率为30%,中位OS为10.9个月。3/4级不良反应发生率仅0.1%,主要为中性粒细胞减少、血小板减少、乏力、高血压、中性粒细胞缺乏性发热及脱水等,未观察到大咯血。该研究提示,贝伐单抗联合化疗可延长ES-SCLC的生存时间,不良反应可控。还有学者进行了一项贝伐单抗联合化疗(EP或CP)一线治疗ES-SCLC随机对照Ⅱ期临床研究(SALUTE)。共入组102例患者,随机分为化疗联合贝伐单抗组($n=52$)和化疗联合安慰剂组($n=50$)。主要研究终点为PFs。结果显示,两组的PFS分别为5.5和4.4个月,中位OS分别为9.4和10.9个月,中位持续缓解时间分别为4.7和3.2个月,ORR分别为58%和48%,未发现新的与贝伐单抗相关的不良反应。该研究提示,化疗联合贝伐单抗的一线治疗和贝伐单抗同药维持治疗延长了ES-SCLC患者的PFS和疾病缓解时间,但并没有转化为OS获益;不良反应可耐受。一项旨在评价伊立替康/顺铂联合贝伐单抗一线治疗ES-SCLC疗效和安全性的Ⅱ期临床研究(CAIGB 30306),共入组72例患者,主要研究终点为观察50%和65%的12个月生存率。顺铂30μg/m²,伊立替康65mg/m²,第1、第8天,贝伐单抗15mg/m²,第1天,21天为一个周期,共6个周期。结果显示,在60例可评价的患者中,CR 3例(5%),PR 45例(70%),SD 11例(17%),PD 1例(2%);ORR达75%,中位PFS 7个月,中位OS 11.6个月。3/4级不良反应主要有中性粒细胞减少(25%)、电解质紊乱(23%)、腹泻(16%)、血小板减少(10%)、乏力(10%)、恶心(10%)、高血压(9%)、贫血(9%)、感染(7%)、血栓形成(2%)、卒中(2%)、肠穿孔(1%),治疗期间死亡3例(肺炎、中风和心力衰竭各1例)。研究还发现,在调整年龄和PS评分后,≥1级的高血压与OS改善有关($HR=0.90$,$P=0.04$),低VEGF水平与更短的PFS有关($HR=0.90$,$P=0.03$)。该研究提示,尽管未达到主要终点,但患者的PFS明显获益,ORR显著提高;在调整年龄和PS评分后,≥1级的高血压与OS改善有关。

SCLC二线治疗的选择非常有限。业已发现,紫杉醇单药在SCLC二线治疗中具有良好的活性;血管生成在SCLC的形成过程中具有重要作用。故贝伐单抗联合紫杉醇在SCLC二线治疗中的作用备受瞩目。国外学者开展了一项旨在评价贝伐单抗联合紫杉醇二线治疗敏感复发型SCLC的Ⅱ期临床研究。共入组34例敏感复发、PS 0~1的患者。主要研究终点为PFS,次要研究终点为ORR、毒性和OS。紫杉醇90mg/m²、第1、第8、第15天,贝伐单抗10mg/kg、第1、第15天,28天为一个周期。结果显示,中位PFS为14.7周(和历史对照相同),中位生存时间30周,ORR为18.1%,SD患者占39.3%,PD患者占45.4%;未发现非预期的毒性,3/4级毒性反应很少,主要有中性粒细胞减少、乏力和呼吸困难。该研究提示,贝伐单抗联合紫杉醇并未改善敏感复发型SCLC患者的预后。其他学者进行了一项应用贝伐单抗联合紫杉醇治疗难治性复发的SCLC的多中心Ⅱ期临床研究。共入组34例一线化疗完成后3个月内复发的PS评分0~2的SCLC患者,其中19例患者至少接受过二线化疗,17例接受过放疗,9例患者有脑转移。贝伐单抗10mg/kg、第1、第15天;紫杉醇90mg/m²、第1、第8、第15天,28天为一个周期。结果显示,ORR为20%(1例CR),DCR为36.7%,中位疗效持续时间为2.5个月,中位PFS为2.7个月,中位

OS 为 6.3 个月。3/4 级不良反应较少,主要有粒细胞减少、腹泻和疲乏,1 例发生了非致命性肺栓塞。该研究提示,贝伐单抗联合紫杉醇二线治疗预后很差的难治复发型 ES-SCLC 是可行的,也是有效的;这种联合方案代表了一种有效的治疗选择,当然,这还需要进一步研究和探索。

拓扑替康单药是 SCLC 二线治疗的标准方案。该药联合贝伐单抗能否改善对化疗耐药的 SCLC 患者的预后显然是人们关注的焦点问题。国外学者进行了一项贝伐单抗联合拓扑替康二线治疗 SCLC 的开放标签、多中心、单臂Ⅱ期临床研究。共入组了 50 例患者,敏感复发组 27 例,难治耐药组 23 例。结果显示,两组 PFS 分别为 6.24 个月和 2.91 个月,全部患者的 ORR 为 16%,未观察到 CR 的患者,SD 20 例(40%),PD 13 例(26%),中位 OS、TTP 和持续缓解时间分别为 7.4 个月、1.3 个月和 4.7 个月;3 个月 PFS 率为 65%,与历史对照的 50% 相比明显提高($P = 0.017$),但未达到预期目标。

以上研究表明,由于不良反应严重,故对于 LS-SCLC 患者一般不推荐应用贝伐单抗;尽管贝伐单抗联合化疗在 ES-SCLC 患者的治疗中并未得到明显的生存获益,但由于相关的临床研究少,样本量小,研究方案不一致,缺乏Ⅲ期研究,故贝伐单抗联合化疗在 ES-SCLC 的作用尚不明确,仅部分研究显示可延长 PFS,但 OS 无明显获益;开展大样本 RCT 研究是今后的方向。

2.西地尼布(cediranib, AZD2171)　是一种强有力的选择性 VEGFR1、2、3 抑制剂。临床前研究和Ⅰ期临床研究均证明,该药对包括肺癌在内的多种肿瘤都具有很强的治疗活性,且口服生物利用度高,推荐的Ⅱ期研究剂量为 45mg、每天一次,28 天为一个周期。基于此,有学者开展了一项 cediranib 治疗复发性或难治性 SCLC 的Ⅱ期临床研究。由于前 12 例中的 7 例患者不能耐受 45mg/d 的不良反应,故改为 30mg/d,治疗至 PD 或出现不能耐受的不良反应,每 2 个周期评价疗效。磁性分离循环内皮细胞(circulating endothelial cells,CECs)。共入组 25 例患者,所有患者都接受过以铂类为基础的化疗,11 例患者接受过放疗。结果显示,接受 cediranib 治疗的中位周期数少于 1 个周期,停药的原因主要是出现了 3 级的疲乏($n = 3$)、肝酶升高($n = 2$)、3 级的高血压($n = 1$)。30mg/d 的剂量耐受性比较好,13 例患者中的 8 例完成了 2 个周期的治疗。1/2 级不良反应主要是恶心、呕吐、疲乏、腹泻、蛋白尿和高血压。没有观察到 CR 或 PR 的病例,9 例 SD,中位 PFS 和中位 OS 分别为 2 个月和 6 个月。对 5 例患者基线水平和疾病进展后可用的标本分析发现,疾病进展后 4 例患者血中 CECs 细胞数量升高。该研究提示,cediranib 在 SCLC 的二线治疗中不良反应可耐受,但患者没有临床获益,不推荐 VEGFR-TKIs 单药治疗 SCLC;CECs 数量升高与疾病进展之间似乎有关,今后需进行大样本研究。

3.索拉非尼(sorafenib)　基础研究证明,索拉非尼是一种小分子多靶点酪氨酸激酶抑制剂,其能同时抑制多种细胞内和细胞膜上的激酶,如 RAF 激酶、VEGFR2、VEGFR3、PDCFRβ、c-KIT 及 FLT-3 等。索拉非尼具有双重抗肿瘤作用:一是通过阻滞 RAF/MEK/ERK 信号通路而直接抑制肿瘤生长;二是通过改变肿瘤微环境,即通过阻断 VEGF/VEGFR 信号通路和 PDGFR 信号通路抑制肿瘤血管形成而间接抑制肿瘤生长。

国外进行了一项旨在评价索拉非尼治疗既往接受过一个含铂方案治疗的 ES-SCLC

患者的Ⅱ期临床研究。共入组 89 例患者,索拉非尼 400mg、每天 2 次,28 天为一个周期。按对铂类药物的敏感性分为敏感组($n=38$)和耐药组($n=45$)。结果显示,可评价疗效的 83 例患者中,敏感组无 CR 患者,4 例 PR,估计的 ORR 为 11%,耐药组也无 CR 患者,1 例 PR,估计的 ORR 为 2%,两组的中位 OS 分别为 6.7 个月和 5.3 个月,与历史对照(挽救性化疗)具有可比性。82 例患者可评价毒性反应,3 级皮肤不良反应发生率 25%,3/4 级流感样症状发生率 14%,19 例患者由于治疗相关的不良反应而终止治疗。该研究提示,索拉非尼二线治疗 ES-SCLC 疗效并不理想,不推荐该药单独治疗 ES-SCLC。还有学者进行了一项索拉非尼联合顺铂/依托泊苷(EP 组)或卡铂/培美曲塞(CbP 组)治疗难治性实体瘤的Ⅰ期临床试验。其中 ES-SCLC4 例,NSCLC7 例。研究显示,和卡铂/培美曲塞相比,索拉非尼联合顺铂/依托泊苷方案疗效更好。由于样本量太小,该研究对临床价值有限,但其为索拉非尼联合化疗治疗 ES-SCLC 提供了可能性。

4.沙利度胺(thalidomide) 作为抗血管生成药物,沙利度胺可抑制 VEGF、bFGF、内皮细胞的增生和迁移。一项关于沙利度胺联合化疗治疗 SCLC 的单臂Ⅱ期临床研究显示,该方案耐受性好,ORR 为 68%(17/25)。这项小型研究激发了人们探索沙利度胺联合化疗治疗 SCLC 的热情。随后又开展了一项大型Ⅲ期临床试验,旨在评价沙利度胺联合化疗治疗 LS-SCLC 和 ES-SCLC 的临床疗效和安全性。共入组 724 例患者,其中 LS-SCLC 占 369 例,ES-SCLC 355 例。所有患者均给予 6 个周期的卡铂/依托泊苷方案化疗,随机加用或不加沙利度胺 100~200mg/d,连服 2 年(含维持治疗)。结果显示,沙利度胺联合化疗组(联合组)和单纯化疗组的 OS 分别为 10.1 个月和 10.5 个月($HR=0.91$,95% CI:$0.93~1.27$,$P=0.28$);LS-SCLC 和 ES-SCLC 的 OS 和 PFS 均无获益;联合组和单纯化疗组肺栓塞和深静脉血栓的发生率分别为 19% 和 10%($HR=2.13$,95% CI:$1.41~3.20$,$P<0.001$),联合组皮疹、便秘及神经毒性较单纯化疗组更为常见,两组的血液学毒性相似。该研究强烈提示,沙利度胺联合化疗不仅未能改善疗效,反而带来更多的不良事件,故不推荐沙利度胺用于 SCLC 的治疗。

5.舒尼替尼(sunitinib) 是一种小分子多靶点受体酪氨酸激酶抑制剂,具有抑制肿瘤血管形成和抗肿瘤生长等多重作用。该药通过 PDGFR、VEGFR(VEGFR1~3)、FLT-3、CSF-IR、KIT 和 RET 等靶点发挥抗肿瘤作用。国外学者进行了一项舒尼替尼维持治疗 ES-SCLC 的Ⅱ期临床研究。该研究先用伊立替康/卡铂进行化疗,伊立替康 60mg/m² ,第 1、第 8、第 15 天,卡铂 AUC=4,28 天为一个周期,6 个周期后对于疾病控制的患者口服舒尼替尼 25mg、每天一次,直至 PD 或出现不能耐受的不良反应。共入组 34 例患者,研究的主要终点为 1 年 OS 率。结果显示,21 例患者完成了 6 个周期的化疗,17 例患者接受了舒尼替尼治疗,中位治疗时间为 9 周,中位随访时间为 50 周。50 周后仍有 22 例患者存活。1 年 OS 率为 54%,中位 TTP 为 7.6 个月。化疗后应用舒尼替尼进行维持治疗 ES-SCLC 的 1 年 OS 率令人满意。随后研究者对其进行了随机对照Ⅱ期临床研究。共 85 例患者入组。结果显示,一线化疗(卡铂/依托泊苷)后达 CR 或 PR 的患者给予 PCI,PD 后可交叉治疗。疾病未进展者给予舒尼替尼($n=44$)和安慰剂($n=41$)维持治疗。两组的中位 PFS 分别为 3.77 个月和 2.30 个月($P=0.037$),中位 OS 分别为 8.95 个月和 6.89 个月（$P=0.27$）。该研究提示，舒尼替尼维持治疗明显改善了 ESSCLC 患者的 PFS，但未转化成 OS 获益。进一步扩大样本进行研究是值得的。

6.Aflibercept（AVE00005）　抑制血管形成最有效的方法之一就是靶向阻断 VEGF 信号通路，主要包括直接靶向 VEGF、干扰 VEGF 和 VEGFR 的结合和抑制 VEGFR-TKIs 的活性。能够诱捕 VEGF 的诱饵型 VEGFR 就是增强 VEGF 抑制作用的一种新途径。Aflibercept 即为一种可溶性重组诱饵型 VEGFR（AVE-0005，VEGF TrapR1R2）。其可与 VEGF-A、VEGF-B 和胎盘生长因子结合（均为血管生长刺激因子），aflibercept 与 VEGF 结合的亲和力较贝伐单抗强约 800 倍，是一种具有良好临床应用前景的抗血管生成药物。应用 aflibercept 治疗 SCLC 的研究甚少。国外进行了一项应用 aflibercept 治疗既往经含铂方案化疗失败的 SCLC 的 II 期临床研究（SWOG0802）。主要研究终点为 3 个月 PFS 率。189 例患者分为敏感性复发组（$n=83$）和难治性复发组（$n=106$）。前者随机分为拓扑替康（$n=41$）单药组和拓扑替康联合 aflibercept（$n=42$）组；后者也随机分为拓扑替康（$n=51$）单药组和拓扑替康联合 aflibercept（$n=55$）组。结果显示，在铂类敏感复发的患者中，联合组估计的 3 个月 PFS 率为 24%，而单药组为 15%（$P=0.22$）；两组的中位 PFS 分别为 1.8 个月和 1~3 个月，两组的中位 OS 分别为 6 个月和 4.6 个月（$P=0.36$）；DCR 分别为 37% 和 18%（$P=0.05$）。在难治性复发的患者中，两组估计的 3 个月 PFS 率分别为 27% 和 10%（$P=0.02$），两组估计的中位 PFS（1.4个月 vs.1.4 个月）和中位 OS（4.6 个月 vs.4.2 个月）均无显著性差异；DCR 分别为 25% 和 15%（$P=0.14$）。联合组不良反应发生率较单药组高，最主要为肺出血（5 例），其他的 3/4 级不良反应主要为中性粒细胞减少、血小板减少及胃肠道反应等。该研究提示，应用 aflibercept 二线治疗 SCLC 患者并无明显获益；相对来讲，对于铂类难治性耐药的患者，应用 aflibercept 治疗似乎延缓了疾病的进展。

aflibercept 治疗晚期卵巢癌的研究已进入 II／III 期临床试验阶段，治疗耐铂类的晚期 NSCLC 的研究正在进行 II 期临床试验。

7.重组人血管内皮抑素（th-Endostatin）　基于国内开展的一项 III 期临床研究结果，SFDA 于 2005 年已批准重组人血管内皮抑素（Endostar，恩度）用于一线治疗晚期 NSCLC。但关于重组人血管内皮抑素治疗 SCLC 的临床研究较少。国内进行了一项重组人血管内皮抑素联合顺铂/依托泊苷一线治疗 ES-SCLC 的单臂 II 期临床研究。共入组 33 例患者。结果显示，中位 PFS 为 5 个月，中位 OS 为 11.5 个月，ORR 为 69.7%。和历史数据相比，重组人血管内皮抑素联合顺铂/依托泊苷并未明显改善 ES-SCLC 患者的疗效。国内开展了一项多中心、开放标签、随机对照 II 期临床试验，旨在评价重组人血管内皮抑素联合标准化疗一线治疗 ES-SCLC 的疗效和安全性。共入组 140 例患者，随机分为卡铂/依托泊苷（化疗组，$n=69$）和卡铂/依托泊苷联合重组人血管内皮抑素（联合组，$n=69$），重组人血管内皮抑素7.5mg/m²，静脉注射，3~4 小时，每天一次，第 1~14 天，21 天为一个周期；依托泊苷 60mg/m²，静脉注射、第 1~5 天，卡铂 AUC=5，静脉注射、第 1 天，21 天为一个周期，共化疗 4~6 个周期，随后对疾病未进展的患者应用重组人血管内皮抑素（7.5mg/m²，静脉注射，3~4 小时，每天一次，第 1~14 天，21 天为一个周期）进行维持治疗，直至

PD 或出现不能耐受的不良反应。结果显示,联合组和化疗组的中位 PFS 分别为 6.4 个月和 5.9 个月($P=0.213$),两组的 6 个月 PFS 率分别为 59.3% 和 46.6%;亚组分析显示,在女性患者($n=25$)中,联合组的 PFS 显著长于化疗组(7.3 个月 vs.3.9 个月,$HR=0.4$,$P=0.020$)。两组的 ORR 分别为 75.4% 和 66.7%($P=0.348$)。两组的中位 OS 分别为 12.1 个月和12.4个月($P=0.812$),1 年 OS 率分别为 50.0% 和 54.6%($HR=1.0$)。联合组患者的生活质量较化疗组明显改善;两组的不良反应发生率无明显差异。该研究提示,重组人血管内皮抑素联合卡铂/依托泊苷治疗 ES-SCLC 的不良反应可接受,患者的生活质量得到了改善,但其并未延长 ES-SCLC 患者的 OS;女性患者的 PFS 有明显获益。由于该亚组样本量小,故其结论尚需进一步证实。

8.热休克蛋白抑制剂　应用 NGS 技术发现,SCLC 有多种癌基因突变和功能失调,故 HSP90 抑制剂在 SCLC 的治疗中具有非常广阔的应用前景。由于肿瘤细胞在增生和存活方面比正常细胞更依赖 HSP90 抑制剂;肿瘤细胞中的致癌蛋白经常发生不正确折叠;HSP90 是 SCLC 细胞凋亡的主要抑制剂。基于以上,肿瘤对 HSP90 抑制剂更为敏感。通过下调多种 HSP90 靶蛋白如 AKT、mTOR、MAPK、EGFR、IGF-1 和 CDK-4 及受体相互作用丝氨酸/苏氨酸蛋白激酶等,HSP90 抑制剂可以同时抑制多条信号通路。实验发现,HSP90 抑制剂 ganetespib 能抑制 SCLC 的生长,并可诱导 SCLC 细胞凋亡;多柔比星、紫杉烷及依托泊苷等联合 ganetespih 有协同作用;ganetespib 通过诱导持续性 G2/M 期阻滞强化了多柔比星的细胞毒作用。但遗憾的是,应用 ganetespib 单药治疗复发性和难治性 SCLC 的 Ⅱ 期临床研究(NCT01173523)的初步结果并未显示出明显的抗肿瘤活性。应用 ganelespib 联合多柔比星的 Ⅰ/Ⅱ 期临床试验(NCrr02261805)正在招募患者。

9.DNA 修复蛋白抑制剂　多聚(ADP-核糖)聚合酶[poly-(ADP-ribose polymerase,PARPI)]是一种 DNA 修复蛋白。临床前研究显示,靶向该蛋白对 SCLC 有治疗作用;SCLC 对 PARP 抑制剂较 NSCLC 更为敏感。研究发现,DNA 修复蛋白的表达水平和 PI3K/AKT/mTOR 通路活化状态可以预测 DNA 修复蛋白 PARP 抑制剂 BMN763 治疗 SCLC 的效果;单药 BMN763 治疗 SCLC 的活性和顺铂相似,且其治疗 SCLC 的作用和几种 DNA 修复蛋白表达水平有关;当 PI3K/AKT/mTOR 通路激活时,DNA 修复蛋白抑制剂出现耐药。关于 DNA 修复蛋白抑制剂 veliparib(ABT-888)或 alisertib 联合化疗治疗 SCLC 的研究(NCT01638546,NCT01642251 和 NCT01038647)已经启动。

10.表观遗传学改变相关的分子靶点及其抑制剂　近年来,随着 NGS 的广泛应用,已经发现 SCLC 存在很多与染色质修饰有关的基因突变。这无疑为 SCLC 靶向治疗提供了更多可供选择的分子靶点。组蛋白去乙酰化酶(histone deacetylase,HDAC)、端粒酶、DNA 甲基转移酶(DNA methyltransferase,DNMT)等都可能是 SCLC 治疗的潜在靶点。

HDAC 是一类蛋白酶,对染色体的结构修饰和基因表达调控发挥重要作用。一般情况下,组蛋白乙酰化有利于组蛋白八聚体的解离,核小体结构松弛,从而使各种转录因子和协同转录因子能与 DNA 结合位点特异性结合,激活基因转录。在细胞核内,组蛋白乙酰化和组蛋白去乙酰化的过程处于动态平衡,并由组蛋白乙酰化转移酶和 HDAC 共同调控。在肿瘤细胞中,HDAC 过度表达导致乙酰化作用增强,通过恢复组蛋白正电荷,从而增加 DNA 与组蛋白之间的吸引力,使松弛的核小体变得紧密,不利于包括肿瘤抑制基因在内的特定基因的表达。HDAC 抑制剂可通过提高染色质特定区域组蛋白乙酰化,从而调控细胞凋亡及分化相关蛋白的表达和稳定性,诱导肿瘤细胞凋亡和分化。该类药物不仅抗肿瘤活性良好,而且具有低毒和对肿瘤细胞的高度选择性。丙戊酸钠(valproate)原是一种抗惊厥、抗癫痫药物。近年发现,该药也是一种 HDAC 抑制剂。有学者通过体外实验评价了丙戊酸钠联合依托泊苷/顺铂(EP)治疗 SCLC 的活性。结果显示,丙戊酸钠能够诱导 SCLC 细胞凋亡,增强了 EP 方案的疗效;丙戊酸钠诱导凋亡可能是通过线粒体途径和死亡受体通路实现的;其促凋亡活性与诱导 p21 表达、抑制 Bcl-xL 表达及 ERK、H2AX 磷酸化有关;转录组学分析发现,丙戊酸钠可调节 Na^+-K^+-ATP 酶基因的转录,而该基因与顺铂、依托泊苷的耐药密切相关。该研究证明,丙戊酸钠可提高 PE 方案的抗肿瘤活性。关于丙戊酸钠治疗 SCLC 患者的临床研究尚未见报道。Trichostatin 和 panobinostat(LBH589)也是 HDAC 抑制剂。基础研究表明,两者均可抑制 SCLC 细胞的生长,并与化疗有协同作用。同丙戊酸钠一样,迄今并无相关的临床研究的报道。

Romidepsin(FR901288)也是一种 HDAC 抑制剂,但其也可降低包括 SCLC 在内的多种肿瘤中端粒酶催化亚单位(catalytic subunit of telomerase,hTERT)mRNA 的表达和端粒酶的活性,可抑制耐依托泊苷、伊立替康及顺铂的 SCLC 细胞的生长。这些研究提示,Romidepsin 是一种很有前景的新药,可和化疗药物联合用于难治复发性和敏感复发性 SCLC 的治疗。一项纳入了 16 例患者(11 例为 ES-SCLC)的关于 Romidepsin 二线治疗敏感复发性 SCLC 的 II 期临床研究显示,未观察到客观缓解的患者,3 例 SD;中位 PFS 为 1.8 个月,中位 OS 为 6 个月。≥3 级的毒性反应主要有淋巴细胞减少、失眠、恶心、呕吐、血小板减少及低钠血症等。该研究显示,Romidepsin 对敏感复发性 SCLC 没有治疗作用,进一步研究意义不大。

为了观察同时抑制 HDAC 和 DNA 甲基化转移酶是否对 SCLC 有协同抑制作用,联合应用 HDAC 抑制剂 panobinostat 和 DNMT 抑制剂 decitabine 治疗 8 株 SCLC 细胞株。结果发现,5 株敏感细胞增生活性丧失,且这些细胞增生受抑与 panobinostat 和 decitabine 均无关系,提示两类表观遗传学调节剂之间的协同作用并非通过表观遗传学机制;和敏感细胞相比,在耐药细胞中发现干扰素刺激的基因呈高表达,提示干扰素刺激的基因表达可能是表观遗传学调节剂对 SCLC 是否敏感的决定因素。一项关于 panobinostat 治疗 SCLC 的 II 期临床试验因无效而停止。

综上所述,尽管关于 SCLC 靶向治疗的研究正在如火如荼地进行。临床前研究发现多数药物有明显的抗肿瘤活性。绝大多数药物在小样本、I / II 期临床研究中均以失败告终。仅少数药物在特定情况下显示出非常有限的疗效,如奥巴克拉以 30mg/d、3 小时方式给药并联合卡铂/依托泊苷方案时可提高 ORR;在小样本研究或亚组分析时,贝伐单抗、重组人血管内皮抑素(在女性患者中)联合化疗(卡铂/依托泊苷、顺铂/依托泊苷或伊立替康/顺铂)一线治疗 ES-SCLC 可能改善患者的 PFS,贝伐单抗和舒尼替尼分别为在 ES-SCLC 同药和换药维持治疗中延长了 PFS,但均未转化为 OS 获益。SCLC 靶向治疗难以取得突破性进展的主要原因可能在于迄今尚未找到关键性的驱动基因。关于 SCLC 的靶向治疗,筛选、鉴定、验证驱动基因是重中之重;对上述初步显示出疗效的药物进行大样本随机对照研究以明确其有无疗效无疑是更容易取得进展的捷径;开展 HSP 抑制剂、DNA 修复蛋白抑制剂及表观遗传学改变相关分子靶点抑制剂的大型临床研究也许会成为 SCLC 靶向治疗取得进展的突破口。

第三节　抗血管生成药物及其在肺癌个体化治疗中的作用

诱导新生血管生成是肿瘤的十大特征之一;通过抗血管生成抑制肿瘤生长是近 20 年来抗肿瘤药物研发的最大突破之一。

理论上,除了肿瘤细胞本身的增生动力学外,血供是影响肿瘤生长的最重要的因素。当体积<$2mm^3$时,肿瘤无独立血供,主要依靠弥散获得营养,肿瘤处于静息期(肿瘤在生长的第一阶段:无血管缓慢生长阶段,亦称潜伏期)。随着肿瘤的发展,肿瘤细胞分泌大量血管生成因子促使供应肿瘤的血管生成拥有血供的肿瘤迅速生长并可发生侵袭转移;新生血管还可通过旁分泌作用分泌促肿瘤生长因子(此为肿瘤生长的第二阶段:快速生长阶段);肿瘤新生血管对转移灶的形成比原发灶更为重要。肿瘤的微脉管系统是决定其内部微环境的主要因素;肿瘤微环境中的血管生成是肿瘤生长、转移中最基本的因素;治疗肿瘤的各种方法无一不受肿瘤血管和血流的影响。因此,抗血管生成或其联合化疗已经成为抗肿瘤治疗的一种常用策略。

肿瘤血管形成的机制非常复杂。目前认为,一系列的肿瘤血管生成因子(tumor angiogenesis factor,TAF,主要包括 VEGF PDGF、bFGF、TNF-α、TGFβ-1 及多效蛋白等)参与了血管形成。VEGF 包括 A、B、C、D 及 E 五种,其中 A 为主要因子,但其在不同肿瘤、不同患者中表达量差异很大,因而以 VEGF-A 为靶点开发新药难以取得很好的疗效。VEGF 的生物学效应通过 VEGFR1 和 VEGFR2 介导。VEGFR 包括 VEGFR1、VEGFR2 及 VEGFR3 三种亚型,其中 VEGFR2 是主要受体,表达量亦相对固定,尤其是该因子在活化血管内皮细胞中发挥关键性作用。VEGFR3 和淋巴管生成密切相关。这些因子由肿瘤细胞及其微环境(主要为炎性细胞如巨噬细胞等)所分泌,其种类及数量均随肿瘤生长而增加。近年发现,肿瘤血管生成主要受肿瘤组织内部的促血管生成因子和抗血管生成因子平衡的调控(即血管生成开关),当然,多种类型的细胞如巨噬细胞、DC 及周细胞之间的协调也非常重要。但这种平衡/协调在肿瘤进展时往往被打破,使得肿瘤内血管不断形成。

与正常血管相比,肿瘤血管往往高度不规整,如扭曲、直径扩大且不均一、分支多、缺乏正常的小动脉-毛细血管-小静脉结构,存在动静脉瘘,血管壁内皮细胞窗增多,微泡结构增加,新生的肿瘤血管无平滑肌成分,不具备收缩功能,血流紊乱,导致渗出增多,细胞间隙流体与压力增大,化疗药物难以进入肿瘤内部,加之肿瘤内部缺氧。上述变化可能促进肿瘤转移、免疫抑制、对放化疗抵抗及肿瘤干细胞生长等。由完整的内皮细胞、基底膜和内皮周细胞或整合了少许平滑肌细胞组成的血管才是相对稳定的血管,而只有稳定的血管对于抑制肿瘤生长和转移才具有重要作用。

美国麻省总医院医师提出的血管正常化假说在临床前研究中得到了证实并正在改

变着临床实践。在抗血管生成治疗的早期,肿瘤血管的形态结构开始出现一过性规整期(血管正常化窗口期),局部血液循环改善,渗出减少,肿瘤间质压力降低,局部氧分压提高。在这个时期抗血管生成治疗联合放化疗可能有协同、增效作用。这可能是抗血管生成治疗的第一步。如果继续加强抗血管生成治疗的强度及持续时间,肿瘤组织内部的促血管生成因子和抗血管生成因子的平衡向着抗血管生成方向漂移,肿瘤的血管生成将会被抑制,导致肿瘤坏死或休眠。血管正常化时间窗可能与抗血管生成药物的剂量、肿瘤大小等有关。

基于以上研究,许多抗肿瘤血管生成的靶向药物便应运而生。临床常用的有贝伐单抗、重组人血管内皮抑素、雷莫芦单抗(ramucirumab,RAM)及多靶点 TKIs 等。

一、贝伐单抗

贝伐单抗是一种人源化抗 VEGF 单克隆抗体,可高亲和力的结合 VEGF 的所有亚型,从而阻断 VEGFR 下游信号的传导,抑制肿瘤血管的生成并使其正常化,能改善药物运输从而提高治疗效果。Bevacizumab 是全世界第一个抗肿瘤血管生成药物,也是研究最为成熟的抗血管生成靶向药物。2006 年 FDA 批准该药联合卡铂/紫杉醇用于一线治疗晚期非鳞 NSCLC。

联合含铂两药化疗方案是贝伐单抗最常见的应用模式。著名的 E4599 研究是一项比较贝伐单抗(15mg/kg)联合化疗(紫杉醇 200mg/m^2/卡铂 AUC＝6,联合组)和紫杉醇/卡铂单纯化疗(化疗组)一线治疗晚期非鳞 NSCLC 的多中心、随机对照Ⅲ期临床试验。共入组 878 例初治的晚期非鳞 NSCLC,其中 69% 为腺癌患者。ECOG 评分 0~1,无中枢神经系统转移。随机分为联合组(n=434)和化疗组(n=444)。结果显示,联合组和化疗组的 ORR 分别为 35% 和 15%(P<0.001),PFS 分别为 6.2 个月和 4.5 个月(HR=0.66,P<0.001),OS 分别为 12.3 个月和 10.3 个月(HR=0.79,P<0.003)。预设分析显示,腺癌亚组中贝伐单抗联合紫杉醇/卡铂组较紫杉醇/卡铂组的 OS 延长了 3.9 个月(分别为 14.2 个月和 10.3 个月)。该研究首次使晚期非鳞 NSCLC 的 OS 超过了 1 年。提示贝伐单抗联合化疗可显著延长晚期非鳞 NSCLC 患者的生存时间;腺癌患者获益最大;该方案可能成为晚期非鳞 NSCLC 一线治疗的标准方案。E4599 无疑是一项里程碑式的研究,它奠定了抗血管生成药物在晚期非鳞 NSCLC 一线治疗中的地位。

AVAiL 研究是继 E4599 之后在欧洲进行的一项比较贝伐单抗联合吉西他滨/顺铂化疗(贝伐单抗组)与单纯吉西他滨/顺铂化疗(对照组)一线治疗晚期非鳞 NSCLC 的国际多中心、双盲、随机对照Ⅲ期临床试验。该研究共入组 1043 例患者,并比较了贝伐单抗 7.5mg/kg 和 15mg/kg 的疗效。结果显示,贝伐单抗组 PFS 得到了显著地改善,7.5mg/kg 贝伐单抗组的 PFS 为 6.7 个月(HR=0.75,P=0.0003),15mg/kg 贝伐单抗组 PFS 为 6.5 个月(HR=0.82,P=0.03);贝伐单抗组的 ORR(15mg/kg:30.4%,7.5mg/kg:34.1%)明显高于对照组(20.1%),但 PFS 的延长并未转化为 OS 获益(7.5mg/kg:13.6 个月,15mg/kg:13.4 个月,单纯化疗:13.1 个月,组间差异无统计学意义)。该研究提示,贝伐单抗明显延长了晚期非鳞 NSCLC 患者的 PFS,提高了 ORR;贝伐单剂量为 7.5mg/kg 时的疗效并不劣于 15mg/kg 时的疗效,7.5mg/kg 可能成为贝伐单抗的新标准剂量。但该研究并未延长患者的 OS。

一项随机、双盲、安慰剂对照的多中心Ⅲ期临床试验(BEYOND)共入组 276 例初治的中国ⅡB/Ⅳ期或复发性非鳞 NSCLC 患者,随机分为贝伐单抗联合紫杉醇/卡铂(贝伐单抗组,贝伐单抗 15mg/kg)和紫杉醇/卡铂联合安慰剂(对照组);两组均接受 6 个周期的治疗,贝伐单抗组在诱导化疗结束后继续使用该药作为维持治疗直至 PD,主要终点 PFS。结果显示,两组的中位 PFS 分别为 9.2 个月和 6.5 个月($HR = 0.40, 95\%CI:0.29 \sim 0.54, P<0.0001$),贝伐单抗组的 ORR 显著高于对照组(54.4%vs.26.3%,$P<0.0001$);两组的 OS 分别为 24.3 个月和 17.7 个月($P = 0.0154$);贝伐单抗组 EGFR 野生型患者 PFS 为 8.3 个月,EGFR 突变型患者 PFS 为 12.4 个月。该结果表明,贝伐单抗联合紫杉醇/卡铂化疗方案线治疗中国非鳞 NSCLC 可明显延长患者的 PFS 和 OS;该方案有望成为中国晚期或复发性非鳞 NSCLC 患者一线治疗方案;EGFR 突变状态与贝伐单抗疗效无关,即无论 EGFR 有无突变,患者都可从贝伐单抗联合化疗方案中获益。BEYOND 研究的卓越疗效提示我们贝伐单抗的跨线治疗及维持治疗的最佳模式、贝伐单抗联合其他靶向药物都进一步探索的空间和价值。

上述三项大型Ⅲ期临床研究均证明贝伐单抗联合化疗在晚期 NSCLC 一线治疗中疗效确切,但只有当贝伐单抗联合紫杉醇时患者才有生存获益,而当贝伐单抗联合吉西他滨时并未见 OS 获益。基础研究发现,紫杉烷类药物可导致骨髓来源的促血管生成因子释放,激发体内的炎症反应,促进肿瘤血管生成,而抗血管生成治疗可抑制这些促血管生成因子的释放,从而提高了紫杉烷类的治疗效果。这可能是贝伐单抗联合紫杉烷类药物能为晚期非鳞 NSCLC 患者带来生存获益的机制之一。

抗血管生成药物和 EGFR-TKIs 作用机制不同,联合应用可能在 NSCLC 治疗中有一定前景。体外也研究证明,贝伐单抗和厄洛替尼具有协同作用,能够抑制 VEGF/VEGFR 信号通路。J025567 试验是第一项贝伐单抗(15mg/kg,每 3 周一次)联合厄洛替尼(150mg/kg,每天一次)一线治疗 EGFR 突变型 NSCLC 的前瞻性随机对照临床研究。该研究共入组 150 例患者,随机分为联合治疗组($n=75$)和厄洛替尼单药组($n=75$)。研究的主要终点为 PFS,次要终点为 OS、ORR 及安全性等。结果显示,和厄洛替尼单药组相比,联合治疗组的中位 PFS 明显延长(16 个月 vs.9.7 个月,$HR=0.54, P=0.0015$),DCR 明显提高(99%vs.88%,$P=0.0177$),ORR 无显著差异(69%vs.64%,$P>0.05$),中位缓解持续时间明显延长(13.3 个月 vs.9.3 个月);在 EGFRDel19 突变亚组中,两组的中位 PFS 分别为 18 个月和 10.3 个月;在 EGFRL858R 突变亚组中,两组的中位 PFS 分别为 13.9 个月和 7.1 个月。OS 数据不成熟。该研究提示,贝伐单抗联合厄洛替尼能够显著延长 EGFR 突变型 NSCLC 患者的 PFS;未发现新的不良反应。但由于该方案治疗费用昂贵,限制了其广泛应用。

尽管贝伐单抗联合卡铂/紫杉醇成为一线治疗晚期非鳞 NSCLC 的优先选择,但由于耐药性的产生,仅 50% 的患者能够从贝伐单抗联合化疗的方案中获益。贝伐单抗产生耐药性的机制可能与抗 VEGF 治疗仅能够短暂的使肿瘤血管正常化有关。

贝伐单抗用于晚期非鳞 NSCLC 患者的维持治疗已经达成共识(详见第九章肺癌的维持治疗)。

国外进行了一项贝伐单抗联合培美曲塞二线治疗晚期 NSCLC 的 II 期临床研究。共入组 48 例患者。结果显示,PR 5 例(10%),SD 19 例(40%),中位 PFS 和 OS 分别为 4.0 个月和 8.6 个月;3/4 级血液不良反应主要为中性粒细胞减少(19%)、白细胞减少(17%)和淋巴细胞减少(13%),3/4 级非血液不良反应主要为血栓症(10%)、呼吸困难(10%)和疲乏(13%)。研究者还发现培美曲塞的转运及代谢相关基因变异与其不良反应有相关性,但尚需大样本研究以明确培美曲塞的药物遗传学特点。国外开展了一项比较贝伐单抗联合化疗(多西他赛或培美曲塞)、贝伐单抗联合 EGFR-TKIs(厄洛替尼)和单用化疗二线治疗非鳞 NSCLC 患者的疗效和安全性的 II 期临床试验。共入组 120 例患者。结果显示,三组的中位 PFS 分别为 4.8、4.4 和 3.0 个月;中位 OS 分别为 12.6、13.7 和 8.6 个月(前两组之间无明显差异);贝伐单抗联合化疗组和单用化疗组 CR+PR 各 5 例,贝伐单抗联合厄洛替尼组 CR+PR 共 7 例。贝伐单抗联合化疗组或单用化疗组的 3/4 级中性粒细胞减少发生率较贝伐单抗联合厄洛替尼组高。Heist 等发现贝伐单抗联合培美曲塞及奥沙利铂二线治疗晚期 NSCLC 可提高疗效,延长 OS。以上研究及早期的 II 期临床研究结果表明,贝伐单抗联合多西他赛或培美曲塞二线治疗晚期非鳞 NSCLC 患者有明显的生存获益。

出血是贝伐单抗最严重的不良反应,也是其应用范围受到限制的主要原因。对于鳞癌、肿瘤坏死或有空洞病灶靠近大血管及血小板减少的患者,在使用贝伐单抗时应高度警惕有出血的风险。对应用贝伐单抗联合卡铂/紫杉醇治疗 NSCLC 患者时发生严重肺出血的危险因素进行回顾性分析发现,治疗前肿瘤即有空洞形成可能是早期发生肺出血的唯一危险因素。国外学者认为中央型肺癌不是应用贝伐单抗时发生出血的危险预测因素。当然,目前关于脑转移、中央型肺癌及接受抗凝治疗的患者能否应用贝伐单抗进行治疗还有争议。如有学者认为中央型 NSCLC 患者在应用贝伐单抗时应特别慎重(与咯血明显相关)。ATLAS 试验(贝伐单抗和厄洛替尼维持治疗,$n = 598$)、PASSPORT 试验(贝伐单抗联合一线或二线化疗,$n = 106$)、BeTa 试验(贝伐单抗联合厄洛替尼二线治疗,$n = 37$)等均纳入了经治的脑转移患者,部分患者还在接受抗凝治疗。这些研究提示,经治的脑转移患者和接受抗凝治疗的患者并非使用贝伐单抗的禁忌;老年患者应用贝伐单抗疗效下降而不良反应增加,故应特别警惕。

贝伐单抗引起的出血可分为两类:一类是非肿瘤相关性出血,即轻度皮肤黏膜出血,最常见的是 1 级鼻出血;另一类是肿瘤相关性出血,即肺出血和咯血等。贝伐单抗引起出血的原因目前还不清楚,可能是由于该药抑制了 VEGF,从而导致生理性内皮细胞修复功能障碍所致;由于肿瘤血管增生紊乱及结构异常,在贝伐单抗治疗后,肿瘤周围组织退缩明显、形成空洞,造成血管结构失去支撑,易于出血;肿瘤侵蚀血管;中央型肺癌紧邻大血管等。

二、血管内皮抑素

血管内皮抑素是 1997 年在 Folkman 的实验室中小鼠的成血管细胞瘤的细胞株培养

液中分离提纯的一种内源性糖蛋白,含 184 个氨基酸,分子量为 20kDa,它与细胞外基质胶原Ⅷ的羧基末端具有同源性,具有强烈的抗血管生成作用,且几乎无毒性。近年研究表明,内皮抑素通过特异性地作用于新生血管的内皮细胞并抑制其迁移、诱导其凋亡及微环境正常化而发挥抗血管生成作用;内皮抑素还通过调节肿瘤细胞表面 VEGF 信号通路(主要机制)及蛋白水解酶的活性,从而多靶点发挥抗肿瘤血管生成作用,使肿瘤休眠或退缩。内皮抑素是迄今作用最强效果最好的内源性肿瘤血管生成抑制剂。

恩度是由我国自主研发并于 2005 年批准上市的重组人血管内皮抑素,具有抑制肿瘤新生血管形成阻断肿瘤细胞营养供应、加速肿瘤细胞凋亡的作用。由中国医学科学院肿瘤医院牵头组织,全国 24 所大型综合医院及专科医院参与,进行了随机、双盲、安慰剂平行对照的多中心Ⅲ期临床试验(EAST 研究)。共入组 493 例Ⅲ/Ⅳ期 NSCLC 患者(其中初治患者 326 例,复治 167 例;鳞癌 184 例,腺癌 263 例),随机分为两组,分别接受顺铂/长春瑞滨联合恩度(恩度组)与顺铂/长春瑞滨联合安慰剂(对照组)治疗,长春瑞滨 $25mg/m^2$、第 1、第 8 图,顺铂 $30mg/m^2$、第 2~4 天,恩度 $7.5mg/m^2$、第 1~14 天,21 天为一个周期。结果显示,在恩度组和对照组中,总 ORR 分别为 35.4% 和 19.5%($P=0.0003$),初治患者的 ORR 分别为 40.0% 和 23.9%($P=0.0003$),复治患者为 23.9% 和 8.5%($P=0.0034$);总 CBR 分别为 65.2% 和 61.7%($P=0.035$),初治患者的 CBR 分别为 76.5% 和 65.0%($P=0.023$),复治患者的 CBR 分别为 73.3% 和 64.0%($P=0.68$);总的中位 TTP 分别为 6.3 个月和 3.6 个月。和对照组相比,恩度组 ORR 及生活质量评分明显提高;中位 TTP 延长了 2.7 个月(分别为 6.3 个月和 3.6 个月,$P=0.0000$);恩度组和对照组的 OS 分别为 14.7 个月和 9.9 个月;顺铂/长春瑞滨联合恩度一线/二线治疗晚期 NSCLC 的安全性较好,使用恩度未增加不良反应。该研究表明,顺铂/长春瑞滨联合恩度对初治和复治晚期 NSCLC 均有较好的疗效,尤其是初治患者;该药安全性好,具有较大的临床应用前景。我国的一项 Meta 分析也得出了同样的结果,恩度联合以铂类为基础的化疗方案治疗 NSCLC 与单独使用化疗相比,ORR 和 DCR 分别提升了 14.7% 和 13.5%,TTP 和 QOL 也得到了改善。孙燕等分析了顺铂/长春瑞滨联合恩度(恩度组)和顺铂/长春瑞滨(对照组)治疗晚期 NSCLC 的Ⅲ期临床研究的长期随访结果。试验组中鳞癌患者 129 例,腺癌 165 例。结果发现,在鳞癌患者中,恩度组和对照组的 ORR 分别为 37.98% 和 18.18%($P=0.0086$),TTP 分别为 6.45 和 3.45 个月($P=0.00001$);腺癌组中分别为 ORR 分别为 32.73% 和 17.35%($P=0.0067$),TTP 分别为 6.51 个月和 3.59 个月($P=0.00001$)。提示恩度联合顺铂/长春瑞滨方案同样显著提高了晚期肺鳞癌患者的 ORR,也显著延长了这类患者的 TTP;恩度联合顺铂/长春瑞滨治疗晚期肺鳞癌取得了同腺癌一样的疗效。

恩度联合化疗不仅可抑制 NSCLC 细胞的生长和转移,该药联合依托泊苷/顺铂(EP)方案对 SCLC 也有很好的疗效。最近的几项小样本研究发现,恩度(15mg/d,静脉注射,第 1~14 天)联合 EP 方案(顺铂 $80mg/m^2$、静脉注射、第 1 天,依托泊苷 $100mg/m^2$、第 1~5 天)治疗 SCLC 的 ORR 均明显高于单用 EP 方案(80%~83.3% vs.50.0%~58.3%,$P<0.05$),且安全性好。

近年发现,恩度长周期应用临床疗效更优。国内学者对由中国医学科学院肿瘤医院牵头的关于恩度联合顺铂/长春瑞滨方案治疗晚期 NSCLC 的Ⅳ期临床试验中接受一线治疗的患者进行了筛选,剔除了在治疗期间因 PD 而中断治疗的病例,对 1150 例接受恩度治疗≥2 周期的患者进行分析。结果显示,用药 2 周期停药者 OS 为 17.4 个月,≥2 周期者 OS 为 21.6 个月($HR=1.504,95\%CI:1.243\sim1.819,P<0.001$)。该研究提示,恩度治疗周期是影响患者生存的重要因素;治疗周期越长,患者生存获益越多。

关于恩度的Ⅲ期临床研究表明,平均每延长 1 个治疗周期,疾病进展风险降低约40%($HR=0.59,P=0.0000$),患者死亡风险降低约 50%($HR=0.51,P=0.0000$)。

国内学者观察了重组人血管内皮抑素注射液联合化疗多周期治疗晚期 NSCLC 的疗效。入组 25 例晚期 NSCLC 患者,采用重组人血管内皮抑素注射液联合 NP 方案治疗 21例,联合 TP 方案治疗 4 例,21 天为 1 个周期,观察患者的近期疗效、TTP、中位 OS、生活质量变化和不良反应;采用流式细胞术检测治疗前、后外周血循环活化血管内皮细胞(activated circulating endothelial cells,aCECs)的数量,并评价其与疗效和治疗周期的关系。结果显示,25 例患者均可进行疗效和安全性评价,其中 PR 5 例(20.0%)、SD 14 例(56.0%)、PD6 例(24.0%),ORR 为 20.0%,CBR 为 76.0%,中位 TTP 为 8 个月,中位 OS 为 19 个月。短周期治疗(<4 个周期)14 例,其中 PR 2 例,SD6 例,PD 6 例,ORR 为 14.3%;临床受益的 8 例患者中位 TTP 为 6 个月,中位 OS 为 18 个月。长周期治疗(≥4 个周期)11 例,均为临床受益患者,其中 PR 3 例,SD 8 例,ORR 为 27.3%,中位 TTP 为 17 个月,中位 OS 为 26 个月。短周期治疗临床受益者 aCECs 平均上升(293 ± 12)个/10^5,长周期治疗临床受益者平均下降(243 ± 181)个/10^5。治疗周期 TTP 均与治疗前、后 aCECS 的数量变化呈正相关($r=0.970,P=0.001;r=0.829,P=0.042$)。全组生活质量改善 12 例,稳定 10例,下降 3 例。常见不良反应为血液和胃肠道不良反应,均不影响继续用药,长周期组和短周期组患者 3/4 级不良反应的发生率无明显差异。该研究提示,重组人血管内皮抑素注射液联合 TP 或 NP 方案治疗晚期 NSCLC 能显著提高远期疗效;接受长周期治疗的患者 TTP 和 OS 均较短周期者延长;长周期治疗并不增加不良反应的发生率;aCECs 是较好的预测重组人血管内皮抑素注射液疗效的生物标志物。

国内进行了"持续静脉滴注重组人血管内皮抑制素注射液联合培美曲塞/卡铂治疗晚期 NSCLC 的Ⅰ期临床研究"(NCT01531790)。该研究中,应用重组人血管内皮抑素注射液联合培美曲塞/卡铂治疗晚期肺腺癌患者,连续 20 天不间断静脉泵给药,7.5mg/m²、15mg/m²、30mg/m² 重组人血管内皮抑素注射液联合化疗剂量爬坡,2.4.6 个周期分别评价一次疗效,15mg/m² 重组人血管内皮抑素注射液组在三组中疗效最佳;15mg/m² 重组人血管内皮抑素注射液组 4 个周期后评价 ORR 呈持续提高。

应用恩度进行维持治疗可使患者的生存获益更多。国内学者比较了重组人血管内皮抑素注射液联合达卡巴嗪(联合组)和安慰剂联合达卡巴嗪(对照组)维持治疗恶性黑色素瘤疗效的临床研究。结果显示,联合组的 PFS(5.0 个月 vs.1.5 个月,$P=0.004$)和 OS(16 个月 vs.7 个月,$P=0.003$)均较对照组显著延长。该研究提示,作为维持治疗,重组人血管内皮抑素注射液显著改善了包括鳞癌在内的 NSCLC 患者的生活质量,延长了患者的生存时间。

上述研究表明,恩度长周期持续应用并序贯维持治疗模式可能使晚期 NSCLC 患者生存获益最大化,故该模式有望成为晚期肺癌标准治疗方案之一。

长周期应用抗血管生成药物是否会产生耐药性这是临床医师必须回答的一个重要问题。由于血管生成所靶向的癌组织相关性表皮生长因子具有遗传稳定性,加之抗VEGF 单抗能够精确地作用于 VEGF。因此,理论上抗血管生成治疗不会出现常见的癌症抗药性。但随着治疗时间的延长,尚不能排除其可能激活和(或)上调肿瘤内部可替代的促血管生成信号途径而导致耐药的可能性。有研究认为,c-MET 激活上调是抗肿瘤血管生成的耐药机制之一。另外,突变的肿瘤细胞在长期治疗压力下也可能会产生过多的血管生成因子,从而对那些阻断单一血管生成因子的药物产生抗药性。这一结果和化疗中肿瘤细胞产生"获得性耐药"相类似。内皮抑素可以抑制超过 65% 不同的肿瘤类型并修饰 12% 的人类基因组的表达,能够下调病理性的血管生成且未发现明显的不良反应。在人体中,每天无间断使用恩度超过 3.5 年的患者也未发现明显抗药性。因此,在肿瘤的长期治疗过程中,联合应用广谱、多靶点血管生成抑制剂如内皮抑素很有必要。

抗血管生成治疗并不完全破坏肿瘤组织血管。一旦停药,这些血管又重新生长,肿瘤也快速生长。应用内皮抑素节拍重复治疗的抑瘤实验表明内皮抑素抗血管生成治疗重复多周期后能导致肿瘤休眠。该研究应用内皮抑素反复治疗三种荷瘤动物模型(分别为 Lewis 肺癌、T241 纤维肉瘤和 B16F10 黑色素瘤),当肿瘤开始生长时分别给予内皮抑素(剂量均为 20mg/kg,每天一次),肿瘤生长即被抑制,体积缩小;停药后,肿瘤细胞又开始生长,然后再次给药,肿瘤体积又缩小。如此反复多次,均未观察到耐药性,而且当重复到一定的次数,3 种肿瘤细胞都失去了继续生长的能力。

环磷酰胺节拍化疗联合恩度用于肺腺癌维持治疗能延缓移植瘤生长,改善荷瘤小鼠的生存期。这可能与这种联合用药在抗血管形成治疗中有协同作用有关。本研究为晚期 NSCLC 的维持治疗提供了新的思路,值得进行临床研究。

既往重组人血管内皮抑素注射液与含铂两药化疗方案联合应用时,$7.5mg/m^2$($1.2\times 10^5 U/m^2$)每天一次,第 1~14 天,休息 1 周,再继续 1 个周期治疗,通常可进行 2~4 个周期的治疗。基于近年的研究结果,目前推荐在患者能耐受的情况下可适当延长恩度的使用时间。在使用该药时需注意:①恩度具有明显的效应-时间依赖性,因此,静脉泵持续给药效果优于静脉间断给药,但需要解决的药物体外稳定性、泵与药品相容性、血药浓度的一致性安全性及有效性等实际为题;②恩度可使肿瘤血管正常化,可能的时间窗是使用恩度后第 3~5 天。因此,提前 3~5 天应用恩度有可能提高疗效。

恩度常见的不良反应主要有心脏不良反应,如心律失常(发生率 5% 左右)。用药初期少数患者可出现轻度疲乏胸闷、心慌。少见的不良反应主要有消化系统反应如腹泻、黄疸和肝功能异常等,多为轻度及中度,罕见重度;皮肤及附件的过敏反应多数仅需观察,中重度者可减慢滴注速度或予以对症治疗。绝大多数不良反应经对症处理后可好转,一般不影响继续用药。

三、雷莫芦单抗

雷莫芦单抗是一种人源化 IgG1 单克隆抗体,特异性的结合 VEGFR2 的细胞外区域阻断 VEGF 与 VEGFR2 的结合,抑制 VEGFR-2 的信号传导和新生血管形成,达到抑制肿瘤生长和转移的效果。一项Ⅱ期临床试验共纳入 140 例未行化疗的Ⅳ期非鳞癌 NSCLC 患者,按1∶1随机分组,一组接受培美曲塞联合顺铂或卡铂治疗,另一组接受雷莫芦单抗 (10mg/kg)联合培美曲塞和顺铂或卡铂治疗,完成 4～6 个周期治疗后,分别接受培美曲塞或雷莫芦单抗联合培美曲塞维持治疗。结果显示,雷莫芦单抗组的中位 PFS 有所延长 (7.2 个月 vs.5.6个月,$P=0.132$),ORR 有所增加(49.3%vs.38%,$P=0.18$),疾病控制率明显上升(85.5%vs.70.4%,$P=0.032$)。该研究尽管没有达到主要终点,雷莫芦单抗联合化疗 PFS 并不优于单用雷莫芦单抗,但联合化疗也显示出了一定的抗肿瘤活性,且并未出现新的不良反应。鉴于以前贝伐单抗联合紫杉醇/顺铂治疗晚期 NSCLC 患者生存有明显获益,故建议对雷莫芦单抗联合含铂类药治疗方案继续进行研究。

REVELⅢ期临床试验 429 中纳入了 1253 例经铂类一线化疗失败的Ⅳ期 NSCLC 患者 (包括鳞癌和非鳞癌),625 例患者被随机分配至多西他赛联合安慰剂组(多西他赛 75mg/ m^2,21 天为一个周期),628 例患者随机分配至多西他赛联合雷莫芦单抗组(多西他赛 75mg/m^2,21 天为一个周期,雷莫芦单抗 10mg/kg,21 天为一个周期)接受治疗。结果显示,与单独化疗相比,雷莫芦单抗联合多西他赛组患者的 OS 明显延长(中位 OS 10.5 个月 vs.9.1 个月,$P=0.0235$,$HR=0.857$);PFS 也较单纯化疗组提高(中位 PFS4.5 个月 vs. 3.0个月,$P<0.0001$,$HR=0.762$);雷莫芦单抗联合多西他赛组的 ORR 为 22.9%,而单纯化疗组仅为 13.6%。更为令人欣喜的是,该药物在鳞癌和非鳞癌患者中的疗效无显著性差异,患者获益相似。两组常见的不良反应为中性粒细胞减少[306 例(49%)vs.246 例 (40%)]、中性粒细胞缺乏性发热[100 例(16%)vs.62 例(10%)]、乏力[88 例(14%)vs. 65 例(10%)]、高血压[35 例(6%)vs.13 例(2%)]。

2014 年 12 月美国 FDA 批准雷莫芦单抗联合多西他赛用于既往经含铂方案治疗后病情进展的转移性 NSCLC 患者的治疗。

四、阿帕替尼

阿帕替尼是我国自主研发的具有自主知识产权的分子靶向药物。可高度选择性的竞争性细胞内 VEGFR2(KDR)的 ATP 结合位点,阻断下游信号转导。该药在晚期胃癌的Ⅲ期临床研究中取得了成功,故 2014 年 10 月 SFDA 已经批准阿帕替尼治疗晚期胃癌。

阿帕替尼的用法为 850mg,每天一次。该药在体内吸收较快,血浆浓度平均达峰时间为 1.7～2.3 小时,连续给药 8 天可达稳态;不同性别之间无差异;多次给药后,无明显蓄积;MTD 为 850mg/d;平均消除半衰期为 7.9～9.4 小时,支持每天一次给药。餐前或餐后给药,对药物吸收影响不大。常见的不良反应为高血压蛋白尿、手足综合征等,绝大多数为 1～2 级不良反应。

基础研究证明,口服给药后,阿帕替尼在药效靶器官(如肝、肠、胃和肺)中分布较高;阿帕替尼对高表达 VEGFR2 的细胞株(如 KDR/N1H3T3 及 HUVEC)具有强大的抑制作用;阿帕替尼(75mg/kg)联合多柔比星(10mg/kg)和阿帕替尼(75mg/kg)联合多西他赛 (12mg/kg)对荷瘤小鼠(人 NSCLC NCI-H460 细胞株)病灶的抑制率分别达 82% 和 88%,

提示阿帕替尼与多柔比星和多西他赛均有明显的协同作用。

阿帕替尼二线治疗晚期非鳞 NSCLC 的 I 期临床研究是一项随机、双盲、安慰剂平行对照、多中心的探索性试验。主要研究终点为 PFS，次要研究终点为 DCR、ORR、OS 和安全性。共入组 135 例一线治疗失败的晚期非鳞 NSCLC 患者，BSC 联合阿帕替尼 750mg、每天一次（28 天一次，$n=90$），BSC 联合安慰剂（28 天一次，$n=45$）。结果显示，阿帕替尼组和安慰剂组的 PFS 分别为 4.7 个月和 1.9 个月（$P<0.0001$）。不良反应同前。该研究提示，阿帕替尼可显著延长晚期非鳞 NSCLC 患者的 PFS；不良反应可耐受。目前该药治疗晚期 NSCLC 的 II 期临床研究已完成，正在总结 III 期临床研究的资料。

五、其他

如多靶点 TKIs 索拉非尼、舒尼替尼、凡德替尼、阿西替尼、西地尼布及尼达布尼（nintedanib）等。这些 TKIs 在抗血管生成中的作用详见本章"小细胞肺癌的靶向治疗"和"多靶点 TKIs"。

血管生成对于肿瘤生长至关重要；抗血管生成在肿瘤治疗中发挥着越来越重要的作用；VEGFR2 信号传导通路是生理性和病理性血管生成的关键，以 VEGFR2 为靶点的治疗策略在多种实体瘤中证实具有疗效，尤其对胃癌的疗效非常突出。循证医学研究表明，贝伐单抗、重组人血管内皮抑素及雷莫芦单抗等抗肿瘤血管形成作用可靠，已经改变或正在改变着肿瘤治疗的临床实践。即使对于未经驱动基因选择的患者，传统化疗联合抗血管生成治疗亦可使晚期 NSCLC 患者的 OS 超过 15 个月，中国人群中更是达到了 24 个月；少数多靶点 TKIs 如尼达尼布也具有明确而强烈的抗血管形成作用。当然，抗血管生成治疗还存在不少亟待解决的重要问题，如抗血管生成缺乏可靠的评价疗效的生物标志物，这也是该类药物临床应用的最大障碍之一。近年发现，治疗前可溶性 VEGFR1 和治疗时基质细胞衍化因子 α 的表达水平有望成为预测抗 VEGF 药物疗效的生物标志物。尿金属蛋白酶及其复合物也是候选的生物标志物之一，但这类标志物无法预测预后。临床研究显示，部分患者对抗血管生成药物出现了抗药性，例如对 VEGF 抑制剂无反应。另外，抗血管生成药物联合传统化疗治疗癌症的具体作用机制尚不明确；抗血管生成药物在未抑制肿瘤生长的情况下仍然显著提高了存活率的具体作用机制尚属未知。寻找、鉴定、验证预测性生物标志物，以甄别更可能从抗血管生成治疗或抗血管生成药物联合化疗、TKIs 等治疗中获益的患者，以及探讨节律化疗或化疗与抗血管生成药物的序贯治疗或交替治疗模式的疗效可能是今后研究的方向。

第四节　单克隆抗体及其在肺癌分子靶向治疗中的作用

一、以 EGFR 为靶点的单克隆抗体

EGFR 单克隆抗体靶向药物是以 EGFR 为靶点，能够竞争性结合 EGFR，阻断由 EGFR 介导的下游信号传导通路，从而抑制肿瘤细胞增生、分化，促进细胞凋亡、增强放化疗疗效，最终达到治疗肿瘤的目的。临床上常用的 EGFR 单克隆抗体主要有西妥昔单抗

（cetuximab,爱必妥）和尼妥珠单抗等。

1.西妥昔单抗　EGFR 蛋白在肺鳞癌和细支气管肺泡细胞癌中表达水平最高。西妥昔单抗是以 EGFR 为靶点的人源化 IgG1 单克隆抗体。它可与多种癌细胞表面的 EGFR 特异性结合,并竞争性阻断配体与其结合,进而阻断下游信号传导,从而抑制癌细胞的增生,诱导癌细胞的凋亡。2004 年被美国 FDA 批准用于治疗有远处转移的结直肠癌和头颈部肿瘤的患者。目前,西妥昔单抗在晚期 NSCLC 的研究及应用取得了令人鼓舞的效果。在荷瘤动物模型中,西妥昔单抗通过抑制肿瘤组织中 EGFR 的磷酸化而发挥抗肿瘤生长的作用。其可抑制 ECFR 野生型和突变型肿瘤的增生,与化疗药物联合使用可增强其抗肿瘤效果并有助于克服耐药。这对于 NSCLC 患者的治疗具有重要意义。

在一项一线治疗 NSCLC 的前瞻性国际多中心的Ⅲ期随机临床试验(FLEX)中,共纳入 1125 例晚期 NSCLC 患者,随机分为西妥昔单抗联合化疗(长春瑞滨/顺铂)组($n=$ 557)或单纯化疗(长春瑞滨/顺铂)组($n=568$)。结果显示,两组的 PFS 无明显差异,但西妥昔单抗组,较单纯化疗组的 ORR 明显提高(36% vs.29%,$P=0.012$),OS 显著延长(11.3 个月 vs.10.1 个月,$P=0.044$),西妥昔单抗组 1 年存活率达 47%,单纯化疗组为42%;西妥昔单抗组中出现严重皮疹(10%)和腹泻(4%)者比单用化疗组多(分别为<1%和2%)。从统计学意义来看,西妥昔单抗联合长春瑞滨/顺铂较单纯长春瑞滨/顺铂化疗的确显著延长了 NSCLC 患者的 OS,但从临床的角度来看,患者的实际获益是有限的。但亚组分析显示,西妥昔单抗对鳞癌患者 OS 的延长更有优势(10.2 个月 vs.8.9 个月)。该研究提示西妥昔单抗联合长春瑞滨/顺铂是一线治疗晚期 NSCLC,尤其是鳞癌的合理的替代治疗方案之一。国外进行的一项比较西妥昔单抗联合含铂两药化疗方案和单纯化疗治疗晚期或复发的 NSCLC 的Ⅱ期临床研究[eLung(NCT00828841),包括鳞癌和非鳞癌]。结果显示,联合治疗组 OS 明显长于单纯化疗组(9.9 个月 vs.8.7 个月,$P=0.0082$)。该研究再一次验证了 FLEX 研究的结果;西妥昔单抗联合含铂两药方案可以使晚期 NSCLC 患者,尤其是鳞癌患者得到一定的生存获益。目前,关于化疗(紫杉醇/卡铂)联合西妥昔单抗或贝伐单抗治疗晚期 NSCLC(包括鳞癌)的Ⅲ期临床研究正在进行(NCT00946712)。

关于西妥昔单抗在晚期 NSCLC 维持治疗中的作用详见第九章"肺癌的维持治疗"。

SELECT 是一项前瞻性、开放式、随机对照Ⅲ期临床试验。共入组 605 例经过一线含铂方案治疗后复发或进展的 NSCLC 患者。其中,培美曲塞单药组 304 例($500mg/m^2$,第 1天,21 天为一个周期),培美曲塞联合西妥昔单抗组 301 例(培美曲塞 $400mg/m^2$,第 1 天,21 天为一个周期)。结果显示,联合治疗组和培美曲塞单药组的 PFS(2.89 个月 vs.2.76个月)和 OS(7.79 个月 vs.6.93 个月)均无显著性差异,但联合治疗组的 RR(6.6% vs.4.3%)和 DCR(52.2% vs.48%)均高于培美曲塞单药组。在 EGFR 突变型患者中,联合治疗组和培美曲塞单药组的 PFS(3.02 个月 vs.2.99 个月,$P=0.86$)无明显性差异;在 ECFR野生型患者中,联合治疗组和培美曲塞单药组的 PFS(1.48 个月 vs.2.99 个月,$P=0.66$)也无显著性差异。和培美曲塞单药组相比,联合治疗组不良反应发生率较高(13.3% vs.7.2%),因疾病进展而中断治疗的发生率也较培美曲塞单药组高(70.1% vs.58.6%)。一项有关晚期 NSCLC 患者使用西妥昔单抗联合化疗二线治疗晚期 NSCLC 的Ⅲ期临床试验结果表明,在含铂两药方案化疗后,使用西妥昔单抗联合其他化疗药物治疗并不能使患者获益,且皮疹、腹泻、口腔炎等不良反应明显增多;些患者的并发症如肾功能不全等也限制了顺铂的使用。因患者临床获益较小,故 NCCN 指南(2015 v1 版)对西妥昔单抗联合顺铂/长春瑞滨方案治疗 PS0~1 的晚期或转移性 NSCLC 患者只作为 2B 类推荐。

以上研究提示,西妥昔单抗联合化疗二线治疗晚期 NSCLC 仍需更多循证医学研究,优化联合化疗的方案可能是今后需要重点研究的问题之一。

关于 EGFR 蛋白表达水平与西妥昔单抗临床疗效的分析表明,ECFR 蛋白高表达者西妥昔单抗联合化疗组和单独化疗组的 OS 分别为 12 个月和 9.6 个月($P = 0.011$),而两组不良反应并无明显差异;EGFR 蛋白低表达者西妥昔单抗联合化疗组和单独化疗组 OS 分别是 9.8 个月和 10.3 个月($P = 0.88$)。因此,EGFR 蛋白表达水平可作为西妥昔单抗联合一线化疗药物治疗 NSCLC 的疗效预测生物标志物之一。

西妥昔单抗最常见不良反应包括痤疮样皮疹、疲劳、腹泻、恶心、呕吐、腹痛、发热和便秘等,一般均可耐受。

2.尼妥珠单抗　是我国第一个用于治疗恶性肿瘤的人源化单克隆抗体药物。临床主要用于 EGFR 蛋白阳性的头颈部肿瘤、恶性神经胶质细胞瘤和消化道肿瘤。目前也试用于治疗 EGFR 蛋白阳性的肺癌。

已有研究证实尼妥珠单抗可以阻断 EGFR 的过度活化,并抑制肺癌细胞生长。对肺癌细胞系 A549 使用尼妥珠单抗后,A549 细胞系中 STAT3 磷酸化水平降低、肿瘤增生减慢、细胞周期停滞、细胞凋亡增加。同时,一项针对无法耐受化疗的 NSCLC 患者所进行的临床试验结果显示,尼妥珠单抗联合放疗用于治疗 NSCLC 的 ORR 和 DCR 分别达到 46.7% 和 100.0%。而不良反应多为轻度淋巴细胞减少和无力,没有皮疹和变态反应的发生,当尼妥珠单抗每次用量达到 200mg 时,可以发生中性粒细胞减少性肺炎。该研究提示,尼妥珠单抗联合放疗有很好的耐受性和可行性,为尼妥珠单抗在 NSCLC 中的进一步临床应用提供了依据。

尼安珠单抗相关的不良反应主要有轻度发热寒战、血压下降、恶心呕吐、头晕、头痛、皮疹、贫血和肢端青紫等;罕见不良反应主要有吞咽困难、口干、潮红、心前区痛、嗜睡、定向障碍肌痛、血尿、转氨酶升高和肌酐升高等。轻度不良反应一般可自行缓解,中重度不良反应可予对症治疗,必要时可停药。

3.Necitumumab　是第二代完全人源化的 IgG1 型抗 EGFR 单克隆抗体,可与 EGFR 的配体结合域结合,阻止 EGFR 的激活。一项迄今样本量最大的关于 Necitimumab 联合吉西他滨/顺铂一线治疗Ⅳ期肺鳞癌的多中心随机对照Ⅲ期临床研究(SQUIRE)发现,Necitimumab 联合吉西他滨/顺铂(联合组,$n = 545$)一线治疗Ⅳ期肺鳞癌患者较单纯吉西他滨/顺铂治疗(单纯化疗组,$n = 548$)的中位 PFS(5.7 个月 vs.5.5 个月,$P = 0.002$)和中位 OS(11.5 个月 vs.9.9 个月,$P = 0.012$)均得到了明显延长;联合组的 ORR 显示出高于单纯化疗组的趋势(31.2% vs.28.8%,$P > 0.05$);联合组的 DCR 显著高于单纯化疗组(82% vs.77%,$P = 0.043$)。联合组的不良反应较单纯化疗组明显增多,3~4 级主要不良反应为低镁血症（9%vs.1%）、皮疹（4%vs.1%）、疾病进展及相关性死亡（12%vs.11%）。SQUIRE 研究是历史上第一个证明可以延长肺鳞癌 OS 的生物治疗药物。该研究是迄今规模最大的一项关于转移性肺鳞癌一线治疗的随机对照Ⅲ期临床研究,达到了主要终点(OS 显著改善);Necitumumab 联合吉西他滨/顺铂的安全性也可接受。和吉西他滨/顺铂相比,尽管 Necitumumab 联合吉西他滨/顺铂治疗晚期肺鳞癌的 OS 仅有 1.6 个月的微弱优势,但鉴于目前晚期肺鳞癌治疗选择非常有限,2015 年 FDA 专家委员会支持批准 Necitumumab 联合化疗用于晚期肺鳞癌的一线治疗。

综上所述,EGFR 单克隆抗体药物与 EGFR-TKIs 相比具有更高的靶向性和专一性,为晚期 NSCLC 患者的治疗提供了新的选择。单克隆抗体不仅竞争性阻断配体与 EGFR 结合,抑制下游信号的传导,而且能够引发抗体依赖性细胞介导的细胞毒性效应(AD-CC),增强化疗药物对肿瘤细胞的杀伤力。但是如何筛选可靠的预测性 EGFR 单克隆抗体类药物疗效的生物标志物,从而有效的指导其临床应用目前仍无明显进展。此外,由于缺少合理、标准的疗效评定方法,限制了大规模临床试验的进行,使单克隆抗体类靶向药物在晚期 NSCLC 临床使用中面临诸多困难。

二、VEGF 相关的单克隆抗体

1.贝伐单抗　详见本章第四节"抗血管生成药物及其在肺癌个体化治疗中的作用"。

2.雷莫芦单抗(ramucirumab,MC-1121B;LY3009806)　详见本章第三节"抗血管生成药物及其在肺癌个体化治疗中的作用"。

三、其他单克隆抗体

pembrolizumab(MK-3475)、nivolumab、AMP-224、MEDI4736 及 Pidilizumab 等。

由于疗效可靠,以贝伐单抗西妥昔单抗、雷莫芦单抗、nivolumab 及 pembrolizumab 等为代表的单克隆抗体类药物在肺癌的个体化综合治疗中已经发挥或将会发挥越来越重要的作用。筛选和鉴定这些药物的生物标志物、探讨这些药物之间或其与其他治疗方法联合的模式、明确每种药物的获益人群可能是今后研究的重要任务。

第五节　多靶点 TKIs

多靶点药物理论上可以同时作用于肿瘤细胞的多个靶点,对各靶点产生协同作用,能够直接作用于肿瘤细胞和血管,使患者获得最佳的治疗效果。尽管多靶点 TKIs 的作用位点大致相似,但不同的多靶点 TKIs 抑制每个靶点的效力并不完全相同,故每种多靶点药物的疗效和不良反应也有所区别。理论上,多靶点 TKIs 较单靶点 TKIs 更有优势。

一、索拉非尼

是一种口服的 TKI。其作用靶点和分子机制在"SCLC 的靶向治疗"一节中已经做了介绍。临床前研究表明,不论是单独应用还是与化疗药物如长春瑞滨顺铂或与靶向药物吉非替尼联合应用,索拉非尼都显示出剂量依赖性抗肿瘤活性。FDA 分别于 2005 年、

2009 年和 2013 年批准该药用于晚期肾癌、肝癌和甲状腺癌的治疗。

国外开展了一项旨在评价索拉非尼联合卡铂/紫杉醇一线治疗晚期 NSCLC 的安全性、药代动力学和疗效的 I 期临床研究。紫杉醇 200mg/m^2、静脉注射、第 1 天，卡铂 AUC =6、第 1 天，索拉非尼 400mg、每天 2 次、第 2～19 天、21 天为一个周期。结果显示，DLTs 包括多形性红斑、手足综合征和转氨酶升高，1 例出现转移部位胃肠道穿孔和肺炎。多数不良反应可控制。在 12 例可评价的患者中，1 例 CR，6 例 PR，这 3 种药物联合应用没有药代动力学影响。该研究提示，索拉非尼联合卡铂/紫杉醇治疗晚期 NSCLC 疗效令人鼓舞；不良反应可控；3 种药物之间药代动力学无互相影响。但该研究的样本量太小，其结论需进一步验证。

国外进行了一项多中心、随机安慰剂对照的 III 期临床研究（ESCAPE），旨在评价索拉非尼联合卡铂/紫杉醇（CP）或单纯 CP 方案一线治疗未经选择的晚期 NSCLC 患者的疗效和安全性。926 例患者随机接受 CP 联合索拉非尼（A 组：464 例、卡铂 AUC = 6、紫杉醇 200mg/m^2、第 1 天，索拉非尼 400mg、每天 2 次、第 2～19 天、21 天为一个周期，共 6 个周期）或 CP 联合安慰剂（B 组：462 例，卡铂 AUC = 6、紫杉醇 200mg/m^2、第 1 天，安慰剂 400mg、每天 2 次、第2～19天、21 天为一个周期，共 6 个周期）。223 例（24%）的患者为鳞癌。化疗结束后给予索拉非尼或安慰剂维持治疗。主要研究终点为 OS，次要终点为 PFS。中期分析数据显示，A 组的中位 OS 为 10.7 个月，而 B 组为 10.6 个月（$HR = 1.15$，$P = 0.915$）；探索性分析显示，A 组的鳞癌患者死亡率高于 B 组（$HR = 1.85$，95% CI：1.22～2.81）。3/4 级索拉非尼相关性不良反应包括皮疹（8.4%）、手足皮肤反应（7.8%）和腹泻（3.5%）。中期分析结果提示，索拉非尼联合卡铂/紫杉醇一线治疗晚期 NSCLC 患者无明显临床获益，研究没有达到主要终点，尤其是在肺鳞癌患者中出现了 5 级药物相关性不良反应，故在中期分析后该研究即被关闭。

国外进行了一项随机、双盲、安慰剂对照的 III 期临床试验，旨在比较吉西他滨/顺铂联合索拉非尼（联合组）或吉西他滨/顺铂（化疗组）一线治疗晚期非鳞 NSCLC 的疗效和安全性。共入组 904 例患者，随机分为联合组（索拉非尼 400mg，每天 2 次，吉西他滨 1250mg/m^2，第 1、第 8 天，顺铂 75mg/m^2，21 天为一个周期）和化疗组，共治疗 6 个周期。主要研究终点为 OS，次要研究终点为 PFS 和 TTP。结果显示，772 例患者可评价，联合组（$n = 385$）和化疗组（$n = 387$）的中位 OS 分别为 12.4 个月和 12.5 个月（$HR = 0.98$，$P = 0.401$）；中位 PFS 分别为 6.0 个月和 5.5 个月（$HR = 0.83$，$P = 0.08$）；TTP 分别为 6.1 个月和 5.5 个月（$HR = 0.73$，$P < 0.001$）。联合组 3/4 级药物相关性不良反应发生率比化疗组高 2 倍，未发现新的不良反应。该研究提示，索拉非尼联合化疗一线治疗晚期非鳞 NSCLC 并未改善患者的 OS。国内进行了一项旨在评价索拉非尼单药二线治疗 EGFR-TKIs 耐药的晚期肺腺癌患者疗效和安全性的 II 期临床研究。共入组 65 例患者。结果显示，DCR 为 33%，未达到预设的 38%；中位 PFS 和 OS 分别为 3.7 个月和 7.4 个月；主要的不良反应为手足综合征（72%）。

国外进行了一项索拉非尼单药二线治疗晚期 NSCLC 的单臂、多中心 II 期临床研究。共纳入 54 例复发性或难治性 NSCLC（腺癌 28 例，鳞癌 16 例）患者，其中 52 例患者接受了索拉非尼治疗。索拉非尼 400mg、每天 2 次、28 天为一个周期,直至 PD 或出现不能耐受的不良反应。主要研究终点是 ORR。结果显示,在 51 例可评价疗效的患者中,未观察到 CR 或 PR 病例,SD30 例(59%,其中 4 例病灶出现空腔),中位 PFS 为 2.7 个月,中位 OS 为 6.7 个月(疗效为 SD 的患者中位 PFS 为 5.5 个月)。索拉非尼的不良反应主要为 3/4 级治疗相关的手足皮肤反应(10%)、高血压(4%)、腹泻(2%)及乏力(2%),9 例患者在停用索拉非尼后 30 天内死亡,1 例发生了药物相关性肺出血。该研究提示,索拉非尼单药二线治疗晚期 NSCLC 患者难以使病情缓解;持续应用时有可能使病情稳定;该药不良反应可耐受。

总之,无论是一线还是二线,索拉非尼对晚期 NSCLC(包括对 EGFR-TKIs 耐药的患者)的治疗作用和研究的空间均非常有限;索拉非尼单药或联合含铂方案治疗晚期 NSCLC 时可出现致死性不良反应;今后应加强对索拉非尼获益人群、索拉非尼联合何种化疗方案能够使生存获益进行研究并寻找预测索拉非尼疗效的生物标志物。

二、凡德他尼(vandetanib,ZD6474)

是一种口服的小分子多靶点 TKIs,属于合成的苯胺喹唑啉化合物,可抑制 VEGFR、ECFR 和 RET 信号通路,还可抑制其他 TKIs 及丝氨酸和苏氨酸激酶。最近发现,凡德他尼不仅可直接抑制 RET 的活性,进而影响 Rho-JNK 信号通路,而且可通过提高活性氧(reactive oxygen species,ROS)水平诱导肿瘤细胞自噬。2011 年,FDA 批准凡德他尼用于晚期甲状腺癌的治疗。

临床前研究显示,凡德他尼可以抑制 NSCLC 细胞的迁移和侵袭。关于凡德他尼的 I 期临床试验显示该药的 DLTs 为腹泻、高血压及皮疹。国外进行了一项随机、双盲 II 期临床研究,共入组未经治疗的 124 例老年 NSCLC(平均年龄 75 岁)患者,随机分为凡德他尼联合吉西他滨(凡德他尼组,$n = 61$)和安慰剂联合吉西他滨(对照组,$n = 63$)。主要研究终点为 PFS,次要研究终点为 OS、ORR、DCR、缓解持续时间、PS 恶化时间和安全性。结果显示,凡德他尼组和对照组的中位 PFS 分别为 183 天和 169 天($P = 0.047$);两组的 OS、ORR 等均无明显差异;凡德他尼联合吉西他滨的不良反应可耐受。该研究提示,和安慰剂联合吉西他滨相比,凡德他尼联合吉西他滨一线治疗 老年 NSCLC 患者可显著改善 PFS;不良反应可耐受。

国外进行了一项随机 II 期临床试验,以一线完成 4 个周期含铂方案化疗的 48 例晚期 NSCLC 患者为研究对象,随机接受凡德他尼或安慰剂进行维持治疗,主要研究终点为 3 个月 PFS 率。中期分析结果显示,24 例接受凡德他尼治疗的患者中有 9 例在 3 个月时疾病无进展,而 24 例接受安慰剂治疗的患者中 7 例也无进展。凡德他尼组在第二期时入组 74 例患者,在 63 例可评价的患者中,28 例在 3 个月时疾病无进展;凡德他尼组的中位 PFS 为 2.7 个月,安慰剂组为 1.7 个月。凡德他尼最常见的不良反应为皮疹(77.3%)和腹泻(60%)。该研究表明,和安慰剂相比,已完成标准含铂两药方案化疗后的 NSCLC 患者接受凡德他尼维持治疗可延长患者的 PFS,且不良反应可耐受。当然,该研究样本量小,其结论仍需进一步验证。

国外进行了一项大型Ⅲ期随机对照研究(ZODIAC),旨在评价凡德他尼联合多西他赛二线治疗晚期 NSCLC 的疗效和安全性。共入组 1391 例患者,按 1∶1 分为凡德他尼联合多西他赛(凡德他尼组:凡德他尼 100mg/d,多西他赛 75mg/m²,静脉注射,21 天为一个周期)和安慰剂联合多西他赛(对照组)。570 例患者的存档标本用于前瞻性标志物分析。结果显示,在可评价的标本中,14%的患者 EGFR 突变阳性,35%EGFR FISH 阳性,88%EGFR 蛋白表达阳性,13%K-RAS 突变阳性。和总人群相比,应用凡德他尼治疗的患者 PFS 显著延长($HR=0.79$),而 OS 无明显获益($HR=0.9$);EGFR 突变阳性患者 PFS($HR=0.51,95\%CI:0.25\sim1.06$)及 OS($HR=0.46,95\%CI:0.14\sim1.57$)均有相对明显的临床获益,尤其是 OS;EGFR FISH 阳性者 PFS($HR=0.61,95\%CI:0.39\sim0.94$)和 OS($HR=0.48,95\%CI:0.28\sim0.84$)亦有明显临床获益。同样,EGFR 突变或 FISH 阳性者接受凡德他尼治疗后 ORR 也显示出明显提高;K-RAS 突变患者应用凡德他尼未显示临床获益。该研究提示,EGFR 基因拷贝数增加或 EGFR 基因突变患者应用凡德他尼联合多西他赛治疗有可能为晚期 NSCLC 患者带来生存获益;EGFR 基因拷贝数增加或突变有望成为预测凡德他尼联合多西他赛二线治疗晚期 NSCLC 疗效的生物标志物;K-RAS 基因突变可能与凡德他尼联合多西他赛治疗无效相关。有学者对化疗失败且未经选择的晚期 NSCLC 患者进行了一项Ⅲ期临床试验(ZEST 研究),旨在比较应用凡德他尼和厄洛替尼二线治疗这些患者的疗效。共入组未经选择的 1240 例晚期患者,随机分为凡德他尼组($n=623$,300mg/d)和厄洛替尼组($n=617$,150mg/d)。主要研究终点为 PFS。结果显示,两组的中位 PFS 分别为 2.6 个月和 2.0 个月($P=0.72$),OS、ORR、至疼痛、呼吸困难、咳嗽等恶化的时间亦无明显差异。凡德他尼导致的≥3 级的不良反应发生率高于厄洛替尼(50% vs. 40%)。该研究提示,在经治的 NSCLC 患者中,凡德他尼和厄洛替尼的疗效相当且均不理想;凡德他尼的不良反应发生率更高。有学者进行了一项旨在评价凡德他尼能否改善化疗及 EGFR-TKIs 治疗失败的晚期 NSCLC 预后的随机、双盲、安慰剂对照的Ⅲ期临床试验(ZEPHYR)。共入组 924 例患者,按 2∶1 随机分为凡德他尼组($n=617$,300mg/d)和安慰剂组($n=307$)进行治疗直至 PD 或出现不能耐受的不良反应。主要研究终点为 OS。结果显示,两组的中位 OS 分别为 8.5 个月和 7.8 个月($P=0.527$),凡德他尼组的 PFS 明显长于安慰剂组($HR=0.63,P<0.001$),ORR 分别为 2.6%和 0.7%($P=0.028$),8 周 DCR 分别为 30%和 16%($P=0.0001$)。凡德他尼组未出现新的不良反应,其皮疹、高血压和腹泻发生率明显高于安慰剂组。该研究提示,和安慰剂相比,凡德他尼在二线治疗中并未给晚期 NSCLC 患者带来生存获益,且不良反应发生率高于安慰剂组;但其明显改善了 PFS,提高了 ORR 和 8 周 DCR。

三、舒尼替尼(sunitinib,SUTENT,SU11248)

是一种全新的选择性口服多靶点小分子受体 TKIs,具有抑制肿瘤血管形成和抗肿瘤细胞生长等多重作用。其作用靶点包括 VEGFR1~3,PDGFRα 和 β,Flt-3、c-KIT 和 RET 受体。舒尼替尼还可逆转 ABCB1 和 ABCG2 介导的多药耐药(multi-drug resistance,MDR)。由于该药的突出疗效,FDA 批准其用于一线治疗晚期肾癌和二线治疗伊马替尼耐药或不能耐受的胃肠道间质瘤。临床前研究显示,舒尼替尼可抑制 NSCLC 细胞的生长;Ⅰ/Ⅱ期临床试验发现,舒尼替尼联合顺铂/吉西他滨治疗包括 NSCLC 在内的实体瘤时的 MTD 为 37.5mg/d,但多项研究提示舒尼替尼 37.5mg/d 的剂量联合顺铂/吉西他滨或联合顺铂/培美曲塞或联合卡铂/紫杉醇治疗晚期 NSCLC 时骨髓抑制严重(该剂量的舒尼替尼联合培美曲塞单药则骨髓抑制程度可接受)。总之,这些研究提示,由于不良反应严重,应用舒尼替尼联合含铂两药方案治疗晚期 NSCLC 患者不是一个明智的选择。

关于舒尼替尼一线治疗晚期 NSCLC 的研究鲜见,二线治疗的研究也很有限,且结果莫衷一是。国外进行了一项Ⅱ期临床研究,以观察舒尼替尼单药二线治疗 47 例晚期 NSCLC 患者。结果显示,ORR 仅 2%(1/47),不良反应耐受良好。一项国际多中心、开放标签Ⅱ期临床研究,旨在评估舒尼替尼(50mg/d,若不能耐受则减量为 37.5mg/d 或 25mg/d,连续给药 4 周后停药 2 周)二线治疗晚期 NSCLC 患者的疗效和安全性。主要研究终点为 ORR,次要研究终点为 PFS、OS 和安全性。共入组 64 例患者,其中 40 例为腺癌,24 例为鳞癌。63 例患者接受了至少一种剂量的舒尼替尼治疗。结果显示,舒尼替尼治疗后 7 例(11.1%)疗效为 PR,ORR 为 11.1%,18 例(28.6%)疗效为 SD 且至少持续 8 周,中位 PFS 为 12 周,中位 OS 为 23.4 周,中位疗效持续时间为 21.2 周,中位疾病稳定时间为 22.1 周,1 年生存率为 20.2%。进一步分析发现,7 例 PR 患者中,多数有吸烟史,Ⅳ期腺癌,既往接受过含铂方案化疗,5 例为女性。3/4 级不良反应主要为乏力、疼痛/肌痛、恶心、呼吸困难、感染和淋巴细胞减少,2 例发生了咯血(均为鳞癌,研究者认为均与治疗相关),1 例腺癌发生了治疗相关性脑出血。该研究提示,舒尼替尼单药二线治疗晚期 NSCLC 患者有一定疗效,且其 ORR 和培美曲塞及厄洛替尼相似;女性、腺癌、吸烟史及接受过含铂方案化疗的患者可能获益更多;不良反应可接受。舒尼替尼联合其他靶向治疗或化疗值得进一步研究。

有学者进行了旨在比较培美曲塞、舒尼替尼及培美曲塞联合舒尼替尼二线治疗晚期 NSCLC 的疗效和安全性的随机对照Ⅱ期临床研究。共入组 130 例患者,随机分配至培美曲塞组、舒尼替尼组和两药联合组。三组的基线特征均衡。主要研究终点为 18 周 PFS 率,次要研究终点为 OS、ORR 及毒性反应。结果显示,三组的 18 周 PFS 率分别为 54%、37% 和 48%(P=0.25);中位 PFS 分别为 4.9、3.3 和 3.7 个月(P=0.18);中位 OS 分别为 10.5、8.0 和 6.7 个月(P=0.03)。对鳞癌患者进行了探索性分析,发现 17 例鳞癌患者的 PFS 和 OS 均未从舒尼替尼或舒尼替尼联合培美曲塞的治疗中获益,培美曲塞组 OS 的获益主要来自非鳞 NSCLC 患者。舒尼替尼或含舒尼替尼的方案不良反应发生率更高。该研究提示,培美曲塞组、舒尼替尼组和两药联合组二线治疗 NSCLC 的 18 周 PFS 率无明显差异;培美曲塞组的 OS 长于舒尼替尼组及两药联合组;两药联合组的 OS 最短;含有舒尼替尼的方案对肺鳞癌疗效不佳;培美曲塞组的不良反应发生率明显低于舒尼替尼组和两药联合组。该研究不支持舒尼替尼用于晚期 NSCLC 的二线治疗。当然,该研究样本量小,故其结论尚需大样本 RCT 研究证实。

基于舒尼替尼和厄洛替尼作用靶点的不同,故推测两药联用可能有协同作用。国外开展了一项随机、双盲的多中心Ⅱ期临床试验,旨在评价舒尼替尼联合厄洛替尼(联合组)或厄洛替尼单药(单药组)二线治疗晚期 NSCLC 患者的疗效和安全性。共入组 132 例患者,两组的 PFS 分别为 2.8 个月和 2.0 个月($HR=0.898,P=0.321$);中位 OS 分别为 8.2 个月和 7.6 个月($HR=1.066,P=0.617$)。ORR 分别为 4.6%和 3.0%。联合组不良反应(主要为腹泻、皮疹、疲乏和血小板减少等)发生率明显高于单药组。有学者进行了一项Ⅲ期临床研究,旨在评价舒尼替尼联合厄洛替尼(联合组)和安慰剂联合厄洛替尼(厄洛替尼组)二线治疗晚期 NSCLC 患者的疗效和安全性。共入组 960 例含铂两药方案失败的晚期 NSCLC 患者,随机分配至联合组(舒尼替尼 37.5mg/d,厄洛替尼 150mg/d)组和厄洛替尼组。主要研究终点为 OS,次要终点为 PFS 及安全性等。结果显示,联合组和厄洛替尼组的 OS 分别为 9.0 个月和 8.5 个月($HR=0.922,P=0.1388$),ORR 分别为 10.6%和 6.9%($P=0.047$)。3/4 级不良反应如皮疹腹泻和疲乏在联合组更为常见。

综上所述,不论是Ⅱ期还是Ⅲ期临床研究,舒尼替尼单药或联合化疗药物二线治疗晚期 NSCLC 患者均不能改善其 OS。

四、西地尼布(cediranib,AZD2171,recentin)

其作用靶点为 VEGFR1~3、PDGFR、C-KIT、FGFR1 和 FGFR4 等,该药还能抑制 ABC 药物转运蛋白如 ABCB1 和 ABCC1,从而影响药物外排。基础研究证实,口服西地尼布即可强有力的选择性阻滞 VEGF 通路,有效抑制肿瘤生长。

Ⅰ期临床研究发现,西地尼布对包括 NSCLC 在内的多种恶性肿瘤显示出较强的抗肿瘤活性。有学者进行了一项随机Ⅱ期临床研究(N0528),旨在比较吉西他滨(1000mg/m^2,静脉注射,第 1、第 8 天)/卡铂(AUC=5,第 1 天,21 天为一个周期)联合或不联合西地尼布一线治疗晚期 NSCLC 患者的疗效和安全性。研究也纳入了没有咯血和空洞形成的肺鳞癌患者。吉西他滨 1000mg/m^2、静脉注射、第 1 天、第 8 天,卡铂 AUC=5、第 1 天,21 天为一个周期,西地尼布 45mg/d;最多 6 个周期。在测试了西地尼布联合化疗的耐受性后,将患者随机分为 A 组($n=60$)和 B 组($n=31$)进行Ⅱ期临床研究,西地尼布剂量减为 30mg/d。A 组患者接受西地尼布联合化疗,B 组仅接受化疗。主要研究终点为 ORR,次要终点为 6 个月 PFS 率。由于迄今尚未见关于西地尼布相关的基因多态性与其疗效和不良反应之间的关系。故作者还进行了探索性西地尼布药物遗传学相关基因(包括 VEGFR1~3、FGFR1~3、VEGFA 和 ABC 转运蛋白基因)的 SNPs 分析。由于在开始探索性研究时,作者未检测任何西地布尼代谢基因,故在评价西地尼布联合卡铂/吉西他滨治疗晚期 NSCLC 的疗效和安全性时,不仅检测了西地尼布上述靶基因,还检测了多个血管生成标志物,并探讨了这些标志物与预后的关系。A 组 58 例患者和 B 组 29 例患者可评价疗效。结果显示,A 组和 B 组患者中≥3 级的非血液不良反应发生率分别为 71%和 45%($P=0.01$),A 组最常见的≥3 级的不良反应主要为疲乏和呼吸困难,B 组为疲乏。ORR 分别为 19%和 20%($P=1.0$),6 个月 PFS 率分别为 48%和 38%($P=0.49$),中位 PFS 分别为 6.3 个月和 4.5 个月($P=0.11$),中位 OS 分别为 12 个月和 9.9 个月($P=0.10$)。由于样本量小,故在进行血管生成标志物分析时将两组的数据合并。分析提示,基线水平时血管生成标志物没有预后预测价值;3 个治疗周期之前,卵泡抑素水平更高的患者 OS

和 PFS 有明显改善($P \leq 0.02$),而 IL-8 和 PDGF-BB 水平更高的患者 OS 更短($P \leq 0.02$),VEGFA 水平更高的患者 PFS 更长($P = 0.02$);通过分析来自具有最小等位基因频率的 9 个基因的遗传多态性分析显示 120 个标签 SNPs 被成功进行了基因分型。在<5 例患者中观察到的基因分型则需要再分组,如果再分组的频率 $\leq 10\%$,则在进行预后分析时需排除该 SNP。当一个基因分型仅和 A 组相关时,分析只在 A 组进行。四种多态性如 AB-CB1 的 rs2235015、FGFR2 的 rs17542768 和 rs2071616、VEGFR 的 rs3024987 和毒性降低相关;另外四种多态性如 FGFR1 的 rs7012413、FGFR2 的 rs2912791 和 rs2981429、FLT4/VEGFR3 的 rs11748431 和预后显著相关;变异的等位基因如 FGFR1 的 rs7012413、FGFR2 的 rs2912791、FLT4/VEGFR3 的 rs11748431SNP 和更差的 OS 相关($HR = 2.78 \sim 5.01, P = 0.0002 \sim 0.0095$);变异的等位基因如 FGFR2 的 rs2981429SNP 和更长的 PFS 相关。该研究未达到主要研究终点,但满足了次要研究终点。研究结果提示,西地尼布(30mg/d)联合卡铂/吉西他滨一线治疗晚期 NSCLC 的不良反应比单用化疗更大;和化疗相比,在非选择 NSCLC 人群中,西地尼布联合卡铂/吉西他滨并不能改善 ORR;FGFR1 和 VEGFR 的多态性与晚期 NSCLC 患者的 OS 相关。

BR.24 是一项随机、双盲、安慰剂对照的 II/III 期临床试验,旨在评价西地尼布(30mg/d)联合卡铂/紫杉醇一线治疗晚期 NSCLC 患者的疗效和安全性。结果发现,尽管该方案显示出一定的抗肿瘤活性,但因难以接受的不良反应,试验被迫关闭。BR.29 研究(NCT00795340)将评价西地尼布(20mg/d)联合卡铂、紫杉醇一线治疗晚期 NSCLC 的疗效和安全性。

国外开展了一项旨在评价西地尼布(30mg/d)联合培美曲塞($500mg/m^2$)二、三线治疗晚期 NSCLC 的疗效和安全性的 II 期临床研究。共入组 31 例患者。研究分为两组:以前未接受过贝伐单抗治疗(A 组)和接受过贝伐单抗治疗(B 组)。31 例可评价的患者中,ORR 为 16%(A 组为 10%,B 组为 25%);DCR 为 71%(A 组为 74%,B 组为 67%)。3/4级非血液毒性反应包括疲乏(21%)、腹泻(9%)、厌食(6%)、高血压(3%)、心脏缺血(3%)、支气管胸膜瘘(3%)和食管炎(3%);3/4 级血液毒性反应包括中性粒细胞减少(21%)和中性粒细胞缺乏性发热(3%)。该研究提示,西地尼布联合培美曲塞二/三线治疗晚期 NSCLC 有一定疗效,不良反应可耐受,值得进一步研究。

五、莫替沙尼(motesanib,AMG706)

作为一种烟碱衍生物,莫替沙尼是一种高度选择性口服小分子多靶点激酶抑制剂,靶向作用于 VEGFR1~3、PDCFR 和 c-KIT。和其他的 TKIs 一样,莫替沙尼通过与药物结合位点结合而抑制 ABC 转运蛋白的功能,进而在逆转与 ABCB1、ABCG2、ABCC1 和 AB-CC10 等过表达相关的 MDR 方面发挥重要作用。临床前研究显示,莫替沙尼能够诱导入乳腺癌、NSCLC 及甲状腺髓样癌等肿瘤缩小。一项 I 期临床研究对莫替沙尼治疗晚期实体瘤患者的疗效进行了评价。结果显示,4%的患者疗效为 PR,61%的患者为 SD。最常见的不良反应为高血压、乏力、腹泻、恶心、呕吐和头痛。该研究表明,莫替沙尼 125mg/d 耐受性良好,可作为后续 II 期研究的推荐剂量。一项比较莫替沙尼联合卡铂/紫杉醇和贝伐单抗联合卡铂+紫杉醇治疗晚期非鳞 NSCLC 的 II 期临床研究发现,两种方案的疗效未见明显差别。国外进行了一项旨在比较莫替沙尼联合卡铂/紫杉醇(联合组)和单纯卡铂/紫杉醇(化疗组)一线治疗晚期非鳞 NSCLC 的疗效和安全性的随机、对照、双盲的国际多中心 III 期临床研究(MONET1,NCT00460317)。莫替沙尼 125mg/d,卡铂 AUC=6,紫杉醇 200mg/m^2,静脉注射,第 1 天,21 天为一个周期,共 ≤6 个周期。主要研究终点为 OS,次要终点为 PFS、ORR 和安全性。共有 227 例患者入组,随机分为联合组和化疗组。结果显示,联合组和化疗组的中位 OS 分别20.9 和 14.5 个月($P=0.0223$);中位 PFS 分别为 7.0 和 5.3 个月($P=0.0004$)。两组 ≥3/4 级的不良反应发生率分别为 79% 和 61%。鳞癌患者经莫替沙尼治疗后咯血的发生率明显高于未经莫替沙尼治疗者;和安慰剂组相比,莫沙替尼治疗组患者早期死亡率更高。该研究提示,莫替沙尼联合卡铂/紫杉醇方案可显著改善亚洲晚期非鳞 NSCLC 患者的 OS、PFS 和 ORR;但莫替沙尼联合卡铂/紫杉醇方案不良反应严重且发生率高,大大降低了其晋级一线治疗方案的可能性。

六、尼达尼布(nintedanib,BIBF1120)

是一种最新的口服吲哚酮类多靶点抑制剂,可同时抑制 VEGFR(包括 VEGFR1~3)、PDGF(包括 PDGFα 和 β)和 FGFR(FGFR1~3),能竞争性结合受体酪氨酸激酶的 ATP 结合位点,进而阻断下游信号通路;在血管内皮细胞、周细胞及平滑肌细胞中,尼达尼布能潜在性的抑制促血管生成信号通路。该药还可抑制 FLT-3、RET 和 Sre 激酶家族。所以,尼达尼布不仅能避免肿瘤通过逃逸机制而发展、转移,还可以抑制肿瘤血管形成;不仅在肿瘤血管形成的启动阶段发挥作用,还可在肿瘤血管广泛蔓延、繁殖阶段起效。多项药代动力学和药效动力学研究显示,使用该药不出现其他 TKIs 导致的典型不良反应。

临床前研究已经证明尼达尼布能够抑制肿瘤生长。I、II 期临床研究发现,尼达尼布单药的 MTD 在高加索人群中为 250mg、每天 2 次,在日本人群中为 200mg、每天 2 次。尼达尼布联合卡铂/紫杉醇(线)或尼达尼布联合培美曲塞(二线)治疗晚期 NSCLC 患者时的 MTD 为 200mg、每天 2 次。随后开展的 I、II 期临床研究初步证明尼达尼布能够抑制包括 NSCLC 在内的多种实体肿瘤的生长,不良反应可控。与其他 VEGF 抑制剂不同的是,应用尼达尼布后发生高血压的概率更少。基于上述研究,国外进行了一项全球多中心、随机、对照、双盲的 III 期临床研究(LUME-Lung 1,NCT00805 194),旨在比较尼达尼布联合多西他赛(尼达尼布组,$n=655$;尼达尼布 200mg,每天 2 次,第 2~21 天;多西他赛 75mg/m^2,第 1 天,静脉注射,21 天为一个周期)和安慰剂联合多西他赛(对照组,$n=659$)二线治疗晚期 NSCLC 的疗效和安全性。共入组 1314 例患者,研究的主要终点为 PFS,次要终点为 OS。结果显示,尼达尼布组和对照组的 PFS 分别为 3.4 个月和 2.7 个月($HR=0.79$,$P=0.0019$);在中位随访 31.7 个月之后,两组的 OS 分别为 10.1 个月和 9.1 个月($HR=0.94$,$P=0.2720$)。亚组分析显示,在所有腺癌患者中,尼达尼布组($n=322$)和对照组($n=336$)的中位 OS 分别为 12.6 个月 10.3 个月($HR=0.83$,$P=0.0359$);在鳞癌患者中,两组的 OS 分别为 8.6 个月和 8.7 个月($P=0.8907$)。进一步分析发现,尼达尼布组($n=206$)较对照组($n=199$)组显著延长了在初始治疗 9 个月内即出现 PD 的腺癌患者的 OS

（10.9 个月和 vs.7.9 个月，*HR* = 0.75，*P* = 0.0073）。尼达尼布组≥3 级不良反应的发生率明显高于对照组，主要有腹泻（6.6%vs.2.6%）、ALT 升高（7.8%vs.0.9%）、AST 升高（3.4% vs.0.5%），两组分别有 35 例和 25 例患者死于非疾病进展性不良事件，这些不良事件主要有败血症（5vs.1）肺炎（2vs.7）、呼吸衰竭（4vs.0）和肺栓塞（0vs.3）。该研究提示，尼达尼布联合多西他赛是晚期 NSCLC，尤其是腺癌线治疗的有效选择。随后研究者对该研究中尼达尼布联合多西他赛抗血管生成治疗的特异性不良反应进行了研究。结果显示，在所有接受过至少 1 种方案治疗的 1307 例患者中，腺癌 653 例，鳞癌 553 例；两种组织学类型的胃肠道穿孔发生率相似且很低（均为 0.5%），高血压（3.5%vs.0.9%）、皮疹（11%vs. 8.1%）、皮肤不良反应（13.0%vs.10.7%）。皮疹和皮肤不良反应是两组主要的 1/2 级不良反应。两组中≥3 级的血栓形成发生率均较低（2.1%vs.3.1%）。在肺鳞癌患者中，尼达尼布组所有级别的出血发生率较安慰剂组略高（14.1%vs.11.6%），且多为 1/2 级出血。该研究表明，尼达尼布较其他血管生成抑制剂的不良反应发生率低且可耐受、可逆可控。

基于 LUME-Lung 1 研究所显示的突出疗效，欧洲药品管理局（European Medicines Agency，EMA）已经批准尼达尼布用于晚期肺腺癌患者的二线治疗。

尼达尼布联合多西他赛二线治疗晚期 NSCLC 取得了令人满意的效果，但尼达尼布联合培美曲塞能否重复演绎 LUME-Lung1 的结果？国外开展了一项和 LUME-Lung1 设计相同的研究 LUME-Lung 2（NCT00806819）。后者与前者之间唯一的区别就是将多西他赛改为培美曲塞。中期分析显示，尼达尼布联合培美曲塞和安慰剂联合培美曲塞的 PFS 分别为 4.4 个月和 3.6 个月（*P* = 0.0435），但两组的 OS 分别为 12.2 个月和 12.7 个月（*P* > 0.05）。造成这种结果的原因可能与紫杉类药物与抗血管生成剂之间有协同作用，而抗代谢类抗肿瘤药物（如培美曲塞）与抗血管生成剂之间的可能缺乏协同作用。

七、阿西替尼（axitinib）

也是一种口服的强效 VEGFR1 ~ 3、PDGFR 和 c-KIT 小分子 TKI。Ⅰ期临床研究显示，阿西替尼单药治疗包括 NSCLC 在内的 36 例晚期实体肿瘤表现出明显的抗肿瘤活性，MTD 为 5mg，每天 2 次；常见的不良反应有疲乏、高血压、头痛及腹泻等。基于上述研究，有学者进行了一项开放、多中心的Ⅱ期临床研究，旨在评价阿西替尼单药治疗晚期 NSCLC 患者的疗效和安全性。共入组 32 例患者，9 例患者未接受过化疗，23 例接受了至少 1 个方案的化疗。结果显示，在所有患者中，PR 和 ORR 均为 9%，DCR 为 41%，中位 PFS 为 4.9 个月；在未接受过化疗的患者中，PFS 为 9.2 个月；在所有患者和阿西替尼一线治疗的患者中，OS 均为 14.8 个月，1 年生存率分别为 57% 和 78%。3 级不良反应主要为疲乏、高血压、腹泻、低钠血症和呕吐等。国外开展了一项Ⅰ期临床试验，以观察阿西替尼联合卡铂 1 紫杉醇或阿西替尼联合顺铂/吉西他滨治疗包括晚期 NSCLC 在内的实体瘤患者的疗效和安全性。共入组 47 例患者。结果显示，阿西替尼联合卡铂/紫杉醇治疗晚期 NSCLC 患者的 ORR 为 29%，阿西替尼联合顺铂/吉西他滨的 ORR 为 26%。DLTs 包括疲乏、蛋白尿和皮疹。亚组分析显示，鳞癌患者对阿西替尼联合卡铂/紫杉醇方案的耐受性较好，未发现≥3 级的咯血。阿西替尼单药及其联合化疗治疗晚期 NSCLC 的研究正在进行(NCT00735904,阿西替尼联合顺铂/吉西他滨线治疗晚期肺鳞癌的Ⅱ期研究)。

八、Pazopanib

其作用靶点和阿西替尼一样,同为多靶点小分子TKI。临床前研究显示,Pazopanib可有效抑制血管形成。国外进行了一项Ⅱ期临床试验,目的是观察Pazopanib单药作为可切除的Ⅰ/Ⅱ期NSCLC患者的新辅助治疗的疗效和安全性。共入组35例患者。结果显示,3例PR,5例出现3级不良反应,主要包括ALT升高、高血压、呼吸困难肺炎、尿路感染、皮疹、高血钾和淋巴细胞减少。1例患者在术后11天出现双侧肺栓塞(4级不良反应)。在探索性分析细胞因子和血管形成因子时,发现术前接受Pazopanib治疗的患者血浆中VEGFR2和胎盘生长因子(placental growth factor,PIGF)含量在术后明显降低(P均<0.0001),且血浆VEGFR2含量与肿瘤缩小密切相关($P<0.05$)。提示VEGFR2和PIGF可作为Pazopanib疗效的预测性标志物。多个临床试验正在评价Pazopanib单用或与化疗联合应用的疗效和安全性(NCT00775307,比较Pazopanib和安慰剂在手术切除的Ⅰ期NSCLC辅助治疗中的作用和安全性的Ⅱ/Ⅲ期临床研究;NCT00866528,比较Pazopanib联合紫杉醇和卡铂联合紫杉醇一线治疗晚期NSCLC的Ⅱ期临床研究;NCT01027598,比较Pazopanib联合厄洛替尼和单用厄洛替尼二线治疗晚期NSCLC的Ⅱ期临床研究;NCT01049776,观察Pazopanib三线治疗晚期NSCLC的疗效和安全性的Ⅱ期临床研究)。

以上可见,尽管多靶点小分子TKIs作用靶点多,但均与抗血管形成密切相关。多数多靶点药物的不良反应基本相似,但也各有特点。无论是一线还是二线,无论是单用还是联合化疗,索拉非尼对晚期NSCLC的治疗作用均非常有限,而且还可出现致死性不良反应;今后应加强对索拉非尼获益人群、索拉非尼联合何种化疗方案可能获益进行研究并寻找预测索拉非尼疗效的生物标志物。应用凡德他尼联合吉西他滨一线治疗老年晚期NSCLC患者时OS得到了显著延长;凡德他尼二线治疗晚期NSCLC的三项大型Ⅲ期临床研究结论不一:ZODIAC研究认为EGFR基因拷贝数增加或突变的晚期NSCLC患者应用凡德他尼联合多西他赛治疗可能使生存获益;EGFR基因拷贝数增加或突变有望成为预测凡德他尼联合多西他赛二线治疗晚期NSCLC疗效的生物标志物;但ZEST研究和ZEPHYR研究则认为凡德他尼并不能延长晚期NSCLC患者的OS。关于舒尼替尼一线治疗晚期NSCLC的临床研究甚少;不论是Ⅱ期还是Ⅲ期临床研究,舒尼替尼单药或联合化疗二线治疗晚期NSCLC患者均不能改善其OS。西地尼布联合卡铂/紫杉醇一线治疗晚期NSCLC不能改善ORR,且不良反应大;该药二、三线治疗可能有一定疗效,但需扩大样本量进行深入研究;探讨VEGFR和FGFR1基因多态性与疗效和不良反应的关系可能是今后的研究方向。尽管莫替沙尼联合卡铂/紫杉醇可显著改善亚洲晚期非鳞NSCLC的OS、PFS和ORR,但因不良反应大且发生率高而难以成为一线治疗方案。关于阿西替尼的临床研究尚少,一项小样本(32例)研究提示该药可能有一定临床应用前景,故值得进一步研究。关于Pazopanib的临床研究甚少,且主要用于新辅助治疗,样本量很小,但该研究发现VEGFR2和PIGF可能为其疗效的预测因子,更多的研究结果值得期待。尼达尼布是近年来疗效最好、前景最为光明的多靶点TKIs之一。EMA已经批准该药用于晚期肺腺癌的二线治疗;药代动力学显示该药很少出现其他多靶点药物的典型不良反应。

　　理论上,多靶点 TKIs 能够同时阻断多条与肿瘤相关的信号通路,较单靶点 TKIs 应具有明显的优势,代表着抗肿瘤药物发展的方向。的确,多靶点药物在临床前研究及Ⅰ、Ⅱ期临床研究中都表现出强大的抗肿瘤活性,但在大型Ⅲ期临床研究中大多数多靶点药物未给患者带来明显的临床获益,反而比单靶点药物表现出更多、更严重的不良反应;部分多靶点药物需与化疗药物(主要是卡铂/紫杉醇)联合应用,这无疑使晚期患者雪上加霜。为何多靶点 TKIs 实际疗效和预期疗效相差如此之大? 为何索拉非尼、舒尼替尼在肾癌中疗效如此之好,但在其他肿瘤中却未能演绎出同样的神话? 这是非常值得深思的问题。虽名为多靶点药物,但临床试验及临床应用时均未进行相应靶点的检测;缺乏有临床价值的预测性标志物;临床医师在使用时往往不加选择;这些药物靶点虽多,但并非主次不明,也可能药物的靶点主次明确而我们并不知晓。基于以上原因,故而这种出现"靶而非靶"即用药针对性不强、获益人群不明确的现象。多靶点 TKIs 要打破僵局,走出困境,路在何方? 能否在治疗前先选择性的检测多个驱动基因,尽可能地提高靶向人群的命中率? 但这可能只是权宜之计,应用 NGS 或 dPCR 技术回顾性检测有效患者可能的分子标志物(驱动基因)并进行筛选、确认,以明确多靶点药物疗效预测的生物标志物和获益人群。这才可能彻底解决多靶点药物面临的问题。

第九章　肺癌的免疫治疗

肿瘤流行病学数据显示,肺癌发病率在所有恶性肿瘤中位居第一,也是癌症相关死亡原因的首要因素,全球每年约有 160 万人死亡。《2017 年中国癌症统计》显示:2013 年在中国男性肺癌发病率始终位居首位,女性位居第二位,肺癌死亡率均始终位于首位。肺癌中 80%~85% 为 NSCLC,而超过 70% 的 NSCLC 患者确诊时病情已处于局部晚期或晚期。含铂化疗一直是无靶向药物敏感基因突变的、晚期 NSCLC 患者的一线标准方案。但对于此类患者,化疗疗效已达到瓶颈期,总反应率(overall response rate,ORR)为 20%~30%,中位 OS 仅 7~10 个月,1 年中位生存率仅为 30%~40%。20 年前,逐渐出现的针对 EGFR 突变和间变性淋巴瘤激酶(ALK)基因重排的靶向治疗,已经明显改善了一小部分这些分子异常患者的生存时间。近 5 年来,随着基础免疫学的发展,PD-1/PD-L1、CTLA-4 等免疫检查点抑制剂展示了非常好的应用前景,为肺癌的免疫治疗翻开了崭新的一页,部分药物已经批准应用于临床。肺癌免疫治疗根据作用机制主要分为主动免疫治疗和被动免疫治疗。主动免疫治疗通过激活患者自身免疫系统,阻止肿瘤生长、转移和复发,其主要包括细胞因子(强化免疫细胞功能)、治疗性疫苗(抗原依赖)和免疫检测点抑制剂(非抗原依赖,主要调节 T 细胞功能)。被动免疫治疗指被动获得抗肿瘤活性的免疫抑制剂或细胞等,从而直接靶向肿瘤,其主要包括抗肿瘤单克隆抗体和过继性细胞治疗。

第一节　肺癌的生物学特征

肺癌是一种分子异质性疾病,了解其生物学特性对于开发有效的治疗方法至关重要。肺癌的治疗已经从基于医师偏好的细胞毒治疗,转变为依据个体化医学的标志,如肿瘤的基因改变和 PD-L1 的状态,预测靶向治疗或免疫检查点抑制剂的获益。

癌细胞可以利用各种措施逃避免疫监控,特别是 NSCLC 细胞,如分泌促进调节性 T 细胞(Treg)增生和抑制 CD8+T 细胞的细胞毒杀伤作用的细胞因子 IL-10。NSCLC 肿瘤也促进趋化因子 CCL20 的表达,有助于将 FOXP3+Treg 细胞募集到肿瘤微环境中。T 细胞活化是一个严格调控的过程,涉及在 T 细胞受体(TCR)与主要组织相容性复合体(MHC)肽复合物或抗原提呈细胞(APC)的结合。在正常情况下,T 细胞激活需要两种免疫学信号:①TCR 与 APC 表面的 MHC 抗原结合;②通过 B7-CD28 相互作用共刺激。第一个信号产生特异性,后者放大 TCR 信号,导致 T 细胞活化。T 细胞活化还诱导平行的共抑制途径——免疫检查点,如细胞毒性 T 淋巴细胞抗原-4(CTLA-4)调节,其可以减弱和终止这种反应。目前已经发现了许多检查点,包括 CTLA-4、PD-1(及其配体 PD-L1)、B7-H3、B7x、T 细胞免疫球蛋白黏蛋白结构域的分子-3(Tim-3)和 T 细胞淋巴细胞衰减分子。共抑制信号(即免疫检查点)与共刺激信号和共抑制信号之间的平衡,可用于维持自身耐受性并避免破坏正常宿主组织,但癌细胞也可通过共抑制信号逃避免疫监控。

与大多数恶性肿瘤相似,肺癌由具有不同分子特征的细胞亚群或克隆组成,导致肿瘤内异质性,并且可能出现多种分子改变并存的情况,导致原发性或获得性耐药。体细胞突变中 EGFR 是有吸引力的治疗靶点,KRAS 和 EGFR 突变通常是相互排斥的,但一旦共存时,KRAS 突变可能导致对 EGFR 抑制剂耐药。分子改变状态也可能受到患者长期生活习惯的影响,例如携带致癌驱动突变,EGFR 和 ROS1 及间变性淋巴瘤激酶(ALK)重排,主要见于不吸烟或轻度吸烟者中。

启动和驱动肿瘤进化的基因事件也形成了独特的肿瘤微环境(TME),因此,肿瘤的基因结构不仅决定了癌细胞的适应性,还决定了 TME 的组成。非小细胞肺癌,特别是大多数的吸烟患者,具有特别高的体细胞肿瘤突变负荷(tumor mutational burden,TMB,定义为每兆碱基非同义编码突变的数目),而且,转移灶的突变数目明显高于肺部原发性病灶。

一些体细胞突变产生新抗原,可被肿瘤浸润性细胞毒性 T 细胞识别。腺癌中的高克隆性新抗原负荷与炎性 TME 相关,富含激活的效应 T 细胞、与抗原提呈及 T 细胞迁移(CXCL-10 和 CXCL-9)、效应 T 细胞功能相关的蛋白,以及包括 PD-L1、PD-1 和淋巴细胞活化基因-3(LAG-3)在内的 T 细胞活性的负调节分子。上述 TME 表型可以导致对免疫检查点抑制剂治疗的敏感性增加。错配修复功能丧失(dMMR),导致微卫星不稳定性(Microsatellite instability,MSI)表型,是高 TMB 癌症的一个极端例子,具有明显 T 细胞浸润和免疫检查点抑制剂的高敏感性。在三分之一的 KRAS 突变肺腺癌中,发生肿瘤抑制剂丝氨酸/苏氨酸激酶 11(STK11,也称为 LKB1)的失活,导致 TME 倾向于免疫抑制性——高嗜中性粒细胞的积累和低 PD-L1 的表达,并与更少的肿瘤浸润淋巴细胞相关。因此,需要进行大规模的研究以探讨 NSCLC 的基因组异常与 TME 的细胞成分的关联性,以了解不同的基因型如何决定 TME 的细胞构成(见有关章节)。

第二节 非小细胞肺癌的免疫检查点抑制治疗

利用宿主免疫反应来治疗癌症并不是一个新的概念,但引入靶向 CTLA-4 和 PD-1/PD-L1 单克隆抗体等的免疫检查点抑制剂,是肺癌治疗的新方向。PD-1 主要表达于活化 T 细胞表面,与其配体(PD-L1/PD-L2)结合后,可减弱 T 细胞受体信号的传导,也可耗竭 $CD8^+T$ 细胞及促进 Treg 细胞的增生,从而抑制机体抗肿瘤免疫反应。用抗体阻断 PD-1/PD-L1 轴可以恢复 T 细胞调节的抗肿瘤免疫。

目前批准的或正在开发的用于 NSCLC 的免疫检查点抑制剂包括抗 PD-1 抗体纳武利尤单抗(人 IgG4)和帕博利珠单抗(人源化 IgG4),以及抗 PD-L1 抗体阿特珠单抗(人 IgG1,Fc 结构域工程化以防止抗体依赖的细胞毒活性)、德瓦鲁单抗(人 IgG1 工程化)和 avelumab(人 IgG1,临床前发现存在抗体依赖的细胞毒活性)。阿特珠单抗和德瓦鲁单抗是一种靶向 PD-L1 的单克隆抗体,可阻断 PD-L1 对其受体 PD-1 和 B7.1 的结合,阻断 T

细胞的负向调控信号。上述部分药物已经被批准为晚期(甚至Ⅲ期)NSCLC 患者的一线/二线的标准治疗方案。

一、PD-1/PD-L1 抑制剂的二线治疗

纳武利尤单抗是第一个获得 FDA 批准用于 NSCLC 二线治疗的免疫检查点抑制剂。早期的 CheckMate-003 是一项Ⅰb 期临床试验,评估 129 例未治疗的晚期 NSCLC 患者,不论肿瘤组织学类型,纳武利尤单抗分别按照 1mg/kg、3mg/kg 和 10mg/kg 每 2 周给药 1 次的方式。中位 OS 为 9.9 个月,1 年生存率为 42%,客观反应率(objective response rate,ORR)为 17%。纳武利尤单抗耐受性良好(3 级或 4 级不良事件发生率为 14%),但有 3 例是致命性肺炎。基于此结果,研究者对进一步开发肺癌免疫治疗药物产生了极大的热情。

随后,CheckMate-063 是一项Ⅱ期临床试验,研究对象为 117 例先前接受过治疗的鳞状 NSCLC 患者,评估纳武利尤单抗 3mg/kg 每 2 周给药的有效性和安全性。1 年生存率为 40.8%,中位 OS 为 8.2 个月;14.5%的患者出现部分缓解。有 3 例非致死性 3 级肺炎,毒性很小(3 级或 4 级不良事件发生率为 17%)。对四分之三的患者评估了肿瘤样本的 PD-L1 表达,阳性的截点值被认为是 5%,而且初步发现 PD-L1 表达高于截点值的患者的 ORR 高于低于截点值的患者(24%vs.14%)。

CheckMate017 为Ⅲ期临床研究,是一项比较纳武利尤单抗 3mg/kg 每 2 周 1 次与多西他赛 75mg/m^2 每 3 周 1 次治疗鳞状 NSCLC 患者的二线治疗。该研究随机分配 272 例患者(纳武利尤单抗 135 例和多西他赛 137 例)。纳武利尤单抗显示更优的 ORR(20%vs.9%,$P=0.008$),PFS(中位 3.5 个月 vs.2.8 个月,$HR=0.62$,$P<0.001$)和 OS(中位数 9.2 个月 vs.6 个月,$HR=0.59$,95%CI 0.44~0.79,$P<0.001$)。纳武利尤单抗比多西他赛耐受性更好,纳武利尤单抗组治疗相关不良事件的发生率较低(3%vs.10%)。多西他赛组的患者中有 30%发生骨髓毒性反应,纳武利尤单抗发生率为 1%~2%。纳武利尤单抗治疗组发生了 6 例肺炎,但均不严重。此外,纳武利尤单抗组没有发生与治疗有关的死亡,而多西他赛组 3 例死亡与治疗有关。

CheckMate057 比较了纳武利尤单抗 3mg/kg 每 2 周 1 次与多西他赛 75mg/m^2 每 3 周 1 次给药的晚期非鳞 NSCLC 患者的差异。582 例患者被随机分配到纳武利尤单抗组(292 例)或多西他赛组(290 例)。与 CheckMate-017 一样,纳武利尤单抗的耐受性更好(由于不良事件停用纳武利尤单抗的患者为 5%,多西他赛为 15%),与多西他赛相比,ORR 增加(19%vs.12%,$P=0.02$),虽然没有 PFS 的获益,但这可能是由于非典型的免疫治疗反应模式(如假性进展)导致。与多西他赛相比,纳武利尤单抗组中位 OS 增加(12.2 个月 vs.9.4 个月,$HR=0.72$,95%CI0.60~0.88,$P<0.001$)。

CheckMate-017 和 CheckMate057 两项研究回顾性评估 PD-L1 表达作为预测性生物标志物的作用。与 PD-L1 阴性患者相比,PD-L1 阳性患者的 ORR 和 OS 更好;有趣的是,非鳞癌患者 PD-L1 表达与临床疗效如 ORR、PFS 和 OS 之间的相关性更为显著。

最初的 KEYNOTE001 是一项大型Ⅰb 期临床试验,包括 495 例晚期非小细胞肺癌患

者(其中 80% 曾接受过治疗),帕博利珠单抗进行 2mg/kg 或 10mg/kg 每 3 周或 10mg/kg 每 2 周给药 1 次。所有患者的中位 OS 为 12 个月(经治患者为 9.3 个月,初治患者为 16.2 个月);所有患者中 19.4% 有部分反应。对所有患者的肿瘤样本评估 PD-L1 表达,ORR 与 PD-L1 表达成正比(PD-L1<1% = 8.1%,PD-L1 为 1%~24% = 12.9%,PD-L1 为 25%~ 49% = 19.4%,PD-L1 为 50%~74% = 29.6%,PD-L1≥75%)。PD-L1 高表达患者的生存 率高于非高表达的患者:PD-L1<1% 或 PD-1 为 1%~49% 的患者的中位 OS 为 9 个月左 右,而 2019 年 ASCO 报道,PD-L1≥50% 患者的中位 OS 为 35.4 个月,5 年生存率为 29.6%。

KEYNOTE-010 是一项Ⅱb/Ⅲ期临床试验,研究对象为 PD-L1 表达至少为 1% 的既 往接受过 NSCLC 治疗的患者,评估了帕博利珠单抗对比多西他赛的疗效。作者筛选了 2222 例患者的 PD-L1 表达的肿瘤样本,发现 1475 例(66%)至少有 1% 的表达。研究人 员随机 1034 例患者,以 1:1:1 的比例接受,帕博利珠单抗 2mg/kg 每 3 周,帕博利珠单 抗 10mg/kg 每 3 周或多西他赛 75mg/m² 每 3 周。与多西他赛相比,帕博利珠单抗提高中 位 OS(帕博利珠单抗 2mg/kg vs.多西他赛:10.4 个月 vs.8 个月;$HR = 0.71,95\%CI\ 0.58\sim$ $0.88,P = 0.0008$;帕博利珠单抗 10mg/kg vs.多西他赛:12.7 个月 vs.8 个月;$HR = 0.61,95\%$ $CI0.49\sim0.75,P<0.0001$)。ORR 也有改善(用帕博利珠单抗 2mg/kg 或 10mg/kg 治疗的患 者为 18%,多西他赛治疗的患者为 9%)。帕博利珠单抗的优势在 PD-L1 表达≥50% 的 患者中更为显著(OS 的 HR 为 $0.50,95\%CI0.36\sim0.70,P<0.0001$)。帕博利珠单抗的严重 不良反应少见,(帕博利珠单抗 2mg/kg 为 13%,帕博利珠单抗 10mg/kg 为 16%,多西他赛 为 35%)。帕博利珠单抗治疗患者最常见的不良反应是食欲下降,疲劳,皮疹和恶心。基 于上述临床研究,2015—2016 年帕博利珠单抗和纳武利尤单抗分别被 FDA 批准用于晚 期 NSCLC 的二线治疗。

阿特珠单抗是第三个阻断 PD-1/PD-L1 免疫抑制信号通路的药物,也是首个 PD- L1 抗体。其作用机制与纳武利尤单抗和帕博利珠单抗类似,但其靶点是 PD-L1。在包 括 88 例晚期非小细胞肺癌患者(其中 11% 为未治疗)的Ⅰa 剂量递增试验中,发现所有 患者的 ORR 为 23%,中位 OS 为 16 个月,TC 或肿瘤浸润细胞中,PD-L1 表达≥50% 的患 者具有更高的 ORR(48%vs.16%),更长的中位 OS 更长(18 个月 vs.16 个月)。阿特珠单 抗耐受性良好,11% 的患者经历至少一个 3~4 级不良事件;有 4 例肺炎,但均不严重。

POPLAR 是一项随机多中心,Ⅱ期临床试验,在铂类双药化疗后进展的 NSCLC 患者 中,比较使用阿特珠单抗 1200mg 每 3 周 1 次与多西他赛 75mg/m² 每 3 周 1 次的疗效。 287 例患者被纳入本研究:144 例患者随机分配接受阿特珠单抗治疗,143 例接受多西他 赛治疗。虽然总体人群 ORR 没有改善(两组均为 15%),但阿特珠单抗治疗组中位 OS 增 加(阿特珠单抗组为 12.6 个月,多西他赛组为 9.7 个月)。所有患者的肿瘤样本均进行了 PD-L1 表达评估,研究人员评估了 TC 和肿瘤浸润细胞。ORR 与 PD-L1 表达相关(PD-L1 阴性为 8%,PD-L1≥50% 的患者为 38%)。在阿特珠单抗组的 PD-L1 阳性患者中,不仅 OS 较高,而且与多西他赛相比,该亚组是唯一具有统计学显著改善的组。所有患者的 OS 的 HR 均为 0.77($95\%\ CI\ 0.55\sim1.06$),而 PD-L1≥50%HR 为 0.46($95\%\ CI0.19\sim1.09$),

阿特珠单抗中位 OS 未达到;而阿特珠单抗的 PD-L1 阴性患者的 HR 为 1.12(95% *CI* 0.64~1.93),中位 OS=9.7 个月。

OAK 评估了无论肿瘤组织学或 PD-L1 表达如何,阿特珠单抗用于 NSCLC 的二线治疗;然而,根据 PD-L1 表达进行分层。研究者招募了 1225 例患者,随机分配到阿特珠单抗(1200mg 每 3 周)或多西他赛(75mg/m² 每 3 周)。在初步分析 850 例患者(每个治疗组 425 例)的数据后,OS 得到改善。接受阿特珠单抗治疗的患者比接受多西他赛治疗的患者高 27%(中位 OS 为 13.8 个月 vs.9.6 个月,*HR*=0.73,95% *CI*0.62~0.87),但 ORR 没有改善(阿特珠单抗为 14%,多西他赛为 13%)。基于 POLAR 和 OAK 研究数据,阿特珠单抗被 FDA 批准用于二线及以上晚期 NSCLC 的治疗,且未要求根据 PD-L1 表达情况选择患者。

当根据 PD-L1 表达水平对患者进行分层分析时,发现浸润细胞中 PD-L1 表达 ≥ 50% 或 ≥10% 的患者,阿特珠单抗治疗的 OS 比同组治疗的其他患者高 59%。然而,即使是没有 PD-L1 表达的患者,与多西他赛相比,阿特珠单抗的中位 OS 同样得到改善;阿特珠单抗的中位 OS 为 12.6 个月,多西他赛的中位 OS 为 8.9 个月(*HR*=0.75,95% *CI*0.59~0.96)。

avelumab 是一种完全抗人 PD-L1 的单克隆抗体。在一项包括 184 例既往接受 NSCLC 治疗的大型Ⅰb 期临床试验中,avelumab 以 10mg/kg 每 2 周 1 次的剂量进行给药,ORR 为 13.6%,中位 OS 为 8.4 个月,1 年生存率为 37%。大多数患者(142 例)的肿瘤样本是根据≥1%TC 的截点值和任何强度的染色评估 PD-L1 表达。虽然差异无统计学意义,但 PD-L1 阳性患者的 ORR 更高(15.6% vs.10%),中位 OS 更长(8.9 个月 vs.4.6 个月)。安全性与前述结果相一致,12.5% 的患者发生 3~4 级不良事件,肺炎 2 例(1.1%),其中 1 例死亡。

JAVELIN Lung 200 是一项多中心、开放标签、随机,Ⅲ期试验,共有 792 例患者(鳞状与非鳞状 NSCLC)入组,随机接受 avelumab(*n*=396)每 2 周 10mg/kg,或多西他赛(*n*=396)每 3 周 75mg/m²。通过 73-10 抗体测定 PD-L1 表达(≥1% 对<1% 的肿瘤细胞)进行分层。avelumab 组 264 例和多西他赛组 265 例 PD-L1 阳性。在 PD-L1 阳性肿瘤患者中,avelumab 组和多西他赛组的中位总生存期无显著差异(11.4 个月 vs.10.3 个月,*P*=0.16)。治疗相关不良事件在 avelumab 治疗患者中为 64% 和多西紫杉醇中为 86%,提示与多西他赛相比,avelumab 并未改善铂类治疗后的 PD-L1 阳性 NSCLC 患者的总体生存时间,但具有良好的安全性。

PD-1 阻断可以增强多种器官和系统中的淋巴细胞功能,而 PD-L1 阻断可能仅在肿瘤微环境中刺激淋巴细胞,因为相比正常细胞,在 TC 中 PD-L1 更常见。因此,尽管许多科学家预计 PD-L1 阻断具有高度特异性,更有利的毒性特征,但阿特珠单抗显示出与抗 PD-1 药物类似的不良事件谱。另一个奇怪的现象是,阿特珠单抗是第一个抗 PD-L1 治疗的免疫检查点抑制剂,显示 PD-L1 阴性患者的 OS 改善具有统计学显著性,但这种现象仍然是无法解释的。一个经常被引用的假设是,在每个研究中使用的 PD-L1 检测方法的差异可能解释了这些不同的结果。在阿特珠单抗的试验中,使用的特异性 SP142 单克隆抗体似乎比其他单克隆抗体如 22C3 敏感性更低。

支持免疫治疗的另一个关键点是,一定比例的患者在治疗后会获得终生的长期获益,这一现象可在之前的黑色素瘤治疗中观察到,而新的数据表明,非小细胞肺癌二线治疗也可能出现同样的现象。

在 2016 年 ASCO 年会上,CheckMate017 和 CheckkMate057 研究进行了 2 年随访后提供的数据显示,与多西他赛相比,纳武利尤单抗的 2 年生存率更高。在鳞状组织学肿瘤患者中,纳武利尤单抗组的 2 年生存率为 92%,多西他赛组为 8%。在非鳞状细胞癌组织中,这些值分别为 29% 和 16%。帕博利珠单抗的结果类似,经过 2 年的最小随访,帕博利珠单抗 2mg/kg 的存活率为 30.1%,帕博利珠单抗 10mg/kg 的存活率为 37.5%,而多西他赛的存活率为 14.5%。

最近,在 2017 年 AACR 年会上,发布了纳武利尤单抗一期研究的 5 年随访数据,发现 5 年生存率为 16%,而化疗仅仅为 4%。而且存活 5 年的 16 例患者中,10 例具有 PD-L1 表达,有 70% 的患者 PD-L1 表达≥1%。

二、PD-1/PD-L1 抑制剂的一线治疗

基于免疫检查点抑制剂在二线治疗中获得的巨大成功,下一步是评估 NSCLC 中一线免疫治疗的作用。上面引用的许多 Ⅰ/Ⅱ 期研究包括一些以前未经治疗的患者,尤其是那些 TCPD-L1 表达阳性的患者,结果令人满意。由于此原因,所有的Ⅲ期试验仅入组了 PD-L1 阳性的非小细胞肺癌患者,将免疫治疗作为单一药物与基于铂类药物一线治疗的方案进行比较。研究显示,KEYNOTE-024 的结果有利免疫治疗,但 CheckMate-026 没有,原因可能是用于患者选择的 PD-L1 阳性截点值存在差异。两项研究中的所有患者均为 EGFR 野生型和 ALK 阴性。

CheckMate026 招募了 541 例患者,试验组接受纳武利尤单抗 3mg/kg 每 2 周 1 次直到疾病进展,对照组为研究者选择的含铂双药(investigator′s choice of platinum-based doublet,ICPD)化疗每 3 周 1 次,持续 6 个周期。在 ICPD 组中,6 个周期后疾病有反应或稳定的患者,可以持续化疗直到疾病进展或不可接受的毒性。

在 ICPD 中女性人数多于纳武利尤单抗组(45%vs.32%),两组间关键基线特征没有显著差异。最常用的两种化疗药物是培美曲塞/卡铂(43.7%)和培美曲塞/顺铂(32.7%),约 40% 的患者接受培美曲塞维持治疗。虽然 CheckMate-026 的 PD-L1 阳性截点值≥1%,但研究的主要终点是分析 PD-L1≥5% 患者(423 例)的 PFS,纳武利尤单抗的 PFS 与 ICPD 相比更差(中位 PFS 为 4.2 个月 vs.5.9 个月,$HR=1.15$,95%CI 0.91~1.45)。PD-L1 表达≥5% 的患者,纳武利尤单抗组的中位 OS 为 14.4 个月,化疗组患者为 13.2 个月($HR=1.02$,95%CI 0.80~1.30)。纳武利尤单抗的 ORR 为 26.1%,低于化疗的 ORR 为 33.5%。即使 PD-L1 表达≥50% 的患者,纳武利尤单抗与化疗相比,PFS 与 OS 也没有获益,HR 分别为 1.07 和 0.90。

两个治疗组的毒性都与先前的报道一致,纳武利尤单抗组最常见的不良反应是疲劳(21%vs.35.4%,化疗),腹泻(13.9%vs.12.9%),食欲下降(12%vs.27.8%)和恶心(11.6%

vs.48.3%）。纳武利尤单抗中 3/4 级不良事件并不常见。

与上述研究不同，KEYNOTE-024 显示，PD-L1 表达水平高于 50%或更高的患者，帕博利珠单抗的临床结果明显优于化疗。KEYNOTE024 通过免疫组织化学方法，发现 1653 份样本中有 30.2%患者的细胞上表达 PD-L1≥50%。符合 PD-L1 表达要求的患者中，305 例患者随机接受帕博利珠单抗（154 例）或者 ICPD（151 例），包括培美曲塞/卡铂（44%）。试验发现帕博利珠单抗治疗的患者比接受化疗的患者具有更长的 PFS；帕博利珠单抗组的中位 PFS 为 10.3 个月，化疗组为 6 个月（$HR=0.50,95\%CI0.37\sim0.68$）。虽然随访时间相对较短，但帕博利珠单抗治疗 6 个月的 OS 率为 80.2%，而化疗为 72.4%（$HR=0.60,95\%CI\ 0.41\sim0.89,P=0.0011$）。2017 年，WCLC 更新的数据显示，中位随访至25.2 个月，帕博利珠单抗组 OS 较化疗组有明显获益（30 个月 vs.14.2 个月，$HR=0.63,95\%CI\ 0.47\sim0.86,P=0.002$）。帕博利珠单抗与化疗相比，治疗相关的不良事件减少（所有分级：73.4%vs.90%，3～5 级 26.6%vs.53.3%）。帕博利珠单抗最常见的毒性是腹泻（14.3%），疲劳（10.4%）和发热（10.4%）。上述结果导致 FDA 于 2016 年 11 月，批准帕博利珠单抗作为晚期非小细胞肺癌的一线治疗标准；现在，该药物已经在许多国家地区被批准，肿瘤具有 50%或更高表达 PD-L1 的患者可以接受帕博利珠单抗的治疗。

随后的随访发现，在 TPS≥1%人群中，帕博利珠单抗和化疗组的中位 OS 分别为 16.7 个月和 12.1 个月（$P=0.0036$）。对于 TPS≥20%亚组，帕博利珠单抗组的中位 OS 为 17.7 个月，化疗组为 13.0 个月（$P=0.004$）。对于 TPS≥50%亚组，接受帕博利珠单抗和化疗的患者的预期中位 OS 分别为 20 个月和 12.2 个月（$P=0.0006$）。因此，FDA 于 2019 年 4 月，将适应人群扩大到 TPS≥1%的患者。

帕博利珠单抗联合培美曲塞和铂类作为转移性，没有 EGFR 或 ALK 基因组突变，非鳞癌；联合卡铂和紫杉醇或纳米-紫杉醇作为转移性鳞癌的 NSCLC 的一线治疗，已经得到 FDA 批准（具体见联合治疗）。对于阿特珠单抗的一线治疗，最初的 Ⅱ 期 BIRCH 临床研究分析了 PD-L1 抗体阿特珠单抗在晚期 NSCLC 中的疗效。在 SP142 免疫组织化学检测中，TC 或 IC 细胞 PD-L1 表达≥5%的患者，阿特珠单抗 1200mg 每 3 周 1 次。疗效可评估的患者（$n=659$）依据零至二线以上的既往化疗，分为三个队列：一线（队列 1，$n=$ 139），二线（队列 2，$n=268$）和三线或更高（队列 3，$n=252$）。BIRCH 结果显示，ORR 为 18%～22%，TC3 或 IC3 组为 26%～31%。无论 EGFR 或 KRAS 突变状态如何，均有反应发生。来自第 1 队列更新的生存分析（最少 20 个月随访）的中位 OS 为 23.5 个月（TC3 或 IC3 患者更高，为 26.9 个月）；队列 2 和 3 的中位 OS 分别为 15.5 个月和 13.2 个月。安全性在整个队列中是相似的，并且与之前的阿特珠单抗单药治疗试验一致。PD-L1 状态可作为最可能从阿特珠单抗中获益的患者的预测性生物标志物，而且一线治疗的效果明显好于二、三线。

随后，在随机（1∶1∶1）三组的 IMpower150 试验中，入组 1 202 例转移性非鳞 NSCLC 一线治疗的患者。87%（1045 例）确定为没有 EGFR 或 ALK 肿瘤突变。随机接受以下治疗：阿特珠单抗、卡铂、紫杉醇和贝伐单抗（4 药方案）；阿特珠单抗、卡铂和紫杉醇（3 药方案）；卡铂，紫杉醇和贝伐单抗（对照组）。在完成卡铂和紫杉醇的 4 或 6 个周期后，患者继续在 4 药组和对照组中接受贝伐单抗,并且在两个实验组中继续接受阿特珠单抗直至疾病进展或不可接受的毒性。接受 4 种药物治疗的患者,中位 OS 为 19.2 个月,而卡铂、紫杉醇和贝伐单抗治疗的中位 OS 为 14.7 个月($P=0.016$);4 种药物的 PFS 为 8.5 个月,对照组为 7.0 个月($P=0.0002$)。在 3 药物组与对照组之间,未观察到临时 OS 或最终 PFS 的显著差异。在阿特珠单抗的患者中 15% 因不良反应导致停药,最常见的是肺炎(1.8%)。对阿特珠单抗的抗药物抗体(ADA)的发生率在 30%~42%。4 种药物治疗的 364 例 NSCLC 患者中,36%($n=132$)具有阿特珠单抗的抗体,而且大部分(83%)在接受第二次阿特珠单抗治疗前也存在 ADA。与 ADA 阴性的患者相比,ADA 阳性患者的全身性阿特珠单抗暴露水平较低。在探索性分析中,OS 在 ADA 阳性和 ADA 阴性亚组中相似。ADA 的存在既不会增加不良反应的发生率,也不会增加严重程度。鉴于 ADA 的高比率,Genentech 已同意对阿特珠单抗开发计划进行分析,以评估 ADA 对疗效,安全性和药代动力学的影响。2018 年 12 月,FDA 批准阿特珠单抗(TECENTRIQ,Genentech)与贝伐单抗,紫杉醇和卡铂联用于转移性非鳞状非小细胞肺癌患者的一线治疗,没有 EGFR 或 AI。K 基因突变。

三、PD-1/PD-L1 抑制剂在辅助治疗中的研究

现在使用 4 个周期的含顺铂辅助化疗是手术后 Ⅱ 期和 Ⅲ A 期 NSCLC 患者的标准治疗方案。对于许多 N2 的 NSCLC 手术患者,术后放疗被认为是有效的,但是对于正在进行的 Lung ART 试验仍然存在争议。正在进行的研究领域包括酪氨酸激酶抑制剂用于 EGFR 活化突变或 ALK 易位的手术后 NSCLC 患者。迄今为止的试验支持 DFS 改善,但没有 OS 的获益,多个正在进行的研究试图进一步揭示真相。

癌症免疫治疗在晚期肺癌短时间内的显著临床成功,提示可能成为包括 NSCLC 在内的许多恶性肿瘤的未来治愈性治疗的基础。因此,PD-1/PD-L1 抑制剂正在对疾病的早期阶段进行研究,试图改善手术或放疗后的生存率,其目标是治愈性的。

ALCHEMIST 试验是为肿瘤不包含 ALK 或 EGFR 基因改变的早期 NSCLC 患者设计的,包括早期鳞癌患者也可能有资格接受免疫治疗。试验中,完成了常规治疗的患者将被随机分配接受纳武利尤单抗治疗或观察。治疗结束后,受试者的健康状况将被监测 10 年。

在 KEYNOTE-091 研究中,Ⅰ b/ Ⅱ ~ Ⅲ a 期非小细胞肺癌(NSCLC)接受手术切除后,伴或不伴辅助化疗的受试者将接受帕博利珠单抗或安慰剂治疗,主要研究假设是,与安慰剂相比,帕博利珠单抗是否改善无病生存时间(DFS)。

德瓦鲁单抗在包括 228 例晚期非小细胞肺癌(其中 12% 为未治疗)的剂量递增试验中,所有患者的 ORR 为 16%(之前接受治疗的患者为 15%),ORR 也与 PD-L1 表达相关(PD-L1 阳性患者为 27%,PD-L1 阴性患者为 5%)。PD-L1 阴性的患者中位 OS 为 8.9 个月,而 PD-L1 阳性患者中位 OS 未达到。只有 3 例非致命性肺炎病例,8% 的患者发生 3~4 级不良事件。PACIFIC 是一项随机、双盲、安慰剂对照的 Ⅲ 期研究。研究结果显示,在接受标准含铂的同步放化疗后,未发生疾病进展的无法手术切除的局部晚期(Ⅲ期)

NSCLC 患者中,德瓦鲁单抗维持治疗对比安慰剂,可以显著延长患者 PFS 达 11 个月 (16.8个月 vs.5.6 个月, $HR=0.52;95\%CI0.42\sim0.65$)。相比于安慰剂,接受德瓦鲁单抗治疗的患者,新病灶包括脑转移灶的发生率也显著降低。基于此结果,FDA 于 2018 年 2 月批准 imfinzi(德瓦鲁单抗)用于Ⅲ期不能手术切除的 NSCLC 放化疗后癌症未进展的辅助治疗。这是第一个批准用于Ⅲ期不可切除的 NSCLC 以减少癌症进展风险的治疗方法;因为对于手术无法切除的Ⅲ期肺癌患者,尽管少数患者可能通过放化疗得到治愈,但癌症最终可能会进展。

笔者同样期待上述研究的结果,回答以下研究问题:用免疫治疗(例如纳武利尤单抗)是否可以改善手术后(化疗、有或无放疗)、完成了常规治疗的更早期 NSCLC 患者的总生存期和(或)无病生存期?

四、克服耐药的选择——联合治疗

然而,尽管在特定的 NSCLC 患者中获得的结果令人鼓舞,但是免疫检查点抑制剂的研究发现,总体反应率约 20%,低 PD-L1 表达水平与治疗反应差相关提示大量患者存在原发耐药;而且有效的患者将会适应或者变得对目前的免疫治疗产生抵抗,因此,面临的挑战是要发展合理的联合,以增加反应或延缓耐药的发生。细胞毒治疗(放化疗)可以通过杀死肿瘤细胞,提高 T 细胞与肿瘤的比例,以及恢复导致癌症中 T 细胞低反应性的代谢限制而与免疫检查点抑制剂发挥协同作用;同时,靶向 EGFR、ALK 和 VEGFR 的治疗与检查点抑制剂,以及检查点抑制剂之间的联合,甚至通过表观遗传修饰因子或溶瘤病毒诱导免疫原性癌症死亡,是解决耐药的有吸引力的策略,以进一步改善低 PD-L1 表达晚期 NSCLC 患者的预后。目前在 NSCLC 中,数项已经完成的临床试验显示出联合治疗的疗效优势,另有数百项联合治疗的临床试验正在进行。

1.免疫治疗联合化疗　在成功证明单药治疗有效后,临床试验目前正在评估 PD-1 和 PD-L1 抑制剂联合化疗,目前,部分临床试验数据表明联合治疗晚期 NSCLC 患者有生存获益,尤其对于 T 细胞浸润较少且 TMB 较低的肿瘤,似乎更有前景。

在开放性Ⅱ期队列研究中(KEYNOTE021),123 例患者随机接受培美曲塞/卡铂(63 例)或帕博利珠单抗联合化疗(60 例)。两组均接受 4 个周期化疗,然后进行培美曲塞维持治疗,研究组帕博利珠单抗持续 24 个月。本研究的主要终点达到了 ORR 的改善,帕博利珠单抗联合化疗的 ORR 为 55%,单用化疗的 ORR 为 29%($P=0.015$)。进展风险也降低了 47%(中位 PFS = 13 个月 vs.8.9 个月,$P=0.0102$)。随访时间短,暂不足以评估 OS(两组均未达到中位数)。在 PD-L1 染色评估中,PD-L1<1% 的患者帕博利珠单抗联合的 ORR 为 57%,化疗组为 13%。帕博利珠单抗的耐受性良好,帕博利珠单抗联合化疗组和化疗组最常见的全部治疗相关不良事件分别为疲劳(64% vs.40%)、恶心(58% vs.44%)、贫血(32% vs.53%)、呕吐(25% vs.18%)和腹泻(20% vs.10%),不良事件导致帕博利珠单抗组 10% 的患者停药,而对照组为 13%。2017 年 WCLC 上展示了 KEYNOTE-021 研究的最新研究数据,中位随访时间至 18.7 个月,ORR 在帕博利珠单抗联合化疗组和化疗组分别为 57% 和 32%。联合治疗组 PFS 显著提高(19.0 个月 vs.8.9 个月,$HR=0.54$,

95% *CI*0.33~0.88，*P*=0.0067）；尽管组间交叉率很高（75%），免疫治疗带来的持续 OS 获益仍然显著。化疗组中位 OS 为 20.9 个月，而联合组中位 OS 仍未达到（14.9 个月 NR vs. 22.8 个月-NR，*HR*=0.59，95% *CI*0.34~1.05，*P*=0.03）。因此，在 2017 年 5 月，帕博利珠单抗联合培美曲塞和铂类作为转移性，没有 EGFR 或 ALK 基因组突变，非鳞非小细胞肺癌（NSqNSCLC）患者的一线治疗，获得 FDA 加速批准，随后 2018 年 8 月，FDA 正式批准，基于 KEYNOTE-189（NCT02578680）的结果，616 例患者随机接受（2:1）帕博利珠单抗（或安慰剂）联合培美曲塞，顺铂或卡铂 4 个周期，然后帕博利珠单抗（或安慰剂）持续至疾病进展，不可接受的毒性或最多 24 个月。通过盲法独立评估委员会进行评估，接受帕博利珠单抗和化疗的患者的 OS 有统计学意义上的显著改善（未达到 vs.化疗组=11.3 个月，*P*<0.00001；PFS=8.8 个月 vs.化疗=4.9 个月，*P*=0.0001）。

患者使用帕博利珠单抗或安慰剂直至疾病进展，不可接受的毒性或最多 24 个月。帕博利珠单抗加化疗和安慰剂加化疗组的中位 OS 分别为 15.9 个月和 11.3 个月（*P*=0.0017），而中位 PFS 分别为 6.4 个月和 4.8 个月（*P*<0.0001）。接受帕博利珠单抗治疗的患者中，至少 20% 的最常见不良反应是疲劳/乏力、恶心、便秘、腹泻、呕吐、发热、食欲减退、皮疹、咳嗽、呼吸困难、脱发和周围神经病变。因此，2018 年 10 月 30 日，FDA 批准帕博利珠单抗联合卡铂和紫杉醇或纳米紫杉醇作为转移性鳞状 NSCLC 的一线治疗。

CheckMate-012 是一项在 ⅢB/Ⅳ期非小细胞肺癌（NSCLC）患者中，研究纳武利尤单抗联合吉西他滨/顺铂、培美曲塞/顺铂、卡铂/紫杉醇、贝伐珠单抗维持、厄洛替尼或伊匹单抗，以及纳武利尤单抗作为单药的多臂 Ⅰ 期临床研究。其中在纳武利尤单抗联合含铂双药化疗（PT-DC）治疗 ⅢB 或 Ⅳ 期 NSCLC 患者的报告中，56 例患者一线纳武利尤单抗联合化疗，分别接受 5 或 10mg/kg 纳武利尤单抗联合吉西他滨/顺铂（鳞癌）或培美曲塞/顺铂（非鳞癌）或紫杉醇/卡铂（鳞癌或非鳞癌）方案。10mg/kg 纳武利尤单抗联合吉西他滨/顺铂，10mg/kg 纳武利尤单抗联合培美曲塞/顺铂，10mg/kg 纳武利尤单抗联合紫杉醇/卡铂和 5mg/kg 纳武利尤单抗联合紫杉醇/卡铂的客观反应率分别为 33%、47%、47% 和 43%，24 周无进展生存率分别为 51%、71%、38% 和 51%，2 年 OS 率分别为 25%、33%、27% 和 62%。而且，纳武利尤单抗（10mg/kg）联合 PT-DC 方案中，OS 为 11.6~19.2 个月，相比单独 PT-DC 治疗（历史对照）明显的延长。纳武利尤单抗（5mg/kg）联合紫杉醇/卡铂方案中 OS 也有着显著的延长，2 年之后 57%（8/14）的患者仍存活。

此外，CheckMate227（NCT02477826）是一项 Ⅲ 期研究，评估纳武利尤单抗单药、纳武利尤单抗联合伊匹单抗或含铂双药化疗，在 Ⅳ 期或复发性 NSCLC 患者中一线治疗的疗效。此研究第一阶段已完成，PD-L1 表达 ≥1% 的未经治疗患者被随机分配到纳武利尤单抗组，纳武利尤单抗联合伊匹单抗组或化疗组；PD-L1 表达<1% 的患者随机接受纳武利尤单抗联合伊匹单抗组，纳武利尤单抗联合化疗组或化疗组。在第二阶段（正在进行）中，不论 PD-L1 表达水平如何，未经治疗的患者将被随机分组接受基于组织学的 PT-DC 单独或联合纳武利尤单抗。鉴于 CheckMate026 中一线纳武利尤单抗单药治疗相比于 PT-DC，无法改善 PFS 或 OS，本研究将探讨不论 PD-LL 水平如何，纳武利尤单抗与 PT-DC 的联合是否可改善预后。从目前临床试验数据来看，NSCLC 的 PD-1/PD-L1 免疫检

查点抑制联合化疗可以显著提高 ORR(40%~70%),可以缩短起效时间(第一次肿瘤评估),对于单药免疫制剂效果欠佳的患者可能是一个好的选择。

多臂Ⅰb期 GP2838 研究(各种实体瘤,6 个治疗组,NCT01633970)的结果显示,未经治疗的 NSCLC 患者中,阿特珠单抗(15mg/kg,随后 1200mg 每 3 周)联合卡铂和紫杉醇(C 组),卡铂和培美曲塞(D 组),或卡铂和纳米-紫杉醇(E 组)。各组之间的反应率明显高于单独使用化疗或单独使用阿特珠单抗的情况:C、D、E 组的 ORR 分别为 36%、68% 和 46%。令人印象深刻的是,D 组中观察到 5 例 CR,E 组中有 4 例。然而,治疗相关性 AE 的发生率高达 72%,其中包括 4 例治疗相关死亡(C 组为 2 例肺炎,D 组为全身性念珠菌感染和 E 组为自身免疫性肝炎)。虽然 41% 的患者在基线检测的 PD-L1 表达,但基于 PD-L1 表达的 OS 没有差异。

由于化疗联合 PD-1/PD-L1 抑制剂的早期发现显示出有希望的有效性,FDA 最近批准了几个Ⅲ期临床试验探讨 PT-DC 与阿特珠单抗的联合应用。在 IMpower 130(非鳞癌)和 131(鳞癌)中,患者将接受卡铂和紫杉醇或纳米紫杉醇联合或不联合阿特珠单抗,然后阿特珠单抗维持治疗(在试验组中),在 724 例患者中 723 例纳入了意向性治疗人群中(1 例患者在随机分组之前死亡,但被分配到治疗组中)。Atezolizumab 联合化疗组(483 例患者)或化疗组(240 例患者),阿特珠单抗联合化疗组的中位 OS(18.6 个月 vs.化疗组 13.9 个月,$HR=0.79$,$P=0.033$)和中位 PFS(Atezolizumab 联合化疗组 = 7.0 个月,化疗组 = 5.5 个月)显著改善。最常见的 3 级或更严重的与治疗相关不良事件是中性粒细胞减少症(阿特珠单抗联合化疗组 32%,而化疗组 28%)。Atezolizumab 联合化疗组中有 112 例(24%)发生了治疗相关的严重不良事件,化疗组 30 例(13%)。IMpower130 提示Ⅳ期非鳞非小细胞肺癌且无 ALK 或 EGFR 突变,支持 atezolizumab 与铂类化疗联合作为一线治疗。在 IMpower132 中,非鳞癌患者将接受卡铂和培美曲塞联合或不联合阿特珠单抗,然后阿特珠单抗和培美曲塞维持(试验组)或单独使用培美曲塞维持。我国多家公司的 PD-1/PD-L1 抑制剂也在进行一线联合化疗的Ⅲ期临床试验,如恒瑞的 SHR-1210 联合培美曲塞联合卡铂一线治疗非鳞癌患者的研究(NCT03134872),初步结果提示 PD-L1 阳性患者,联合治疗明显改善 PFS(11.3 个月 vs.8.3 个月)和 OS(15.2 个月 vs.9.9 个月)。

此外,ABOUND.2L+是一项关于进展期 NSCLC 患者 2/3 线治疗的单臂、多中心、Ⅱ期临床研究,主要分析清蛋白结合型紫杉醇联合德瓦鲁单抗的疗效和安全性。研究结果显示,清蛋白结合型紫杉醇联合德瓦鲁单抗将 NSCLC 二线治疗的中位 PFS 延长至 4.5 个月,ORR 提高至 26.6%,为免疫联合化疗提供新的有潜力的治疗方案。

2.免疫治疗之间的联合 正如在实验模型中所观察到的,在临床研究中将抗 PD-L1 和抗 CTLA-4 单克隆抗体联合可以在 NSCLC 中产生更强和更持久的反应。将纳武利尤单抗与伊匹单抗和德瓦鲁单抗与抗 CTLA-4 人 IgG4 抗体 tremelimumab 联合的随机研究正在继续,数据正在急切期待之中。

在一项大的Ⅰ期研究中,一个单独的小组评估了纳武利尤单抗与伊匹单抗(一种结合 CTLA-4 的免疫检查点抑制剂)的联合。77 例未接受化疗的患者每 6 周或每 12 周接受一次伊匹单抗,每 2 周给予纳武利尤单抗,直至疾病进展或不可接受的毒性。33 例患者(43%)获得部分缓解,纳武利尤单抗3mg/kg每2周1次联合伊匹单抗1mg/kg每12周的中位PFS为8.1个月,而纳武利尤单抗3mg/kg每2周1次联合伊匹单抗1mg/kg每6周中位PFS为3.9个月。两组均未达到中位OS。提示联合治疗存在疗效,而且与PD-L1表达水平无关。不幸的是,大多数患者(82%)出现不良事件,1/3有严重的不良事件。最常见的严重免疫相关不良事件是腹泻(5%)、结肠炎(5%)和肺炎(4%)。在Ⅲ期CheckMate-227试验中,Ⅳ期或复发性NSCLC,PD-L1表达水平为1%或更高且比率为1∶1∶1的患者接受纳武利尤单抗联合伊匹单抗,纳武利尤单抗单独治疗或化疗。PD-L1表达水平低于1%的患者以1∶1∶1的比例随机分配,分别接受纳武利尤单抗联合伊匹单抗,纳武利尤单抗联合化疗或单独接受化疗。所有患者均未接受过化疗。在PD-L1表达水平为1%或更高的患者中,纳武利尤单抗联合伊匹单抗的总生存期中位数为17.1个月(95%CI 15.0~20.1个月),而化疗为14.9个月(95% CI 12.7~16.7个月,$P=0.007$),两年总生存率分别为40.0%和32.8%。纳武利尤单抗加伊匹单抗的中位反应持续时间为23.2个月,化疗为6.2个月。PD-L1表达水平低于1%,使用纳武利尤单抗联合伊匹单抗的患者中位持续时间为17.2个月(95% CI 12.8~22.0个月),化疗为12.2个月(95%CI 9.2~14.3个月)。在试验的所有患者中,纳武利尤单抗联合伊匹单抗的中位总生存时间为17.1个月(95% CI 15.2~19.9个月),化疗为13.9个月(95%CI 12.2~15.1)个月。接受纳武利尤单抗加伊匹单抗治疗的患者中具有3级或4级治疗相关不良事件的患者占总人数的32.8%,化疗组占36.0%。与PD-L1表达水平无关,与NSCLC化疗相比,用纳武利尤单抗加伊匹单抗进行一线治疗可导致更长的总生存期(NCT02477826)

另一项多中心、非随机、开放标签的Ⅰb期临床试验(NCT02000947),评估了PD-L1抑制剂(德瓦鲁单抗)与CTLA-4抑制剂(tremelimumab)的联合应用。本研究招募了102例未接受免疫治疗的患者(6%也是未接受过化疗)。在联合tremelimumab 1mg/kg队列中ORR为23%,其获益与PD-L1表达无关。PD-L1阳性的9例患者中,有2例;无PD-L1染色的10例患者中,有4例出现客观反应,研究没有评估PFS和OS。

Ⅲ期临床试验MYSTIC目前正在招募没有治疗的晚期NSCLC患者,随机接受durvalumab联合tremelimumab(抗CTLA-4),标准化疗方案或durvalumab作为单药。此外,另一个Ⅲ期开放标签NEPTUNE研究,正在招募晚期NSCLC患者,无驱动基因突变,标准化学疗法与tremelimumab联合durvalumab治疗比较中进行研究。

其次,此联合方案的安全性是主要关心的问题。最常见的与治疗有关的3级和4级不良事件分别是腹泻(11%)、结肠炎(9%)和脂肪酶(8%)升高。102例中29例因为毒性终止治疗,3例死于与治疗有关毒性反应。

在临床实践中,CTLA-4抑制剂与PD-1/PD-L1抑制剂的联合具有显著的局限性。主要担心的是联合的成本非常高,为了合适的经济效益,联合治疗的临床结局必须明显优于标准治疗。另一个限制是联合治疗的毒性,相比单药免疫治疗,联合治疗所观察到的不良事件比预期的更严重;可能是免疫检查点抑制剂之间毒性存在协同作用的结果。抗PD-1/抗PD-L1与其他免疫检查点抑制剂的联合也同样具有上述的几个限制。

3.免疫治疗联合放射治疗(radiotherapy,RT)　RT可能导致免疫原性细胞死亡。RT

可以通过增强 MHC-I,NK 细胞配体和 Fas 表达,增加肿瘤抗原和 IFN 释放,刺激补体沉积,促进巨噬细胞分化为 M1 表型和诱导免疫原性细胞死亡(ICD)来修饰 TME,增加肿瘤细胞的免疫原性。RT 可导致 PD-L1 的适应性上调,间接增加肿瘤中的 TIL 比率,CD4$^+$和 CD8$^+$T 细胞的肿瘤浸润增强。但是,RT 也可能上调其他抑制性检查点受体如 Tim-3 和 LAG-3,通过诱导 T 细胞增加对治疗的抵抗,因此可能允许联合多个免疫检查点抑制剂和 RT 来增加治疗效果。RT 修改肿瘤代谢并且可能与检查点阻断发挥协同作用。当局部 RT 与全身性免疫检查点抑制剂联合时,照射和未照射肿瘤之间的 TCR 组库的一致性和克隆重叠,启动免疫信号可以被转化为系统性免疫肿瘤控制,被称为远位效应。

最重要的实际考虑可能是,哪些重要方面影响 RT 联合免疫治疗的效果,如剂量、分割和 RT 与免疫检查点阻断的时间表、照射的肿瘤体积、涉及 RT 区域中的区域淋巴结的影响、RT 后持续检查点阻断的最佳时间长度和临床试验的优化设计。

有一些证据表明,较高消融剂量的 RT 可以比常规 RT 诱导更强的免疫激活,但低于12Gy 的 RT 剂量可能更具免疫原性。与免疫检查点抑制剂联合时,RT 的分割和时间也可能影响肿瘤控制。分次 RT(但不是单次剂量)联合抗 CTLA-4 在局部照射和远距照射的非照射部位证实了肿瘤控制。放疗 1 周后给予抗 PD-1 与放疗 1 天或 5 天相比,效果差。相比之下,PACIFIC 试验(局部晚期 NSCLC)显示,德瓦鲁单抗在放疗后连续给药 6 周后,中位 PFS 有 11 个月的改善。需要进一步探索 RT 如何影响 PD-L1 表达的持续时间,是否有必要将免疫检查点抑制剂与 RT 同步进行,但可能以增加的毒性为代价。还存在一个重要的问题,即是否需要将整个肿瘤暴露于放射线,或者是否需要消融较大的病灶,才能触发与免疫检查点抑制剂组合的最佳全身抗肿瘤免疫反应。此外,照射引流淋巴结是否影响 T 细胞介导的免疫力至关重要,特别是在胸部淋巴结照射常见的非小细胞肺癌中。

立体定向消融放疗(SABR)是一项新技术,提供更高剂量的放疗,使用大分割,具有更大的一致性。因此,SABR 降低了正常组织的毒性,改善了对原发肿瘤的控制。迄今为止有限的临床前证据表明,消融放疗可能比常规放疗的免疫原性更强,需要进一步的证据来阐明 SABR 联合检查点抑制剂是否具有优越的免疫促进能力;以及是否不应该考虑系统治疗多发性转移性病变,而是寻找难以置信的"远位"效应。

非小细胞肺癌是一个合适的恶性肿瘤,开始研究 SABR 与常规放疗相比,与免疫治疗联合如何影响免疫治疗。目前正在进行招募的一系列 NSCLC 临床试验正在评估 RT 联合抗 PD-1 的疗效。然而,这些试验中很少有比较 RT、SABR 与常规放疗、RT 放疗量的调整,或者这些联合是否在早期 NSCLC 更有效。另外,关于 RT 的解剖位置(例如内脏组织、脑或骨)是否影响产生的免疫原性引发信号,目前还没有达成共识。

4.免疫治疗与靶向治疗的联合　在 EGFR 突变的细胞系中,EGFR 通路活化与 PD-1、PD-L1、CTLA-4 和促炎细胞因子上调引起的免疫抑制特征相关。同样,ALK 融合蛋白的过度表达也增加了 PD-L1 的表达。但在 EGFR 突变的 NSCLC 中,抗 PD-1/PD-L1 治疗似乎从中获益较少,可能原因是 EGFR 驱动突变和 ALK 或 ROSI 融合基因的肺癌中,肿瘤突变负荷(TMB)降低。其次是在肿瘤样本中免疫抑制分子 CD73 表达增加相关,可能部分解释了 PD-1/PD-L1 抑制的获益减少。

关于 PD-1 抑制剂(纳武利尤单抗、帕博利珠单抗)与驱动基因(ALK、EGFR)突变的关系,现有的数据很少,主要从亚组分析中获得。近期对三项研究的 Meta 分析(Check-Mate057、KEY-NOTE-010 和 POPLAR 研究)显示缺乏 OS 受益。在 EGFR 突变患者中,与多西他赛相比,靶向 PD-1/PD-L1 轴的免疫治疗没有获益。

CheckMate-057 试验招募了 582 例非鳞癌晚期非小细胞肺癌患者,不考虑 PD-L1 表达水平,其中 82 例(14%)EGFR 突变阳性,21 例(4%)ALK 易位。亚组分析显示,与多西他赛相比,纳武利尤单抗没有获益。ALK 易位患者没有 OS 的数据报告。在 KEYNOTE-010 中,有 86 例(8.3%)是 EGFR 突变,6 例(0.6%)是 ALK 阳性。EGFR 突变的患者中,与多西他赛相比,对帕博利珠单抗的反应没有 OS 的延长。

目前正在进行纳武利尤单抗或帕博利珠单抗与 EGFR 和 ALK TKI 联合治疗晚期 NSCLC 的临床试验。已经报道了使用纳武利尤单抗和厄洛替尼治疗 EGFR 突变晚期 NSCLC 患者队列的 I 期 CheckMate-012(NCT01454102)试验的中期分析。20 例获得性厄洛替尼耐药和 1 例未接受 TKI 治疗的患者中,分别有 3 例和 1 例获得部分缓解,客观缓解率(ORR)为 19%。2 例患者由于治疗相关不良事件(AE)(3 级 AST 升高和 2 级肾炎)而停止治疗,但是安全性一般是可以接受的。

OAK 试验对 850 例患者进行随机分组,其中 85 例(10%)和 2 例(0.2%)既往分别接受过 EGFR 突变和 ALK 阳性的 TKI 治疗,EGFR 突变患者阿特珠单抗与多西他赛具有相似的获益,再次提示此亚组患者具有低免疫原性。但由于 EGFR 突变亚组的小样本量及亚组分析的局限性,建议进一步研究获得性耐药的潜在机制。实际上,只有一小部分 EG-FR 突变和 ALK 阳性患者同时存在 PD-L1 表达和高水平的肿瘤浸润 CD8$^+$淋巴细胞。

在来自四个机构 171 例 EGFR 突变的 NSCLC 队列中,评估了两种最常见的 EGFR 突变亚型,L858R($n=46$)或 D19(19 外显子缺失)($n=80$),与 212 例 ICI 治疗的 EGFR 野生型(WT)NSCLC 患者比较。与 EGFR WT 肿瘤相比,EGFRD19 肿瘤的总缓解率(ORR)显著降低(分别为 70% vs.22%,$P=0.002$),而 EGFRL858R 肿瘤的总反应率与 EGFR WT 相似(16% vs.22%,$P-0.42$)。对于 PFS,ECFRD19(WTvs.EGFRD19 的 $HR=0.449$,$P<0.001$)和 EGFRL858R(EGFR WTvs.EGFRL858R 的 $HR=0.578$,$P=0.001$)更低。但是,与 EGFR WT 亚组相比,EGFRD19 组的总生存期(OS)降低,而 EGFRL858R 肿瘤的 OS 相似(分别为 $HR=0.69$,$P=0.03$;$HR=0.917$,$P=0.69$),因此总体而言,EGFRD19 突变型肿瘤的患者,ICI 治疗的获益显著更低。在 EGFR TKI 耐药的肿瘤患者中,是否存在 EG-FRT790M 对 ICI 治疗的获益没有影响。

基于上述研究提示,驱动基因(ALK,EGFR)突变患者,PD-1/PD-L1 抑制剂的疗效更差,而且 TKI 的疗效确切,因此很多临床试验中排除携带 EGFR 激活突变或 ALK 重排的患者参与。

一项新的回顾性研究结果显示:使用 22C3 检测 80 例肺腺癌标本,包括 EGFR 突变 71 例、ALK 融合 9 例。肿瘤 PD-L1 比例评分(TPS)1%~49% 为 26 例(32.5%),TPS≥50% 为 9 例(11.3%),即≥1% 为 35 例(43.8%)。80 例患者均对 TKI 治疗有效,较 PD-L1

<1%，≥1%的患者PFS明显缩短（$P=0.016$）；该研究提示PD-L1的TPS状态与TKI的疗效相关。

但是，也有研究发现，EGFR突变与PD-L1阳性状态显著相关，ALK易位患者的PD-L1水平也较高，尽管这种关联在统计学上并不显著。目前对于无TKI或TKI治疗后的EGFR突变或ALK-易位的NSCLC患者，有几个试验正在评估下一代EGFR和ALK选择性TKI与免疫治疗药物联合的效果。试验的早期结果表明，存在协同作用而导致抗肿瘤反应的增加，尽管在一些情况下安全问题是明显的。

Ⅰ期阿特珠单抗联合厄洛替尼或alectinib的（NCT02013219）试验的初步结果发现，28例患者（安全探讨期8例，病例扩展期20例）进行安全性和临床活性评估。高达39%的患者发生3~4级AE，主要是发热和ALT升高，没有报告肺炎。ORR达到75%，中位PFS时间为11.2个月。显然，联合治疗导致临床显著的毒性增加，而不改善TKI单药治疗的ORR或OS。

已经在Ⅰ期NCT02088112试验中，20例TKI初治的EGFR突变NSCLC患者，一半患者接受德瓦鲁单抗联合吉非替尼治疗（第一组），另一半接受吉非替尼治疗28天，然后开始联合治疗（第二组），2组的ORR分别为77.8%和80%，耐受性均良好。TATTON（NCT02143466）试验是一项多阶段Ⅰ期研究，评估了EGFR突变的晚期NSCLC患者EGFR TKI治疗后（T790 M阳性或阴性），osimertinib联合德瓦鲁单抗，38%（13/34）的患者发生间质性肺部疾病，其中15%（5/34）为3~4级间质性肺部疾病，59%的患者由于治疗相关的不良事件而中止治疗，因此已经终止了入组。鉴于联合用药的安全性，CAURAL（NCT02454933）Ⅲ期随机研究，以评估奥希替尼联合德瓦鲁单抗与奥希替尼单独用于晚期EGFR T790M突变阳性的NSCLC患者，也因为毒性停止招募。

伊匹单抗目前正在Ⅰ期试验中与厄洛替尼或克唑替尼联合检测，包括EGFR突变或ALK重排的NSCLC患者。在TKI预处理的EGFR突变Ⅳ期NSCLC患者中，在Ⅰ期GEFTREM（NCT02040064）中测试了tremelimumab与吉非替尼的组合。67%的可评估患者获得了疾病稳定，安全性与先前的AE一致。

血管生成因子是微环境中重要免疫抑制分子，可以通过减少肿瘤T细胞浸润和抑制T调节细胞增生，促进骨髓来源的抑制细胞功能和树突状细胞成熟，调节免疫反应。随着晚期NSCLC免疫检查点抑制剂的出现，与抗VEGF/VEGFR血管生成药物联合可能表现出潜在的协同抗肿瘤活性。

CheckMate012的Ⅰ期临床试验评估了单用或联合贝伐珠单抗与纳武利尤单抗治疗一线晚期非小细胞肺癌患者对一线铂类化疗有反应的疗效和安全性。试验的初步结果报告了该组合可接受的毒性概况。用纳武利尤单抗联合贝伐珠单抗（$n=12$）治疗非鳞状细胞癌患者中位PFS达37.1周。在纳武利尤单抗单药治疗组中，非鳞状细胞癌（$n=13$）和鳞状癌（$n=8$）患者的中位PFS分别为21.4周和16周。Ⅰ期临床试验对包括非小细胞肺癌在内的晚期实体瘤患者进行了ramucirumab联合帕博利珠单抗的研究（NCT02443324）。初步毒性结果的数据并没有显示出乎意料的安全性问题。最近有报道称，联合用药的疾病控制率达到了85%。尚未报道评估联合免疫治疗和抗血管生成

TKI 治疗的安全性和有效性的试验数据。然而,目前正在进行帕博利珠单抗与 nintedanib 在晚期 NSCLC 中的 I 期 PEMBIB(NCT02856425)研究,并且结果令人期待。

值得关注的是,首个证明肿瘤免疫治疗联合一线治疗晚期非鳞 NSCLC 患者可以改善 PFS 的 III 期临床研究 IMpower150,结果显示,接受阿特珠单抗联合 CPB(卡铂+紫杉醇+贝伐珠单抗)方案治疗的患者与仅接受 CPB 方案治疗的患者相比,疾病恶化或死亡风险降低 38%($HR=0.62$,$P<0.0001$,mPFS=8.3 个月 vs.6.8 个月)。重要的是,阿特珠单抗联合 CPB 组 12 个月 PFS 率是 CPB 组的两倍(37% vs.18%),且安全性与单一药物的安全性一致。2018 年 12 月,FDA 批准帕博利珠单抗与贝伐单抗,紫杉醇和卡铂的 4 药联合用于晚期非鳞 NSCLC 的一线治疗,没有驱动基因组突变(具体见一线治疗)。

五、CTLA-4 抑制剂

CTLA-4 是仅在 T 细胞上表达的 CD28 同源物。CTLA-4 通过几种机制导致 T 细胞反应下调,包括阻断 CD28 结合 B7 分子,IL-2 的产生和阻止细胞周期进程,从而发挥 T 细胞反应的负调节剂作用。

易普利姆玛(伊匹单抗)可以中和受体,一项随机 II 期临床试验评估了伊匹单抗联合卡铂和紫杉醇化疗治疗 204 例晚期非小细胞肺癌患者的疗效,主要终点是免疫相关的无进展生存(irPFS)或死亡,以先发生者为准。与最小记录的肿瘤负荷相比,免疫相关的进行性疾病被定义为肿瘤负荷增加 25%。①安慰剂;②同时使用伊匹单抗;③分阶段伊匹单抗(两种剂量的安慰剂加紫杉醇和卡铂,随后给予四种剂量),将患者随机分成三组(1:1:1)接受紫杉醇和卡铂伊匹单抗加紫杉醇和卡铂。与对照组相比,分阶段 ipilumumab 中 irPFS 有改善(危险比 $HR=0.72$,$P=0.05$)。然而,同时接受伊匹单抗和化疗的患者未见类似的获益。与安慰剂相比,分阶段伊匹单抗似乎表现出对鳞状组织学的改善,但对于非鳞状组织学则不如此。分阶段的伊匹单抗组、伊匹单抗组和对照组 3/4 级免疫相关不良事件(irAE)分别为 15%、20% 和 6%。目前正在进行更大的 III 期临床试验,$n=1289$(NCT01285609),以比较标准的卡铂和紫杉醇化疗,与同时联合伊匹单抗在鳞状 NSCLC 患者中的有效性。伊匹单抗也正在经验性地与 EGFR 和 ALK 易位阳性 NSCLC 的靶向抑制剂(厄洛替尼或克唑替尼)(NCT01998126)、放射治疗(NCT02239900 和 NCT02221739)和 PD-1 抗体开展联合治疗试验。

CheckMate-012 研究是一项多臂 I 期临床研究,其旨在评估在不同剂量、不同方案中,纳武利尤单抗单药或者与伊匹单抗联合治疗未经化疗的晚期非小细胞肺癌患者中的安全性和耐受性。结果显示纳武利尤单抗联合伊匹单抗具有可耐受的安全性,仅有 11%~13% 的患者由于治疗相关的不良事件而停止治疗;并且显示出令人鼓舞的临床效果,ORR 为 38%~47%。CheckMate227 是一线治疗晚期肺癌患者的 III 期临床试验,评估纳武利尤单抗与伊匹单抗联合治疗的效果,结果见前面的章节。

tremelimumab 也是类似于伊匹单抗的完全人源化抗 CTLA-4 的单克隆抗体。在 II 期临床试验($n=87$)中,未经治疗的晚期非小细胞肺癌患者随机接受 tremelimumab 或最佳支持治疗,未能显示 PFS 有改善。总体有效率(ORR)仅为 4.8%,两组间差异无统计学意义。PD-L1 抗体(德瓦鲁单抗)和 tremelimumab 的组合显示了更好的反应,见前面的讨论。

在 NSCLC 的临床试验中,伊匹单抗与化疗药物配对使用,特别是紫杉醇或卡铂。Lynch 等报道了一项伊匹单抗联合紫杉醇或卡铂一线治疗Ⅲb/Ⅳ期 NSCLC 的随机双盲多中心Ⅱ期临床试验,结果显示:伊匹单抗和紫杉醇或卡铂序贯治疗可改善免疫相关无疾病进展时间(irPFS)和 PFS。序贯免疫治疗、同步免疫治疗和对照组 irPFS 分别为 5.7个月、5.5 个月和4.6个月,中位 PFS 分别为 5.1 个月、4.1 个月和 4.2 个月,中位 OS 分别为12.2 个月、9.7 个月和 8.3 个月,且鳞癌患者优于非鳞癌患者。

第三节　免疫检查点阻断治疗的生物标志

最近,阻断免疫检查点药物的临床研究进展,使免疫治疗从高度专业化的领域进入到主流的肿瘤治疗。然而,不是所有的 NSCLC 对免疫治疗均敏感,强调需要发展生物标志物。对免疫检查点通路基本机理的认识逐渐深入,促进了治疗前和治疗中生物标志的开发,以预测不同类型肿瘤的临床反应。事实上,目前发现的生物标志,包括 PD-L1 的表达、致癌基因突变、肿瘤总体突变负荷和癌症相关的病毒。在肺癌中,得到认可的是 PD-L1 和 TMB 状态。

一、PD-L1 表达

1.PD-L1 表达

(1)与免疫检查抑制剂反应的关系:在 CheckMate017(在经治的晚期或转移性鳞状细胞 NSCLC,纳武利尤单抗与多西他赛相比较的研究)和 CheckMate-057(在经治的转移非鳞状细胞 NSCLC,纳武利尤单抗,与多西他赛比较的研究)中,对于鳞癌的患者,无论 PD-L1 水平如何,都有益于纳武利尤单抗。在非鳞癌患者中,纳武利尤单抗在肿瘤细胞 PD-L1 表达≥1%的患者中,生存获益随着 PD-L1 水平的升高进一步增强。然而,对于 PD-L1<1%的患者,与多西他赛相比,纳武利尤单抗治疗显示出相当的生存率和客观反应率,更持久的反应,具有良好的安全性。

KEYNOTE-010(经治的 NSCLC 中帕博利珠单抗与多西他赛比较的研究)和 KEY-NOTE-024(转移性非小细胞肺癌中,帕博利珠单抗与铂类化疗相比的研究),使用 22C3 评估了 PD-L1 水平,在以前治疗的患者中,TPS≥1%;以前未经治疗的患者中,TPS≥50%显示出帕博利珠单抗的临床结果明显改善。POPLAR(Ⅱ期局部晚期或转移性非小细胞肺癌患者,铂类治疗失败,阿特珠单抗与多西他赛相比的随机研究)和 OAK(3 期局部晚期或转移性非小细胞肺癌患者,含铂治疗失败,阿特珠单抗与多西他赛比较的研究)的结果均显示,阿特珠单抗的临床改善与以前治疗的鳞状或非鳞状 NSCLC 患者 PD-L1 表达(SP142 评估)之间存在相关性,肿瘤细胞和免疫细胞具有高 PD-L1 表达水平的患者(肿瘤细胞[TC]3[≥50%]/免疫细胞[IC]3[≥10%])最明显,尤其是在 OAK 研究中。OAK研究还报道,在低 PD-L1 水平(TC0/IC0[<1%])患者中,阿特珠单抗与多西他赛相比,改

善临床结局。

因此,帕博利珠单抗由 FDA,EMA 和 MHLW 批准用于转移性 NSCI。C 患者的一线治疗(鳞状和非鳞状细胞肿瘤),在≥50%(2019 年,FDA 已经扩大适应证到≥1%)的肿瘤细胞中出现 PD-L1 染色(肿瘤比例评分,tumor proportion score,TPS),或 TPS≥1%的二线 NSCLC 治疗。尽管补充诊断已被批准用于 NSCLC,但纳武利尤单抗和阿特珠单抗并非必需 PD-L1 检测。

对于每个 PD-1/PD-L1 抑制剂,开发了特异性 PD-L1 免疫组织化学(IHC)检测方法,以评估 NSCLC 中恶性肿瘤和(或)免疫细胞上的 PD-L1 表达水平。FDA 批准的,欧洲一致性体外诊断(Eu-ropean Conformity-vln Vitro Diagnostic,EC-IVD)标记的和 MHLW 批准的 PD-L1 IHC22C3pharmDx 检测方法(22C3)和 EC-IVD 标记的 PD-L1 IHC SP263 检测方法(SP263),被批准作为帕博利珠单抗的伴随诊断,进行 PD-L1 检测。FDA 批准的,EC-IVD 标记的和 MHLW 批准的 PD-L1 IHC 28-8 pharmDx 检测方法,EC-IVD 标记的 SP263,与纳武利尤单抗一起使用;经 FDA 批准的 PD-L1 IHC SP142 测定与阿特珠单抗一起使用,作为伴随诊断;虽然治疗时不是必须检测的,但可能辅助临床决定。随后,durvalumab 和 avelumab,也分别使用配套的 SP263 和 73-10 检测抗体(表9-1)。而且,对于胃-食管癌,22C3 评估 PD-L1 使用联合阳性评分(combinedpositive score,CPS),CPS=PD-L1 染色细胞(肿瘤细胞、淋巴细胞、巨噬细胞)的数量除以肿瘤细胞总数,再乘以 100。如果 CPS≥10,则应认为该样本具有 PD-L1 表达。

表 9-1　不同 PD-L1 检测方法和要求

抗体名称	药物	肿瘤类型	PD-L1 表达要求
22C3(dako)	pembrolizumab	胃-食管癌	CPS,肿瘤+免疫细胞≥1%
		其他癌症	TPS,肿瘤细胞≥1%,肿瘤细胞≥50%
28-8(dako)	nivolumab	NSCLC	肿瘤细胞≥1%
		HNSCC	肿瘤细胞>1%
		尿路上皮癌	肿瘤细胞>1%
		黑色素瘤	肿瘤细胞>1%
SP142(ventana)	atezolizumab	尿路上皮癌	免疫细胞≥5%
		NSCLC	肿瘤细胞≥50%,免疫细胞≥10%
SP263(ventana)	durvalumab	尿路上皮癌	肿瘤细胞≥25%或免疫细胞>1%和肿瘤相关免疫细胞≥25%,或者免疫细胞=1%和肿瘤相关免疫细胞=100%
		NSCLC	肿瘤细胞≥1%
73-10(dako)	avelumab	Merkel 细胞癌,尿路上皮癌	无要求
		肾细胞癌	肿瘤细胞≥1%更好

因为每个PD-1/PD-L1抑制剂都有自己的PD-L1检测方法,临床试验已经评估了不同程度PD-L1的表达与临床结果的相关性,医师关于如何使用PD-L1水平选择患者存在混乱。常见问题包括以下内容:①不同检测结果之间是否可互换?②肿瘤细胞和免疫细胞PD-L1水平,根据所选择的检测方法有所不同?③是否一定需要活检标本,还是使用存档样本?④所有诊断材料均是否适合PD-L1检测?

(2)检测方法和检测材料之间的比较:虽然FDA指南规定,<100个肿瘤细胞,不应PD-L1染色评分;如果存在肿瘤的聚集或成团,则可以考虑评分。其他拒绝的原因包括,弥漫性坏死,弥漫性颗粒染色而无特异性膜染色,或由于组织学原因导致的不可读片(皱纹、褶皱、组织脱落等)。

1)肿瘤细胞:三种方法(28-8,22C3和SP263)检测到肿瘤细胞上相似的PD-L1水平,而用SP142检测到较低的PD-L1水平。尽管美国国家综合癌症网、阿斯利康研究、德国统一试验、法国协调研究和丹麦研究的数据基本一致,但是在2016年ESMO亚洲会议和国际肺癌研究协会2016年提交的最新数据显示,实验室之间可能发生的一些潜在的分歧。在评估肿瘤细胞膜染色时,病理学家之间的报道检测方法的高度一致性(86%)。对于观察者重复性也较高,然而,对评估医师培训似乎对重复性几乎没有影响。

2)免疫细胞:与肿瘤细胞上的PD-L1表达水平相反,免疫细胞上PD-L1表达水平的评估明显具有更大的变异性和更低的观察者一致性。对免疫细胞中PD-L1表达评估的低一致性,可能是由于病理学家在评分中采用的不同方法。变异性可能由于:①免疫细胞中PD-L1染色的评估缺乏预先规定的标准;②与肿瘤细胞不同,PD-L1阳性,可以是细胞质和膜质两者;③在免疫细胞上评分PD-L1阳性时,评估的是阳性细胞的染色区域大小,而不是细胞个数(百分比)。

(3)组织学与细胞学评估的比较:伴随或补充诊断检测的主要缺点是,在临床试验中排除了细胞学材料用于PD-L1的评估。因此,可用的PD-L1检测仅被批准用于组织学标本。但大约1/3的肺癌患者仅能通过细胞学材料诊断。使用28-8和22C3检测PD-L1表达水平,组织学和细胞学标本之间存在高度一致性(85%~95%)。在两种样本类型之间表达不一致的情况下,肿瘤趋向于在组织学材料中显示PD-L1异质性染色,特别是PD-L1表达≥5%和≥10%。因此,对于肿瘤细胞的PD-L1表达的可靠评估,也可以通过处理细胞学材料细胞块获得;当组织学标本不可用时,作为可接受的替代方法。

(4)存档与新鲜活检标本:PD-L1肿瘤表达率≥50%,存档(40%)和新样本(45%)是相似的。与最近获得的样本相比,<3年(76.2%)存档样本的一致性最高。手术切取样本和活检标本可以从肿瘤内的不同部位,或从原发部位或转移部位取出。PD-L1表达可能显示肿瘤内和肿瘤间异质性,重要的是要了解不同样本部位对PD-L1表达水平的影响,以评估其是否适合测试。

SP142评估了PD-L1表达,当评估免疫细胞时,组织块之间的相关性仅为75%。没有关于此问题的28-8、22C3和SP263的数据。ATLANTIC试验评估了肿瘤间异质性,并报道了原发性和转移性样本之间的类似PD-L1肿瘤细胞染色(35%vs.33%),一致性为89%。

(5)需要专门的病理学培训:PD-L1 表达是一种脆弱的生物标志物,重要的是固有的生物学不确定性,不能由于质量差的 IHC 或病理学家的解释而导致更加复杂化。PD-L1 IHC 检测的解释与大多数其他 IHC 检测的差异在于,需要评估并了解肺肿瘤的异常形态。因此,专业培训对于保持病理学家之间的一致性和解释质量很重要。

2.PD-L1 表达的总结和展望 在评估肿瘤细胞膜上的 PD-L1 表达时,在 4 种诊断性 PD-L1 检测中,3 种(28-8、22C3 和 SP263)在肿瘤细胞上具有高度一致性,但不在免疫细胞上。对于观察者之间的一致性,获得了类似的结果,提示当经过训练的病理学家在专门的实验室中进行这三种检测时,对肿瘤细胞膜上的 PD-L1 水平的解释是可重复的。PD-L1 可能在一些肿瘤内不均匀表达,并且在原发性和转移性组织之间可能不同;因此,来自不同部位的多个活检标本可能给出更正确的 PD-L1 表达水平。然而,这一结论是推测性的,仍然需要由临床资料支持。由于实验室之间的变异性,需要标准化才能推荐常规临床应用。建议具有专业知识的专家,认可实验室进行 PD-L1 IHC 测定,并建议配备适当训练的病理学家。

尽管 PD-L1 表达与 NSCLC 患者的临床结局相关,但是有一些 PD-L1 阴性的 NSCLC 患者也可能得到 PD-1/PD-L1 抑制剂的临床获益。一个可能的原因是由于不受控制的分析前变量或由于 PD-L1 表达异质性引起的抽样偏差,导致 PD-L1 状态错误分类。PD-L1 IHC 检测不是一个完美的生物标志物,因此,正在进行研究,以开发除了 PD-L1 IHC 之外的新生物标志物策略,包括肿瘤浸润淋巴细胞(TIL),肿瘤突变负荷(tumor mutational burden,TMB),多重 IHC(评估多种肿瘤标志物和免疫细胞)和免疫基因特征,可以提高我们对肿瘤微环境的理解,并能够更好地鉴定预先存在的免疫活性肿瘤。

二、基因突变与免疫检查抑制剂反应的关系

肿瘤活检标本中 TIL 的存在与多种癌症(包括 NSCLC)的总生存期改善有关,而且Ⅲ期 NSCLC 患者高基线水平的 CD8⁺TIL 与化疗的生存改善相关。基线 TIL 也有可能预测 PD-1/PD-L1 抑制剂的结果。肿瘤突变和新抗原负荷与 NSCLC 免疫治疗的临床结果改善相关。免疫基因标签和多重 IHC 将允许评估代表肿瘤微环境的多个额外标志,与单标志评估相比可以提高预测能力。需要更多和前瞻性研究以确定和验证这些方法,然后才可常规临床使用。

虽然 PD-L1 表达提示患者最有可能受益于免疫检查点阻断,但也发现 PD-1/PD-L1 抑制剂对 PD-L1 阴性肿瘤患者的反应,并且纳武利尤单抗和阿特珠单抗用于晚期 NSCLC 患者的二线治疗,疗效实际上并不依赖于 PD-L1 表达状态;提示 PD-L1 以外的肿瘤微环境,以及其他相关因素也是影响免疫治疗反应的决定因素。

1.突变负荷与免疫反应的阳性关系 体细胞突变的积累是肿瘤的标志之一,但突变负荷在同一肿瘤类型内和肿瘤类型之间变化很大。中位突变负荷变化范围超过几个数量级,从一些儿科肿瘤中,外显子大约 0.1 个突变/兆碱基(Mb),到致癌因素导致的肿瘤类型,如在黑色素瘤、肺癌中,出现几个突变 Mb。即使同一肿瘤类型中,突变负荷的变化也非常明显。

在可行性研究中,基于综合基因组的 TMB 评估与 NSCLC 患者 PD-1/PD-L1 治疗的生存率有显著相关性。肿瘤突变负荷与免疫治疗反应之间的关系,首先在 CTLA-4 阻断抗体伊匹单抗或 tremelimumab 治疗的转移性瘤黑色素瘤患者中描述。随后发现在 PD-1 抗体帕博利珠单抗治疗的非小细胞肺癌患者中,较高的非同义突变负荷,与高反应率和更长的无进展生存期相关。最近从 CheckMate-026 样本的探索性回顾性分析得出的数据显示,一线纳武利尤单抗与化疗相比,高 TMB(大于 15/Mb)的晚期 NSCLC 患者具有更高的客观缓解率(ORR 为 75%)和无进展生存率,高 TMB 和高 PD-L1 表达($\geqslant$50%)患者,具有最高的获益,证实了之前的观察结果,即高 TMB 可以预测免疫检查点抑制剂的获益。2018 年 2 月公布的Ⅲ期 CheckMate-227 研究结果显示,纳武利尤单抗加伊匹单抗联合一线治疗高 TMB 的 NSCLC 患者,可显著延长 PFS(TMB$\geqslant$10 个突变/Mb,无论 PD-L1 表达如何)。再次证实作为一种生物标志物,TMB 有望帮助预测患者对免疫治疗的反应。

现在已经在几个队列中发现,突变负荷与免疫治疗反应之间存在关联;然而,越来越清楚的是,单独的高突变负荷不足以驱动免疫检查点抑制剂的反应。现在有几个报告已经将特定的 DNA 损伤暴露或特定的 DNA 修复通路缺陷与免疫检查点抑制剂反应联系起来。例如,肿瘤具有以 C>A 转换为主的突变(与烟草接触相关),更有可能从免疫检查点抑制剂治疗获益。但是 DNA 损修对肿瘤免疫具有双重影响。

2.基因突变与免疫反应的阴性关系　除了增加突变负荷,基因组不稳定性还可导致染色体片段或整个染色体的增加或减少。非整倍体扩增是肿瘤的一个常见特征,最近对体细胞拷贝数改变(SCNA)与肿瘤特征关系的研究发现,SCNA 与免疫抑制之间的明显联系。有学者分析了 12 种肿瘤类型,超过 5000 种 TCGA 肿瘤,注意到高水平的 SCNA(染色体臂级和全染色体的获得或丢失,而不是由于染色体区段的获得或损失导致)和细胞毒免疫细胞标志表达降低之间的相关性,几乎所有肿瘤类型(除脑肿瘤外),高 SCNA 与免疫激活降低有关。现在,有几条证据表明 STING 通路也在肿瘤监视中发挥作用。肿瘤微环境中的抗原提呈细胞(APC)中的 STING 通路激活,促进针对肿瘤相关抗原的 T 细胞启动。数据证明,动物中的 STING 或 IRF3 缺陷导致 T 细胞不能启动,因此难以消除免疫原性肿瘤。尽管该机制尚未完全阐明,但目前的证据支持树突状细胞(DC)吞噬死亡的肿瘤细胞,感知游离的肿瘤 DNA,并随后上调Ⅰ型 IFN 信号通路,以激活 T 细胞。

此外,NSCLC 中的 KRAS 突变和 STKII 基因的改变对 PD-1 单抗反应不佳;PTEN 缺失,PD-1 单抗治疗有效率低,导致耐药(相反 PTEN 突变,可能 PD-1 单抗治疗有效率高)。而且,JAK1 或 JAK2 中的截短突变,导致消除 IFN-γ 调节的信号传导;以及 β_2 微球蛋白中的截短突变,下调癌细胞 MHC Ⅰ类分子表达,这些也是临床免疫检查点抑制剂抵抗的例子。

3.肿瘤 DNA 修复缺陷对免疫治疗的影响　DNA 修复功能与 ICI 活性之间关联现有的最强大直接证据来源于具有 MMR 功能丧失的肿瘤。存在 MMR 缺陷的肿瘤中,通过免疫检查点的上调(包括 PD-1、PD-L1 和 CTLA-4)来避免宿主免疫调节的肿瘤消除,提示检查点阻断可能是 MMR 缺陷肿瘤的一个有效治疗策略。

免疫检查点抑制剂在 MMR 缺陷肿瘤中具有疗效的第一个临床证据,主要来自结直肠癌患者中进行的研究。一个小的 II 期试验,测试帕博利珠单抗在三组难治性患者中的活性:①错配修复缺陷(dMMR)结直肠癌;②MMR 正常结直肠癌;③dMMR 的非结直肠癌。在 dMMR 肿瘤患者中(结直肠癌和非结直肠癌)的免疫相关客观反应率分别为 40% 和 71%,而 MMR-正常结直肠癌患者的免疫相关客观反应率为 0。原因可能是 dMMR 肿瘤的体细胞突变负荷和新抗原数量均高于 MMR 肿瘤,平均突变为 1782vs.73,新抗原为578vs.21。类似地,与 MMR 正常-临床肿瘤相比,dMMR 肿瘤中 CD8$^+$ 淋巴细胞的密度和PD-L1 阳性细胞的分数更高;此结果提供了令人信服的证据,即 MMR 功能是免疫检查点抑制剂反应的预测性生物标志,并导致了许多针对 MSI 肿瘤的研究计划和进展。

其他影响正常的 DNA 修复功能的基因突变(如 POLE、POLD1 和 MSH2),也可能有助于增加肿瘤中的突变负荷和免疫治疗的反应。聚合酶 ε(POLE)或聚合酶多聚核苷酸(POLD1)的核酸外切酶区域(校对功能,负责大多数核 DNA 复制的两种聚合酶)出现体细胞点突变的肿瘤中,出现基因组不稳定和免疫原性增加,最近的病例报告也发现,POLE 突变肿瘤免疫治疗的反应明显。

鉴于其重要的预后意义,许多机构已经对所有新诊断的结直肠癌患者进行了常规MSI 测试[使用 IHC 和(或)PCR 检测],用于评估 MSI 状态,现在已成为许多中心的标准。

4.TMB 的思考 肿瘤 TMB 作为免疫治疗的生物标志,可用于多个瘤种的评估,而且全外显子测序的高覆盖度使得检测罕见的体细胞突变成为可能。TMB 可用来定量分析,可以识别出更可能从免疫治疗中获益的人群。但是肿瘤 TMB 分析需要专门技术(NGS)并且耗时(一般 7~10 天),而且价格昂贵,目前并没有明确定义截点值,没有具体突变与ICI 疗效绝对有关。而且基因异常对免疫治疗的影响是双向的(激活或者抑制),新抗原与背景突变出现的时机不同,对免疫治疗的效果影响不同。

然而,无论如何,对于现有的免疫治疗生物标志,除了 PD-L1 表达水平,肿瘤突变负荷和 MSI-H/dMMR 是值得探索的方向。

第四节 NSCLC 的其他免疫治疗策略

癌症治疗性疫苗是以肿瘤相关抗原为基础,通过 APC 捕获、加 T 和提呈抗原,诱导机体的特异性细胞免疫和体液免疫应答引发抗肿瘤效应。

一、肿瘤细胞疫苗

belagenpumatucel-L(lucanix)是由 4 种转染了 TGF-β$_2$ 反义基因的 NSCLC 细胞系培育出的同种异系肿瘤细胞疫苗,可以通过分泌 TGF-β$_2$ 的反义寡核苷酸来增强疫苗免疫原性。在 belagenpumatucel-L 的一项 II 期临床试验中,75 例 II IV 期 NSCLC 患者随机分为belagenpumatucel-L 低、中、高剂量组(1.25×10^7、2.5×10^7 和 5.0×10^7 个细胞)。61 例 IIIB 和IV 期患者中,显示剂量依赖性的中位 OS 生存获益(中低剂量组:252 天,高剂量组:581

天,$P = 0.0186$)。一项随机、双盲、安慰剂对照的Ⅲ期 STOP 研究旨在探讨晚期 NSCLC 患者 belagenpumatucel-L 疫苗治疗,是否可预防一线含铂化疗 6 个周期后的疾病稳定。490例ⅢB/Ⅳ期,42 例ⅢA 期。研究结果显示,疫苗组与对照组中位 OS 分别为 20.3 个月和 17.8 个月,差异无统计学意义($P = 0.0595$)。在停止化疗 12 周内接种疫苗的 169 例患者中,总生存为 20.7 个月,而在停止化疗 12 周后才接种疫苗的 149 例患者中,总生存为 13.3个月($HR = 0.77$,$P = 0.0092$)。之前接受过放疗的患者接受 belagenpumatucel-L 也可能获益($OS = 40.1$ 个月 vs.10.3 个月,$P = 0.014$)。

二、基因疫苗

古巴研究人员开发的 EGF 疫苗,由重组人 EGF 和重组流脑菌外膜 P64K 蛋白经戊二醛化学耦联而成,其注射体内后,产生抗 EGF 抗体,抑制 EGF 与 EGFR 结合,从而阻断细胞生长通路。一些Ⅰ/Ⅱ期临床试验已经证实了晚期 NSCLC 患者接种疫苗的免疫原性和安全性。CIMAvaxEGF 疫苗的随机Ⅱ期临床研究,入组完成一线化疗后的 80 例ⅢB/Ⅳ期 NSCLC 患者,随机接受 CIMAvaxEGF 疫苗组与最佳支持治疗组,发现 EGF 接种疫苗是安全的,具有延长患者生存的趋势(12.73 个月 vs.8.52 个月,$P = 0.098$),而在 60 岁以下的患者中显示了生存优势(18.53 个月 vs.7.55 个月,$P = 0.012\ 4$)。另一项 CIMAvaxEGF 疫苗的Ⅲ期临床研究,纳入 405 例一线化疗后的ⅢB/Ⅳ期 NSCLC 患者,随机分为疫苗组($n = 270$ 例)与最佳支持治疗组($n = 135$ 例),结果显示,CIMAvax 肺癌疫苗具有良好的耐受性。中位生存时间(median survival time,MST)在疫苗组中获益不显著(10.83 个月 vs.8.86个月,$P = 0.100$),但运用加权对数秩检验(weighted logranktest)方法,MST 在疫苗组可获得近 3 个月的延长(12.43个月 vs.9.43 个月,$P = 0.036$),并且基线 EGF 浓度高(>870 pg/mL)的患者有更长 MST(14.66 个月 vs.8.63 个月,$P = 0.0001$)。

三、多肽疫苗

LBLP25 脂质体疫苗(MUC1n-1 疫苗,tecemotide)是一种人工合成的多肽疫苗,可特异性与表达于肺癌细胞的 MUC1 结合,发挥抗肿瘤效应。在 L-BLP25 治疗 NSCLC 患者的早期研究中,观察到各种剂量水平疫苗可诱导细胞毒 T 细胞激活。一项关于 L-BLP25 脂质体疫苗的ⅡB 期研究随机多中心试验评估了 L-BLP25 在ⅢB 期或Ⅳ期 NSCLC 患者中的活性和毒性。入组的 88 例患者在接受标准的一线化疗后随机分入 L-BLP25 疫苗联合最佳支持治疗组和单纯最佳支持治疗组。结果显示,接受 LBLP25 疫苗的患者 OS 比对照组延长 4.4 个月(17.4 个月 vs.13 个月),且ⅢB 期 NSCLC 患者疗效更佳(中位 PFS:30.6个月 vs.13.3 个月)。START(NCT00409188)是入组Ⅲ期不能手术的 NSCLC,$2:1$ 随机分组比较放化疗后 LBLP25 脂质体疫苗(829 例)或安慰剂(410 例)维持治疗的Ⅲ期临床研究,初步结果表明,患者的总生存期没有差异 19.4 个月 vs.24.6 个月($HR = 1.12$,$P = 0.38$),但同步放化疗患者中,OS 较对照组延长 10.2 个月(30.8 个月 vs.20.6 个月,$P = 0.016$),而序贯放化疗的两组 OS 无显著差异(25.6 个月 vs.22.3 个月,$P = 0.123$)。因此,L-BLP25 疫苗联合同步放化疗对Ⅲ期 NSCLC 患者生存方面具有良好的治疗前景。

四、单克隆抗体

抗肿瘤单克隆抗体主要通过与肿瘤细胞上的特定靶点结合来杀死肿瘤细胞,主要包括非结合型单抗和单克隆抗体偶联物。目前,在 NSCLC 免疫治疗中应用的单克隆抗体主要包括,EGFR 单克隆抗体、巴维昔单抗(bavituximab)和 IMMU-132 等。EGFR 单克隆抗体可通过免疫学机制,如抗体依赖性细胞毒性作用等发挥作用,包括西妥昔单抗、necitu-mumab、马妥珠单抗(matuzumab)、帕尼单抗(panitumumab)及其他药物。西妥昔单抗是一种人-鼠嵌合型单克隆 IgG1 抗体,可通过抗体依赖的细胞调节的细胞毒性作用及补体依赖的细胞毒性作用而发挥效果。FLEX 试验对表达 EGFR 的晚期 NSCLC 中,一线化疗方案顺铂/长春瑞滨联合西妥昔单抗与单纯化疗方案治疗进行了比较。该试验结果表明,西妥昔单抗(靶向 EGFR)联合化疗组获益明显,表现为 OS 得以改善、中位生存时间和 1 年生存时间均有所增加、所有亚组中均有生存获益。BMS099 试验则表明化疗联合西妥昔单抗的方案在有效率及死亡优势方面有所获益。SQUIRE 试验评估了 necitumum-ab 联合化疗用于Ⅳ期转移性鳞状细胞 NSCLC 患者的效果,总生存时间有改善(11.5 个月 vs.9.9 个月,$P=0.01$),但联合方案的 3 级或更严重的不良反应增加。

巴维昔单抗是一种靶向磷脂酰丝氨酸(PS)的单克隆抗体,重新激活人体的免疫系统,恢复机体对肿瘤的识别和反应能力。在 bavituximab 治疗 121 例Ⅲb 期或Ⅳ期非鳞状细胞 NSCLC 的Ⅱ期临床研究中,评估多西他赛与安慰剂、巴维昔单抗 1mg/kg 和 3mg/kg 联合二线治疗的疗效和安全性。与安慰剂+1mg/kg 组($n=80$)相比,巴维昔单抗的 3mg/kg 试验组($n=41$)的 ORR(17.1%vs.11.3%)、中位 PFS(4.5 个月 vs.3.3 个月)和中位 OS(11.7 个月 vs.7.3 个月)均有所改善,但无统计学差异。然而,巴维昔单抗联合多西他赛治疗晚期 NSCLC 的Ⅲ期 SUNRISE 研究由于总生存(OS)数据不佳而中止。

IMMU-132 是一种由人源化单抗 hRS7 和抗肿瘤药 SN-38 偶联而成的抗体药物偶联物制剂(antibody-drug coniugate,ADC),与传统的细胞毒药物相比,ADC 能特异性杀死肿瘤细胞,同时不良反应较少。在一项单臂、多中心试验中,转移性 NSCLC 患者在 21 天为一个周期的第 1 和第 8 天接受 8mg/kg 或 10mg/kg IMMU-132,结果显示耐受性良好且反应持久。在意向治疗(ITT)人群中,ORR 为 17%(9/54),中位无进展生存期为 5.2 个月,中位总生存期为 9.5 个月。

五、过继细胞免疫治疗

过继细胞免疫治疗属于被动免疫治疗,通过体外提取/筛选、活化并回输自体/异体具有肿瘤特异性杀伤作用的效应细胞,包括淋巴因子激活的杀伤细胞(lymphokine activa-ted killer cell,LAK 细胞)、肿瘤浸润淋巴细胞(tumor infiltrating lymphocyte,TIL)、NK 细胞、细胞因子诱导的杀伤细胞(cytokine induced killer,CIK)、细胞毒 T 淋巴细胞(cytotoxic T lymphocyte,CTL);但总体来说,在 NSCLC 中,尚未见到延长患者生存期和(或)无进展病程的大型随机研究报告。

早在 1995 年,就有学者将 105 例手术切除无效的原发性肺癌患者随机分配至接受标准术后放疗或化疗(对照组)和接受 IL-2/LAK 免疫治疗联合标准治疗(免疫治疗组)。

结果显示,免疫治疗组 7 年生存率明显高于对照组(39.1%vs.12.7%,$P<0.01$)。对于肺转移、残留癌症或淋巴结切除不完全而导致切除无效患者,免疫治疗有效。然而对于有胸壁或隔膜残留癌症,或由于癌性胸膜炎或胸膜扩散导致无法手术切除的患者,对照组与免疫治疗组之间的生存率无统计学差异。

国内外小样本的临床试验研究已经表明,相对于单纯化疗,CIK 生物治疗联合化疗可提高临床疗效。不仅 DC-CIK 作为维持治疗可延长 Ⅲb/Ⅳ期 NSCLC 患者 PFS(3.2 个月 vs.2.56个月,$P<0.05$),而且化疗联合 DC-CIK 辅助治疗 Ⅲ期 NSCLC 患者,中位生存期可明显延长(28 个月 vs.22 个月,$P<0.05$)。应用 NP(长春瑞滨和顺铂)方案化疗联合 DC-CIK 治疗 ⅢbⅣ期 NSCLC 患者,每 30 天接受两次以上 DC/CIK 细胞输注的患者比每 30 天接受两次 DC/CIK 细胞输注的患者 TTP 延长(7.3 个月 vs.6.2 个月,$P=0.034$),1 年、2年、3 年生存率分别为 63.3%vs.56.7%、30.0%vs.23.3%、13.3%vs.6.7%($P=0.037$),且不良反应可耐受。国外的 DC-CTL 后辅助化疗的前瞻 Ⅱ期研究,结果显示 2 年和 5 年生存率分别是 88.9% 和 52.9%,之后的 Ⅲ期随机对照临床试验证明 DC-CTL 免疫治疗联合化疗可显著提高术后肺癌患者的 2 年及 5 年生存率(2 年:93.4% vs.66.0%,5 年:81.4% vs.48.3%,$P=0.0013$)。

研究显示,经过继输注 TIL 治疗的 Ⅲb 期 NSCLC 患者 3 年生存期明显改善。在较大肿瘤(直径≥5cm)中,TIL 的数目与肿瘤进展有关,对比无或轻微浸润淋巴细胞组,中度或重度浸润淋巴细胞组可获得较低复发率(21%vs.60%,$P=0.02$)和较高 5 年无疾病生存率(75.6%vs.35.9%,$P=0.04$)。2010 年开展了异体 NK 细胞过继输注治疗晚期 NSCLC 患者的 Ⅰ期试验,证明重复输注体外活化扩增(IL-15/氢化可的松)的异体 NK 细胞联合化疗是安全和有效的。将 NK 细胞联合 CTL 细胞治疗 NSCLC,免疫治疗组对比对照组明显延长 OS(31.1 个月 vs.18.1 个月,$P=0.008$)和 2 年生存率(62.95%vs.35.44%,$P<0.05$),死亡风险率降低43.8%。

在低 TMB,少量 T 细胞和低 PD-L1 表达(冷肿瘤)的肿瘤中,免疫治疗方法的挑战不仅在于吸引效应 T 细胞进入 TME,而且还需要向 T 细胞提呈特异性肿瘤抗原。目前广受关注的 CART 回输治疗,使其表面能够表达特异性识别肿瘤细胞的抗原,从而直接激活 T 细胞杀伤癌细胞。

Feng 等开展的 Ⅰ临床研究(NCT01869166)结果表明,EGFR 靶向性 CART 方案对于 EGFR 阳性(>50%表达)治疗晚期复发/难治性 NSCLC 是安全的,但 CART 治疗用于临床实践仍需更多临床研究来证明疗效。目前的困难是,NSCLC 缺乏特异性或独特的细胞表面抗原,因此将来使用特定肿瘤的基因组信息来预测可能提呈给 T 细胞的新表位,设计和制造对于每个患者独特的 CAR-T 治疗可能是有希望的策略。

六、细胞因子

IL-2 是主要由活化的 $CD4^+T$ 细胞和 $CD8^+T$ 细胞产生的具有广泛生物活性的细胞因子。IL-2 优化抗原提呈至 T 细胞的过程,体外可诱导 PBMC 或 TIL 成为 LAK,参与调控免疫应答。既往研究表明,应用 IL-2 治疗对 NSCLC 研究显示了相对较长的生存期。最近的研究表明,IL-2 联合吉非替尼治疗的患者缓解率(16%)是吉非替尼单药治疗的缓解率(5%)的近 3 倍;联合治疗的患者的总生存期(20 个月)明显比吉非替尼单药治疗的患者(7 个月)要长,且不良反应没有增加。粒细胞-巨噬细胞集落刺激因子(GM-CSF)是一种主要由巨噬细胞和活化 T 细胞产生的细胞因子,可通过促进树突状细胞分化、成熟和活化,进而促 Th、Teff、NK 细胞识别 TAA,引起系统性抗肿瘤反应。将一线化疗后进展或复发的 26 例 NSCLC 患者随机分为两组,分别接受吉西他滨/多西他赛(GD)或 GD 联合 IL-2 和 GM-CSF 治疗。结果显示 GM-CSF 组与对照组的 ORR 分别为 58.3% 和 28.6%,但肿瘤进展时间(TTP)和 OS 均无差异,分别为 7.5 个月和 6.4 个月($P=0.300$),12.1 个月和 10.2 个月($P=0.400$)。2015 年 Golden EB 等首次应用放疗联合 GM-CSF 在 NSCLC 中证明,局部放疗联合 GMCSF 免疫治疗可诱发全身抗肿瘤免疫反应。

第十章 原发性肝癌

第一节 概述

原发性肝癌(以下简称"肝癌")属于肝脏上皮性恶性肿瘤中的一类。根据世界卫生组织(WHO)的组织学分类,肝脏上皮性恶性肿瘤分为肝细胞癌(hepatocellular carcinoma, HCC)、胆管细胞癌(intrahepatic cholangiocarcinoma, ICC, 又称肝内或周围胆管癌)、胆管囊腺癌、肝细胞及胆管混合癌、肝母细胞瘤和未分化癌。通常原发性肝癌主要包括肝细胞癌、肝内胆管癌、肝细胞及胆管混合癌3种细胞类型。肝细胞癌中又包含预后较好的纤维板层型肝癌。我国原发性肝癌90%以上为肝细胞癌,肝内胆管癌、肝细胞及胆管混合癌各占不到5%。

一、流行病学

世界卫生组织国际癌症研究署2020年12月发布了全球最新癌症负担数据(Globocan 2020),原发性肝癌发病率居恶性肿瘤第6位,新增90.6万例;死亡率居第3位,共计83万例,年龄标化后发病率(age-standardized incidence rate, ASIR)分别为男性14.1/10万、女性5.2/10万,总体死亡率为8.7/10万。亚洲新增65.7万例,死亡60.9万例,分别占全球72.5%和73.3%。我国2020年原发性肝癌发病率居恶性肿瘤第5位,新增41万例,其中男性30.3万例,ASIR分别为男性27.6/10万、女性9.0/10万;死亡率居第2位,死亡39.1万例,死亡率为17.2/10万。近5年全球原发性肝癌平均年发病例数为99.5万例,亚洲73.2万例,占全球73.6%,中国42.3万例,占全球42.5%。

全球HCC发病平均年龄存在地区差异,亚洲和非洲国家发病年龄多为30~60岁,HCC-BRIDGE研究分析14个国家18 031例HCC患者中日本、欧洲和北美平均发病年龄分别为69、65和62岁,中国、韩国平均发病年龄为52和59岁。我国一项纳入2016—2018年14 891例HCC的研究,≤39岁、40~49岁、50~59岁、60~69岁和≥70岁患者比例依次为2.89%、14.59%、29.47%、35.26%和17.79%;男女患病比例为76.01%和23.99%。尽管近年我国HCC人口标准化发病率和死亡率呈现下降趋势,但由于人口基数大、老龄化等因素,HCC疾病负担仍较为严重。

二、病因与危险因素

不同地区肝癌的病因因素不尽相同。我国肝癌的主要病因有病毒性肝炎感染(主要为乙型和丙型)、肝硬化、黄曲霉毒素及饮水污染,其他还有饮酒、吸烟、遗传因素等。

1.病毒性肝炎 病毒性肝炎与肝癌关系主要为乙型肝炎病毒(HBV)与丙型肝炎病毒(HCV)。HBV属于嗜肝DNA病毒,HCV为RNA病毒。全世界有约3亿HBV携带者,我国占1.2亿。在我国,母婴传播是乙肝重要传染途径之一,如婴儿HBsAg持续阳性,则发生肝癌的概率达 4%。HBV 和 HCV 两者与肝癌关系密切：①肝癌患者血中多可测出 HBV 或 HCV 标记。我国肝癌患者 HBV 标记阳性达 90%左右，HCV 抗体阳性为 10%左右。日本、南欧则以 HCV 为主要背景；②流行病学资料提示，人群 HB、Ag 阳性率与肝癌死亡率有关；③HBsAg阳性者，其患肝癌的相对危险度为 HBsAg 阴性者的 10~50 倍；④乙型肝炎疫苗干预已使接种人群肝癌发病率下降。

HCV 与 HBV 有联合效应，合并感染者相对危险性高于两者的单独相对危险性。另外，HBV 相关肝癌和 HCV 相关肝癌比较，后者往往年龄较大、肝硬化较重、预后较前者差且多中心发生较多。

HBV 致癌的机制尚不清楚，可能与 HBV-DNA 整合现象、HBV 的 X 基因有关。有迹象表明，持续抗病毒治疗可减少肝癌的风险。

2.肝硬化　肝硬化合并肝癌的发生率为 17%，肝癌合并肝硬化的发生率为 85%。在我国，以肝炎后肝硬化所占比例最高。欧美国家肝癌常发生在酒精性肝硬化的基础上，饮酒与肝硬化间存在剂量反应关系。意大利肝癌归因：61% 为 HCV，18% 为酗酒，13% 为 HBV。近年来，我国由饮酒导致肝硬化进而发展为肝癌的比例有上升趋势。

3.黄曲霉毒素 B1　WHO 国际癌症研究所认为黄曲霉毒素 B1（AFB1）是人类致癌剂。黄曲霉毒素与肝癌有关：①人群 AFB1 的摄入量与肝癌死亡率呈正相关；②我国 AFB1 污染分布图与肝癌高发区地理分布几乎一致；③已证实黄曲霉毒素在实验动物可诱发肝癌；④我国和西非暴露在 AFB1 的地区，人群中肝癌 p53 突变（249 密码子）率高。

4.饮水污染　我国流行病学资料提示，肝癌高发与饮水污染有密切关系，饮用污染严重的池塘水或宅沟水者肝癌死亡率较高，而饮用深井水者则肝癌死亡率较低。近年发现池塘水或宅沟水中的水藻毒素是一种强的促癌因素。最常见的藻类为蓝绿藻，其中毒性较大且与人类关系密切的是微囊藻及其毒素（microcystins，MCYST）。尽管已证实 MCYST 的促肝癌作用，但饮水污染可能包括诸多其他致癌、促癌物质。

5.其他因素与综合作用　吸烟与 HBsAg 阴性肝癌有关。据估计，北美约 12%的肝癌与吸烟有关。同时，吸烟明显增加丙型肝炎患者的肝癌危险性，吸烟伴 HCV 抗体阳性者肝癌死亡风险值为 9.6。肥胖和糖尿病是有丙型肝炎背景或酒精性肝硬化者的危险因素，甚至 HCV 阴性者和胆固醇增高者，2 型糖尿病也是肝癌危险因素。

澳大利亚发现血色病为肝癌高危险因素，铁超负荷也可能是因素之一。肝脏铁超负荷在表达丙型肝炎的转基因鼠可诱发肝癌。非洲则报道 Budd-Chiari 综合征（下腔静脉膜性梗阻）者肝癌高发。华支睾吸虫病可引起肝内胆管癌。

三、病理学

1.大体分型　1901 年，Egger 将肝癌分为巨块型、结节型和弥漫型的分类方法沿用至今。20 世纪 70 年代由于甲胎蛋白用于普查，发现了亚临床肝癌或小肝癌。目前国内对肝癌的大体分型一般分为：①巨块型，即单块状、融合块状、多块状；②结节型，即单结节、融合结节、多结节；③小肝癌；④弥漫型。Okuda 则从肝癌生长方式分为：①膨胀型，肿瘤边界清楚，有纤维包膜，常伴肝硬化，并再分为单结节型与多结节型；②浸润型，肿瘤边界不清,多不伴肝硬化;③混合型,也再分为单结节与多结节型;④弥漫型;⑤特殊型,如带蒂外生型,仅见肝内门静脉癌栓而未见癌块者等。Okuda 发现日本膨胀型较多,美国浸润型较多。

2.组织学分型　原发性肝癌主要包括肝细胞癌、肝内胆管癌、肝细胞及胆管混合癌 3 种细胞类型。肝细胞癌由类似肝细胞样细胞组成,肝内胆管癌由胆管上皮样细胞组成,肝细胞及胆管混合癌具有两者共同特征。我国原发性肝癌 90% 为肝细胞癌,而肝内胆管癌、肝细胞及胆管混合癌各占不到 5%。

肝细胞癌按组织学类型分为:①梁索型,又可进一步分为粗梁型和细梁型,粗梁型是 HCC 最常见的组织学类型,细梁型是高分化 HCC 主要组织学类型;②假腺样型,肿瘤细胞呈腺状排列;③实体型,癌细胞呈片层状或团块状生长,其间无血窦或纤维组织;④硬化型,少见,需与胆管癌和转移癌鉴别。

纤维板层型肝癌(fibrolamellar hepatocellular carcinoma,FC)是肝细胞中特殊的组织学亚型,多见于无肝硬化的青年。肿瘤常为单个结节,生长较慢,预后较好。癌细胞较大呈多角形,有强嗜酸性颗粒状的癌细胞质,癌细胞巢间有大量平行排列的板层状纤维基质。

肝内胆管癌的瘤体一般较坚硬,呈灰白色,坏死不如肝细胞癌明显。镜下癌细胞为分化良好的柱状或立方上皮细胞,含中等量透明或轻度颗粒状嗜碱性胞质。多分泌黏液,但不分泌胆汁,常富含纤维性基质。亦可表现为其他变异类型,如黏液腺癌、印戒细胞癌、鳞腺癌或表皮样黏液癌。

3.肝癌细胞的分化　1954 年,Edmondson 和 Steiner 根据分化好坏将肝细胞癌分为 Ⅰ～Ⅳ级。在一个肝癌结节内可以看到不同分级的细胞并存。随着肝癌由早期向晚期的发展,分级也可由好变坏,如由 Ⅰ～Ⅱ级变为 Ⅲ～Ⅳ级,由两倍体细胞为主变为以异倍体细胞为主,由包膜完整到包膜不完整,由单个变为多个等。

4.癌前期病变　1973 年,Anthony 等即已指出,肝细胞不典型性增生为肝癌癌前期病变。肝癌的发生和发展过程一般为:腺瘤样增生→不典型腺瘤样增生→早期肝癌。也有肝癌的发生常由低度发育异常结节→高度发育异常结节→肝癌,高度发育异常结节发生肝癌的危险性是低度发育异常结节的 4 倍,它们之间已有明显分子生物学改变,故慢性病毒性肝炎肝硬化患者的高度发育异常结节应考虑为癌前期病变。

四、分子生物学和遗传学

肝细胞的癌变并发展成侵袭性肝癌,是一个多因素、多基因参与和多阶段形成的过程,包含由内、外因素导致细胞遗传特性的改变。这些变化包括染色体畸变、癌基因的激活、生长因子及其受体的异常、抑癌基因的失活等。一个正常细胞变成有侵袭性的癌细胞要经过几年到几十年的过程。

细胞的遗传特性取决于细胞核的染色体,由 DNA 构成的染色体有无数基因。基因改变(如基因突变、错位、倒转、断裂、插入、重排等),使其增生的后代将发生改变,并可能变成肝癌细胞。

细胞通常有两类基因:一类参与细胞的生长代谢,促进并调节细胞增生和分化,如原癌基因。原癌基因一旦被激活,即可能变成致癌的癌基因(如 ErbB、ras、cmyc、cmet、IGF 等)。另一类抑制细胞的生长与增生,如抑癌基因(如 p53、p16、Rb 等)。通常需要多个与控制细胞生长相关的基因突变,癌才得以发生。

另外,细胞内信号传导通路的改变与肝癌细胞生长和转移复发相关,主要分子通路包括:Ras-MAPKK、P3k/Akt/mTOR、Wnt/β-联蛋白(catenin)和 JAK/STAT 肝癌遗传改变程度可以从单个基因的点突变到染色体臂的增加或丢失,除了上述常见的基因突变外,还包括染色体拷贝数目畸变、等位基因失衡等。

第二节　原发性肝癌的分子发病机制

原发性肝癌是临床上常见的恶性肿瘤之一,我国属于高发地区,由于其早期多无明显症状,发现时多为晚期患者,失去手术切除的机会,加之其对放疗、化疗都不甚敏感,预后相对较差。如果能阐明肝癌的发病机制,对肝癌的治疗将会有巨大的促进作用。目前已知肝癌的发生、发展是一个多基因、多步骤、多阶段的过程,随着分子生物学的发展,对肝癌的发病机制研究的越来越深入,可能为肝癌的治疗提供新的途径。

一、原癌基因的激活

原癌基因是指存在于生物正常细胞基因组中的癌基因。正常情况下,存在于基因组中的原癌基因处于低表达或不表达状态,并发挥重要的生理功能。但在某些条件下,如病毒感染、化学致癌物或辐射作用等,原癌基因可被异常激活,转变为癌基因,诱导细胞发生癌变。

1.ras 基因　ras 基因家族有三个成员,分别是 H-ras、K-ras、N-ras,其中 K-ras 的第四个外显子有 A、B 两种变异体。各种 ras 基因具有相似的结构,均由四个外显子组成,分布于全长约 30kb 的 DNA 上。它们的编码产物为相对分子质量 2.1 万的蛋白质。ras 基因被激活通过以下 3 种方式:①基因点突变:最常见的方式,多发生在 N 端第 12、第 13 和第 61 密码子,其中又以第 12 密码了突变最常见,而且多为 GGT 突变成 GTT;②基因大量表达:可表现为基因扩增和转录增强;③基因插入及转位:在动物实验中发现有基因插入、转位致 ras 基因活化而大量表达的现象。

N-ras 是肝癌中最早发现的转化基因,其产物为分子量 21KDa 的内膜结合蛋白,具有酶结合活性,N-ras 基因的点突变可降低 P21-GTF 的活性使其水解 GTP 的速率大大降低,ras 蛋白维持活化状态不断激活靶分子,引起信号传导的持续流动,导致细胞不断增生,终使细胞发生癌变。研究发现 69 例肝癌患者中,49 份标本(49/69 份,71.01%)存在 H-ras 突变,其中 19 份从 CTA 到 CTC 中有 40 位密码子变异,30 份在 GGC 到 AGC 中有 30 位密码子突变。相比之下,在正常的癌旁组织中仅发现 2 个突变。转移性复发高危组的 H-ras 突变率明显高于低风险组。术后随访转移性复发患者的 H-ras 突变率也显著高于无转移复发患者。将 32 例原发性肝癌标本进行 PCR 结果测序后,发现 17 例标本 H-ras 基因发生突变(17/32,53.1%),14 例密码子中 A 突变成 G,3 例密码子中 G 突变成 A,

K-ras、N-ras 基因未发生突变,提示 H-ras 基因突变与原发性肝癌的发生、发展有关。

2.c-myc 基因　c-myc 基因是 myc 基因家族的重要成员之一,位于人类第 8 号染色体上,属于核蛋白基因,具有转化细胞的能力,并具有与染色体、DNA 结合的特性,在调节细胞生长、分化及恶性转化中发挥作用,并与多种肿瘤发生发展有关。c-myc 的过表达与肝癌的发生、发展相关,抑制 c-myc 基因的表达可以起到抑制肝癌细胞生长的作用。而 c-myc 的过表达往往归因于 c-myc 基因的增强或基因的转位。在肝癌中,c-myc 高水平表达是最早发现的癌基因。根据基因分析,c-myc 的过度表达通常是由 8q24.1 的基因组扩增引起的,目前已存在于 70% 的病毒和酒精相关性肝癌。研究发现肝癌组织中 c-myc 基因表达明显升高,而且分化程度越低 c-myc 基因表达越高。

3.HBV X 基因　HBV 的基因为双链 DNA,有 S、C、P、X 四个开放读码框,S 基因编码 HBsAg,C 基因编码 HBcAg 和 HBeAg,P 基因编码蛋白激酶和反转录酶,X 基因则编码 HBVX 蛋白。X 基因是 HBV DNA 中最小的开放读码框,编码基因区位于 1374~1848 核苷酸之间,其编码的 X 蛋白由 154 个氨基酸组成。X 基因除参与细胞信号转导、调节细胞增生与凋亡等外,其变异对肝细胞性肝癌的形成有密切关系。

HBVx 能反式激活多种癌基因和抑癌基因,HBxAg 通过顺式结合元件或转录因子反式激活同种和异种病毒的启动子、细胞基因、癌基因。癌基因和原癌基因激活后,可发生致癌作用。

HBVx 可以激活多种激酶及信号转导通路,在肝细胞中,它可以对 PI3K-Akt、Jakl-STAT、SAPK/JNK、MAPK、NF-κB、FAK 等多环节产生刺激,这些环节被激活后又相互影响,使得 HBX 促进细胞生长、转化效应逐级放大,最终引起 HCC 的形成。

HBVx 可以使抑癌基因 P53 突变或失活,突变的 p53 基因不仅丧失了抑癌活性,还会刺激和促进癌细胞的生长。HBVx 基因对细胞的增生和凋亡具有重要影响。其能导致 PTEN 的失活或突变,减弱其抑制肿瘤细胞的生长能力,使肿瘤细胞不能进入正常凋亡期,从而导致肿瘤的发生。在肝癌患者中对 HBV X 区基因进行 PCR 扩增及测序,鉴定其突变位点,并分析其和临床结果之间的关系,研究发现 7 个突变位点(1329、1341、1383、1461、1485、1544、1613)与 HBV-HCC 患者的生存差异有统计学意义,肿瘤大小、门脉瘤栓及 5 个突变位点(1329、1341、1383、1461、1485)与 HBV-HCC 患者术后预后密切相关。研究 HBx 突变对 HCC 发展的影响。收集慢性 HBV 感染者 42 例,肝硬化 23 例,HCC 31 例。直接测序显示 HBx 131、HBx 130、HBx 5、HBx 94 和 HBx 38 氨基酸突变在 HCC 患者中较为常见。在各种突变中,HBx 130 HBx 131(双)突变和 HBx 5 HBx 130 HBx 131(三重)突变在 HCC 患者中明显增高。肝癌患者与慢性乙型肝炎患者比较,双突变和三突变分别增加了 3.75 倍和 5.34 倍。在功能上,HBx 5 突变体和双突变体细胞 NF-κB 活性显著高于野生型细胞和三突变体细胞。三重突变不增加 NF-κB 活性。NF-κB 的激活还存在其他调控途径,因此 HBx 突变可能通过激活 NF-κB 活性而促进肝癌的发生。C2 型 HBV HBx 5 突变可能是 HCC 发生的危险因素,可用于预测慢性 HBV 感染患者的临床预后。

二、抑癌基因的失活

抑癌基因是一类存在于正常细胞内可抑生长并具有潜在抑癌作用的基因。抑癌基因在控制细胞生长、增生及分化过程中起着十分重要的负调节作用,它与原癌基因相互制约,维持正负调节信号的相对稳定。当这类基因在发生突变、缺失或失活时可引起细胞恶性转化而导致肿瘤的发生。和肝癌发生常见的抑癌基因如下。

1.P53基因 P53基因定位于17P13.1,全长约20Kb,都由11个外显子和10个内含子组成。P53基因转录成2.5Kb mRNA,编码393个氨基酸蛋白,分子量为53KD。p53基因是迄今发现与人类肿瘤相关性最高的基因,p53基因突变也是人类肿瘤最常见的基因突变。p53是一个重要的抑癌基因,野生型使癌细胞凋亡,从而防止癌变;还具有帮助细胞基修复缺陷的功能。突变型P53对细胞的增生失去控制,导致细胞癌变。研究发现肝癌组织中p53表达较癌旁组织增高,阳性表达率(72.9% ~ 77.2%),其高表达与肿瘤的侵袭、转移和分期有关。单因素生存分析显示p53是影响HCC患者整体生存率的因素。

2.P21基因 P21基因是近年来发现的细胞周期蛋白依靠性激酶抑制剂家族中的重要成员。既与肿瘤抑制作用密切相关,又能通过抑制周期素依赖激酶(Cyclin-dependent kinases CDKs)复合物活性,协调细胞周期、DNA复制与修复之间的关系,从而将肿瘤抑制作用与细胞周期控制过程紧密相连。p21基因的发现、克隆及其在细胞周期控制与肿瘤发生中有重要作用。P21基因的多态性与一些恶性肿瘤的易感性有关。p21可以和p53共同构成细胞周期G1检查站,因DNA损伤后不经过修复则无法通过,减少了受损DNA的复制和积累,从而发挥抑癌作用。研究发现在肝癌和癌旁正常肝组织中,P21蛋白缺失率分别为45.2%(19/42)和19.4%(7/36),缺失差异显著($P<0.05$)。P21蛋白的低表达与肝癌大小、分化程度关系密切($P<0.05$),而与是否有包膜、是否肝硬化等无关,在肝癌细胞株SMMC-7721中利用RNA干扰技术沉默p21基因,发现基因干扰组细胞生长快,克隆能力增强,反向验证了p21具有抑制肝癌细胞生长及细胞周期进程的作用。

3.P16基因 P16基因位于人类的第9号染色体短臂2区1带(9p21),由2个内含子及3个外显子组成。P16基因是细胞周期中的一种基本基因,其表达产物直接参与细胞增生的负调节,在人类50%肿瘤细胞株纯发现有纯合子缺失,突变,认为p16是比p53更重要的一种新型抗癌基因。有人把它比作细胞周期中的刹车装置,一旦失灵则会导致细胞恶性增生,导致恶性肿瘤发生。在肝癌组织中,P16蛋白缺失率为24例(24/42,57.1%),正常肝组织中P16蛋白缺失率为13.9%(5/36);缺失差异显著($P<0.05$)。14例癌组织(38.9%,14/36)仅p16mRNA转录而未表达蛋白。研究发现肝癌组织中p16基因甲基化频率与癌旁组织相比无显著性差异($P>0.05$),但与正常组织相比显著升高($P<0.01$)。乙型肝炎表面抗原(HBsAg)阳性肝癌患者p16基因甲基化率显著高于HBsAg阴性者($P<0.05$),推测慢性乙型肝炎病毒感染可能是甲基化导致p16失活的原因。

4.Rb基因 RB基因(Retinoblastoma gene)即成视网膜细胞瘤基因,为视网膜母细胞瘤易感基因,是世界上第一个被克隆和完成全序列测定的抑癌基因。RB基因转录产物约4.7kb,表达产物为928个氨基酸组成的蛋白质,分子量约105kDa,称为P105-Rb。Rb

蛋白分布于核内,是一类 DNA 结合蛋白。Rb 在细胞生长、分化中发挥重要作用,它编码的 Rb 蛋白能控制细胞的增生和分化。Rb 蛋白在原发性肝癌组织中的表达明显低于肝脏良性病变组或癌旁组织,与肿瘤大小、病理学分级相关性较小。提示 Rb 蛋白的表达缺失可能在原发性肝癌发生发展过程中具有重要作用。

5.PTEN 基因　PTEN 基因(gene of phosphate and tension homology deleted on chromsometen,PTEN)定位于染色体 10q23.3,由 9 个外显子组成,编码由 403 个氨基酸组成的蛋白质,具有磷酸酯酶的活性。PTEN 蛋白可通过拮抗酪氨酸激酶等磷酸化酶的活性而抑制肿瘤的发生发展。在 4 例肝癌组织中检测出 PTEN 基因第 5 外显子的异常突变条带(9.5%,4/42)。而且发现转染野生型 PTEN 基因的 HHCC 细胞生长明显抑制,而转染突变型 PTEN 基因的 HHCC 细胞的增生能力与对照组比较差异无统计学意义,进一步研究显示野生型 PTEN 基因通过抑制 TNF-α 诱导的肝癌细胞 Akt 磷酸化(活化)而抑制细胞增生,促进细胞凋亡。国外研究验证了 PTEN 是 miRNA miR-106b-5p 的直接靶标。MIR-106b-5p 在肝癌组织和细胞系中的表达分别高于非肿瘤组织和肝细胞长肝组织。上调 miR-106b-5p 在体外对 CSC 特性、细胞迁移和磷脂酰肌醇-3 激酶(PBK)/Akt 信号的活化,以及体内肺转移有促进作用。而 miR-106b-5p 的下调则表现出相反的作用,经临床病理分析,PTEN 水平较低与侵袭性特征显著相关。PTEN 高表达者总生存期和无病生存期较长。

三、信号转导通路异常活化

1.Wnt 信号通路　是目前肿瘤研究的热点通路,Wnt/β-catenin 信号通路异常活化可能会促进肝癌的发生;Wnt 信号通路广泛存在于无脊椎动物和脊椎动物中,是一类在物种进化过程中高度保守的信号通路。Wnt 信号在动物胚胎的早期发育、器官形成、组织再生和其他生理过程中,具有至关重要的作用。如果这条信号通路中的关键蛋白发生突变,导致信号异常活化,就可能诱导癌症的发生。Wnt 信号通路的主要成分包括:分泌蛋白 Wnt 家族、跨膜受体 Frizzled 家族、CK1、Deshevelled、GSK3、APC、Axin、β-Catenin,以及转录因子 TCF/LEF 家族。Wnt 信号通路是一个复杂的调控网络,目前认为它包括三个分支:经典 Wnt 信号通路,通过 β-Catenin 激活基因转录;Wnt/PCP 通路(planner cell polarity pathway),通过小 G 蛋白激活 JNK(c-Jun N-terminal kinase)来调控细胞骨架重排;Wnt/Ca2 通路,通过释放胞内 Ca^{2+} 来影响细胞粘连和相关基因表达。一般提到 Wnt 信号通路主要指的是由 β-Catenin 介导的经典 Wnt 信号通路。研究发现46%的 HCC 中 Wnt-10B 启动子区域有异常甲基化,并以 β-catenin 依赖的方式抑制细胞生长,表达水平与 β-catenin/TCF 活性密切相关,在 Wnt-10B 基因敲除的细胞中 β-catenin 及下游靶基因,如 C-myc、CyclinD1 的表达下调。因此,Wnt 蛋白的异常表达参与了 HCC 的发生,是 Wnt 信号通路异常活化的重要起始事件。临床研究表明,相比正常人肝组织,平均95%肝细胞癌组织和68%癌周围组织可发生 8 个 Wnt/Fz 事件,他们分别是 Fz-3/6/7、WnB/4/5a 蛋白表达上升及 sFRP1/5 蛋白表达下降。

2.Hedgehog 信号转导通路　是一个经典的控制胚胎发育的信号转导途径,在胚胎发育和胚胎形成后细胞的生长和分化过程中都起着重要的作用。Hedgehog 信号通路控制着细胞的生长与增生,而肿瘤的发生正是一个细胞生长增生失控的结果。目前大量的研究表明,Hedgehog 信号通路的异常激活与肿瘤发生有关,很多参与肿瘤细胞增生、扩散的效应分子(如 n-Myc、ECF、CyclinD、CyclinE、CyclinB、BMP 等)被证明是 Hedgehog 信号通路的靶基因或下游分子。此外 Hedgehog 信号通路与很多已知调控细胞分化增生的其他信号通路(如 Notch、Wnt 等)还有交叉作用。因此,研究 Hedgehog 信号通路对于探明肿瘤的发生和发展从而有针对性地进行治疗具有重要的意义。用 $0.5\mu g/mL$ 的 Sonic Hedgehog 处理 Bel-7402 肝癌细胞,可增加肝癌细胞 Gli1 表达并促进细胞侵袭和迁移,表明通过 Hedgehog 信号通路中配体依赖性激活调控侵袭和转移。研究发现 HCC 组织中,Hh 信号转导通路呈现高表达现象,并且与肝癌的分化和转移之间存在明显关联,与此一致的是,在 5 株肝细胞系细胞中,恶性程度较高且具有较强侵袭能力的细胞株 SMMC-7721 中 Hh 信号通路的活性最强。利用 KAAD-cyclopamine 特异性阻断 SMMC-7721 细胞中 Hh 通路后,可明显抑制细胞 DNA 合成,进而抑制肝癌细胞生长增生能力。阻断 Hh 通路后,可以降低细胞生存能力,诱导肝癌细胞凋亡。

3.Notch 信号通路　Notch 基因编码一类高度保守的细胞表面受体,广泛存在于无脊椎和脊椎动物中,调节多种生物细胞的发育。Notch 信号影响细胞正常形态发生的多个过程,包括多能祖细胞的分化、细胞凋亡、细胞增生及细胞边界的形成。Notch 基因位点突变引起的表型改变,表明 Notch 信号作用的多样性。研究表明 Notch 信号通路的紊乱与多种恶性肿瘤的发生、发展及转移相关。国外学者研究了 Notch3 和 Notch4 在正常肝组织、癌旁慢性肝炎组织、肝癌组织和肝癌细胞株 HEPG2 中的表达情况,结果发现正常肝组织和癌旁慢性肝炎组织中不表达 Notch3 和 Notch4;肝癌组织中 Notch3 和 Notch4 的表达率异常增多,分别为 78% 和 68%;HEPG2 中 Notch3 表达高于 Notch4 表达,表明 Notch 信号通路和肝癌的发生、发展相关。

其他信号通路,如丝裂原活化蛋白激酶(MAPK)通路、AKT 信号通路及外调节蛋白激酶(ERK)信号通路等,均为肝癌发生过程中重要通路。

4.生长因子与肝癌　生长因子调控细胞的增生、分化,维持组织和细胞有序的生长发育。如果这种调控失去功能或失去平衡,细胞的增生和分化过程就会出现不协调,由此就可能产生肿瘤。生长因子可以促进血管新生,而血管新生在肿瘤发生、发展中起着重要作用,其可促进肿瘤细胞增生、血管生成、黏附、侵袭和转移,抑制肿瘤细胞凋亡。目前和肝癌发生、发展相关的生长因子主要有肝细胞生长因子(hepatocyte growth factor,HCF)、表皮生长因子(epidermal growth factor,EGF)、血管内皮生长因子(vascular endothelial growth factor,VEGF)、转化生长因子(transforming growth factor,TGF)、胰岛素样生长因子(insulin-like growth factor,IGF)、碱性成纤维细胞生长因子(basic fibroblast growth factor,bFGF)。

肝癌的发生、发展是个极其复杂的过程随着分子生物学的发展越来越多的基因、分子、信号通路发现与肝癌相关,这些基因、分子、信号又相互联系、相互影响,弄清它们与肝癌的关系,对提高肝癌的治疗水平有重大意义,目前很多机制尚不清楚,需要学者进一步深入研究。

第三节　肝癌高危人群的确定和筛查策略

肝癌是我国第三大恶性肿瘤,新发病例数占全球的 55%,已成为我国严重的公共卫生问题。因肝癌患者经临床确诊时多为中晚期,错过早期最佳治疗时机,人群的 5 年生存率仅为 12.1%。若通过肝癌筛查发现早期患者可以进行肝移植、手术切除或经皮消融等有效治疗,将极大改善肝癌患者的预后和生存期,因此及早确定肝癌高危人群、采用科学的肝癌筛查方法和策略,是肝癌防控的关键。

一、肝癌高危人群及筛查预测模型

1.肝癌高危人群　肝癌发生基于一定的疾病风险,在一般人群中实行肝癌筛查可能不具有成本效益。因而,如何有效、准确地选择筛查对象是提高筛查效率的关键点。2019 年中华人民共和国国家卫生健康委员会医政医管局发布的《原发性肝癌诊疗规范(2019 年版)》的筛查和诊断部分指出,肝癌高危人群主要包括具有 HBV 和(或)HCV 感染、过度饮酒、非酒精性脂肪性肝炎、长期食用被黄曲霉毒素污染的食物、各种其他原因引起的肝硬化,以及有肝癌家族史等人群,尤其是年龄>40 岁的男性风险更大。然而,不同地区对肝癌高危人群定义不完全相同。韩国肝脏研究协会认为 HBV/HCV 感染者或各种原因导致的肝硬化患者为肝癌高危人群。美国肝病研究协会对人群年龄加以限定,认为亚洲男性 40 岁、女性 50 岁以上及非洲或美国 20 岁以上 HBV/HCV 感染者和肝硬化患者为肝癌高危人群。非酒精性脂肪性肝病是如今肝癌、肝硬化发生的较为常见的危险因素,但当其未发展至肝硬化时,肝癌发生风险较小。2018 年美国肝脏研究协会认为 HCV 感染/非酒精性脂肪性肝病但未发展至肝硬化患者,不属于肝癌筛查的目标人群。

2.肝癌高危风险评估模型　是否进行肝癌筛查取决于人群肝癌发生风险。具备不同危险因素时,肝癌发生风险不同。例如,曾经吸烟者发生肝癌风险是不吸烟者的 1.12 倍,而 HBV 感染者发生肝癌风险是非感染者的 15~20 倍。在肝癌高危人群中实行肝癌筛查可以最大化发现潜在肝癌患者,而改善肝癌筛查效果。但如何有效在人群中发现肝癌高危个体仍存在不确定性。通过结合人群流行病学特征和相关生物学标志物,构建肝癌发病风险预测模型是识别和浓缩肝癌高危人群的有力工具。GAG-HCC 是较早的用于预测肝癌发病风险的预测模型,该评分体系包括年龄、性别、HBVDNA、核心启动子突变及肝硬化状态。并将评分大于等于 101 作为高危人群的临界值。但并未确定可用于筛查项目的高危人群判定的最佳临界值。有学者在 1005 例乙肝表面抗原阳性人群中构建了包含年龄、清蛋白、胆红素、HBVDNA 和肝硬化状态 5 个因素在内的总分为 0~44.5 分的 CU-HCC 评分系统。目标人群均经过长期随访且模型经过验证,可靠性较高。但大部分人群的肝硬化是依据腹部超声予以诊断,因而可能发生漏诊,如发生分类错误则会降低肝癌风险预测的准确度。基于 CU-HCC 评分系统,国内学者构建了包含肝脏硬度(liver stiffness measurements,LSM)、年龄、清蛋白和 HBVDNA 水平 4 个指标的 LSM-HCC 预测模型,为肝癌发病风险预测提供了有用工具,且提高了 CUHCC 的预测能力。NOMO 得分系统较为复杂,其来自于 REVEAL-HBV 队列。该模型包括年龄、性别、肝癌家族史、饮酒、血清丙氨酸转氨酶浓度(aminotransferase, ALT)、HBeAg 状态、HBVDNA 水平和 HBV 的基因型,模型实用性较差。在 3584 例非肝硬化慢性 HBV 感染者中进行优化,并在韩国和香港的 1505 例慢性 HBV 感染者中进行外部验证。最终构建包含年龄、性别、ALT、HBeAg 状态及 HBVDNA 水平,总评分 0~17 分的 REACH-B 模型。PAGE-B 是首个基于白种人建立的肝癌风险预测模型,包括年龄、性别和血小板计数。该模型简单易行,后在亚洲人群中进行优化。改良的 PAGE-B(mPAG-B)在原始模型基础上增加了清蛋白水平,以 8 分、13 分将人群分为低风险、中风险和高风险,模型预测效能更好,且更适合亚洲慢性乙肝患者的管理(Table 1)。

目前肝癌风险评分体系较多,且多基于亚洲人群构建,模型推广性较差,仍需加强模型的外部验证。建立不同种族、不同地域的人群肝癌风险预测模型对于明确肝癌高危人群至关重要。此外,基因组学和蛋白组学的发展为肝癌风险精准预测提供了新思路。研究表明基因表达与肝癌发生风险密切相关。

2019 年中国学者基于 13 个与肝癌预后显著相关的信号通路构建肝癌风险预测模型,表现了基于信号通路水平特征的模型在预测肝癌风险的优势。融合基因、临床指标、分子标志物和肝癌独立危险因素成为未来构建和优化肝癌发病风险预测模型的新趋势。

二、肝癌筛查的血清学指标

血清学标志物检测方法简便、快捷、无创、患者易于接受,在肝癌筛查中发挥着重要作用。在日本,AFP、AFP 异质体(AFP-L3)和异常凝血酶原(DCP)作为肝癌早期筛查标志物已联合应用,早期肝癌患者检出率和 5 年生存率分别为 68% 和 45.2%,远高于中国和美国,表明血清生物标志物在肝癌早期筛查中具有广阔的应用价值。一些新型血清标志物,如 miRNAs、高尔基体-73(GP-73)、5-羟甲基胞嘧啶(5-hmC)等也逐渐成为肝癌筛查的研究热点。

1.AFP AFP 是肝癌筛查最经典的血清学指标。一项 Meta 结果显示,当 AFP 使用 20ng/mL 作为截断值时,AFP 检测肝癌的合并灵敏度和特异性分别为 0.71 和 0.92。由于有 40% 的早期肝癌患者 AFP 水平是正常的,且 AFP 的表达水平与肿瘤大小、HBV 和 HCV 感染、肝硬化、其他肿瘤如肝内胆管癌的存在和孕期等多种因素相关。因此,AFP 不适合用作肝癌早期筛查和早期诊断的单独指标,但 AFP 与其他血清学指标或超声联合却可以很好地提高肝癌检出的灵敏度和特异性,探寻 AFP 与其他血清学指标的联合应用是当前肝癌筛查的研究热点。

2.AFP-L3 AFP-L3 是 AFP 与小扁豆凝集素(LCA)结合形成的一种 AFP 异质体。以 AFP-L3 占 AFP 总表达量的百分比(AFP-L3%)≥10% 为阳性临界值,其诊断肝癌的特异性高达 95% 以上,极好地补充了 AFP 特异性不足的缺点。研究发现 AFP-L3% 升高较影像学检查阳性早出现 3~28 个月,且 AFP-L3% 阳性预测肝癌发生的正确率为 94%。因此,AFP-L3 对早期特异性诊断肝癌有着重要意义。

3.DCP　DCP 是由维生素 K 缺乏诱导产生的凝血酶原蛋白的异常形式。有研究表明,DCP 对于区分各阶段肝癌、肝硬化或慢性肝炎患者具有较高的灵敏度和特异度。2012 年一项大规模、多中心研究发现,中国肝癌患者中,血清 DCP 水平与 AFP 之间无相关性,单独 DCP 的特异度达 90%,两者的联合检测较单独使用 AFP 灵敏度显著增高,表明 DCP 和 AFP 联合检测在肝癌早期筛查中有更好的应用价值。

4.miRNAs　外周血 miRNA 是一种高度保守的单链非编码小 RNA。通过分析肝癌患者和正常人血清样本中有显著差异的 miRNA,可筛选出对肝癌患者有潜在指示作用的标志物。国内有学者从 137 份血浆样品中的 723 种 miRNAs 筛选出 7 个 miRNA(miR-122、miR-192、miR-21、miR-223、miR-26a、miR-27a 和 miR-801)组成的早期肝癌诊断分子标志物,可以早期准确诊断肝癌,灵敏度和特异性均在 80% 以上。研究发现 3-miRNA 模型(miR-92-3p、miR-107 和 miR-3126-Sp)诊断早期肝癌患者的 AUC 为 0.975;诊断 AFP 低表达肝癌患者的 AUC 为 0.971;与 AFP 结合诊断早期肝癌的效能更高,AUC 达到 0.988。血清 miRNA 作为肝癌早期筛查的潜在标志物已展现出良好的应用前景。

5.GP-73　GP-73 在正常人肝细胞中的表达量极低甚至不表达,但在肝癌患者的血清中表达明显升高。许多研究表明 GP-73 比 AFP 有更高的灵敏度和特异性,GP-73 的灵敏度范围 69%~83%,特异性范围 73%~97%。国内研究发现 GP-73 联合 AFP 的检测效能较好,AUC 高达 0.972,高于各自单独的诊断效能,两者联合检测肝癌的灵敏度和特异性分别为 90.91% 和 98.86%。综上,GP-73 可为肝癌的早期筛查提供可靠的参考。

6.5-hmC　5-甲基胞嘧啶(5mc)是 DNA 胞嘧啶环中第五碳通过脱氧核苷酸甲基转移酶(DNMT)甲基化所形成,5mc 经过 Teneleven translocation(TET)的氧化作用形成 5-hmC。许多研究表明 5-hmC 与癌症和基因调控相关,具有组织特异性,且具有液体活检技术的方便性,5-hmC 有望在精准医学方面成为一类新的癌症表观遗传学标志物。国内有学者利用 5-hmC 检测技术 5-hmC-Seal 捕获外周血 cfDNA 中的 5-hmC 序列,测定分析 5-hmC 水平。通过对 2554 例样本的检测发现,肝癌组中 5-hmC 的判别评分高于健康对照组,且早期肝癌评分也显著高于慢性乙型肝炎患者或肝硬化患者,具有较好的区分能力。高度敏感的 5-hmC 液体活检技术在肝癌早期筛查和发现中可能具有较好的应用前景。

7.异常糖链糖蛋白(TAP)　TAP 是一种正常细胞恶变时由于其表面糖链结构异常变化产生的异常糖链糖蛋白-钙组蛋白复合物。TAP 检测在多种肿瘤的早筛和早诊中具有广泛应用,尤其对消化道肿瘤的筛查和诊断效能较高。有研究表明,和肝硬化组相比,肝癌患者的 TAP 水平明显升高,且单独检测 TAP 的灵敏度较 AFP 高,两者协同检测的敏感性显著高于单独 AFP 或 TAP 检测,有助于肝癌的早期诊断,加之 TAP 不会受肝细胞分化及各种炎症细胞的干扰,具有比较稳定的特性,对肝癌的早期诊断和辅助鉴别肝硬化和肝癌具有重要价值。

三、肝癌筛查的影像学检查

1.超声检查　超声检查具有无风险和无侵入性的特点,患者接受度良好,成本适中,大多数国家都将超声作为肝癌高危人群的一线筛查和监测方式。一项 Meta 分析显示,超声可以在出现临床表现之前检测到大多数肝癌,合并灵敏度为84%,但检出早期肝癌的效果较差,灵敏度仅为47%。此外,由于肝硬化患者通常以纤维隔膜和再生结节为特征,超声检测时其产生的影像会影响早期小肿瘤的识别,因此在肝硬化背景下超声筛查肝癌极具挑战性,高度依赖超声医师的经验和设备的质量。2019年一项研究提示造影增强超声可能成为筛查肝硬化患者中肝癌的较好选择。

2. Fibro Scan　Fibro Scan 是一种无创且能定量测定肝脏硬度的方法,通过瞬时弹性成像的原理测量肝脏硬度值。许多研究集中在使用 Fibro Scan 模型来预测肝癌发生的风险,以更早地发现肝癌或采取早期预防措施,但其在诊断肝癌方面 Fibro Scan 也具有较高的效能。一项关于 Fibro Scan 诊断原发性肝癌准确性的 Meta 分析结果显示,肝脏硬度值(LS)诊断原发性肝癌的合并灵敏度和特异性分别为0.66和0.78,提示 Fibro Scan 在肝癌早筛方面也有一定应用价值。

3. 其他影像学检查　目前尚未有数据支持使用 CT 或动态磁共振成像(MRI)来监测肝癌。有研究发现,一年2次的超声检查(71.4%)要比 CT(66.7%)灵敏度更高,且总成本更低。除成本效益外,CT 在成像时存在辐射暴露和肾损伤的风险也限制了其在肝癌筛查方面的应用。MRI 虽是肝癌最敏感的成像方式,但其成本比 CT 高达5倍,可及性低于 CT。考虑到以上因素,CT 或 MRI 都不是理想的肝癌筛查方法。

四、肝癌筛查效果评价

1. 死亡率　目前,除国内外肝病研究协会发布的肝癌管理指南外,国际或国内尚无标准化的指南推荐肝癌筛查,且对于肝癌筛查效果仍存在争议。死亡率是评估筛查是否有效的唯一且最直接的指标。至今,全球只有两项评估肝癌筛查能否降低死亡率的随机对照试验,且均开展于中国。在上海开展的一项随机对照试验共纳入35~59岁且 HBV 感染呈阳性或具有慢性肝炎史的人群18 816例。其中9373例随机分类为筛查组,9443例为对照组。每间隔6个月对筛查组人群的甲胎蛋白含量进行测定和腹部超声检查。结果显示通过筛查可以使肝癌的死亡率降低37%。1989年在中国启东首次开展高危人群随机对照试验。结果表明两组人群死亡率相似且不存在统计学差异。两项随机对照试验均在方法学方面存在较大失误而降低其参考价值。中国台湾学者开展的观察性研究认为肝癌筛查可能有效降低肝癌死亡率。对不同危险级别的人群有针对地行 AFP 检测和腹部超声筛查,结果表明在台湾彰化县,通过筛查可以使肝癌死亡率降低31%。利用2阶段方法(即先确定高危人群,后在高危人群进行腹部超声检查)在4843人中进行肝癌筛查,平均随访7年后,结果表明肝癌筛查可使肝癌死亡率降低41%(Table3)。通过对17 966例参与肝癌筛查的社区人群随访4年后仍未发现肝癌筛查可有效降低肝癌死亡率。筛查手段、项目实施质量、人群参与率、随访时间及治疗效果等均能影响肝癌筛查效果。肝癌筛查是否有效降低肝癌死亡率仍需国内外大型前瞻性研究予以支持。

2. 生存率　目前尚没有高质量 RCT 表明肝癌筛查能降低肝癌死亡率,但已明确肝癌筛查可以明显改善人群生存率。国外对47篇肝癌筛查效果的队列研究和病例对照研究进行系统综述,纳入人群共 15 158 人,其中 6284 例(41.4%)被诊断为肝癌,表明肝癌监测可以明显改善筛查人群生存率($OR=1.90,95\%CI:1.67\sim2.17$)。国外学者对 1487 例慢性 HBV 携带者进行长期随访,历时 16 年发现肝癌筛查可以有效发现早期病变。此外,澳大利亚和日本学者分别于 2005 年和 2006 年证实肝癌筛查可以明显改善人群肝癌生存率。国内学者通过对比每年参加 2 次的筛查和不能连续参加定期筛查的 268 例肝癌患者的生存率,结果表明前者 1 年、3 年、5 年、8 年生存率分别为 77.16%、49.04%、38.53% 和 24.25%,后者 1 年、3 年、5 年、8 年生存率分别为 36.25%、21.21%、21.21% 和 0%,差异均有统计学意义(P 均<0.05)。这表明定期筛查更有可能发现早期肝癌,从而改善生存率。

五、展望

早期确认肝癌高危人群,并通过筛查尽早识别肝癌可以为患者提供更多的治疗选择并改善患者预后。不同国家和地区对肝癌高危人群的定义虽有不同,但所有指南均建议 HBV 和 HCV 来源的肝硬化患者进行肝癌筛查与监测,肝癌风险预测模型的建立对识别和区分高危人群也具有一定指导意义。肝癌的筛查策略主要包括血清学和影像学检查。血清学指标成本和侵入性均较低,适合作为肝癌筛查的主要手段。AFP 作为筛查肝癌最经典的指标也存在其不足之处,目前探索灵敏度和特异度较高的、可以补充或联合 AFP 的新型血清标志物成为关注的热点。影像学方法由于其高度准确性在肝癌筛查中的重要性不容忽视。使用超声对高风险群体进行肝癌监测已被广泛接受,但目前需要进一步的研究来评估更先进的成像模式(如 CT 和 MRI)的成本效益,以及影像学方法和血清学指标联合筛查肝癌的效果评价。总之,对肝癌发病人数占全球一半以上的中国来说,找到适合中国人群的肝癌筛查方案并进行有效实施,将对我国肝癌的防控防治具有重要意义。

第四节　临床表现

一、常见临床表现

1.症状　亚临床肝癌多无任何症状,肝癌由小变大,可出现腹痛、食欲缺乏、腹胀、乏力、消瘦、腹块、发热、黄疸等,但这些大多已属中晚期症状。肝癌结节破裂出血可出现急腹症。

腹痛可由肿瘤迅速增大使肝包膜张力增加,或癌结节包膜下破裂,或肝癌结节破裂出血引起,分别表现为持续性钝痛、呼吸时加重的腹痛和急性腹痛。食欲缺乏常因肝功能损害、肿瘤压迫肠胃道等所致。腹胀可因肿瘤巨大、腹腔积液及肝功能障碍引起。乏力、消瘦可因恶性肿瘤的代谢产物与进食少等引起,严重者可出现恶病质。左叶肝癌患者常诉剑突下有肿块,右叶肝癌则患者诉在右上腹有肿块。发热可因肿瘤坏死、合并感染及肿瘤代谢产物引起。如无感染证据者多为癌热,与感染不同,多不伴寒战。黄疸多为晚期表现,除肿瘤压迫肝胆管外,还可合并肝细胞性黄疸,亦可因胆管癌栓引起。

要特别注意一些容易忽略的非特征性症状,如腹泻、右肩痛、不明原因的低热等。肝癌患者腹泻可由于门静脉癌栓导致肠胃水肿或肝癌导致的肝功能障碍所致,对有肝病背景的中年人不明原因腹泻应警惕肝癌。肝癌患者的右肩痛可因右膈下肝癌刺激膈所致。右肝不太大的肝癌产生包膜下破裂或小破裂,可误为胆囊炎、胆石症。肝癌结节小破裂少量血液流至右下腹亦可误为阑尾炎。

由于有肝病背景,也可出现牙龈出血或鼻出血。由于多合并肝硬化门静脉高压,可出现上消化道出血,特别是食管胃底静脉曲张出血。

2.体征　常见体征如肝大、上腹部肿块、黄疸、腹腔积液、脾大、下肢水肿等,如肝硬化明显者可有肝掌、蜘蛛痣和脐周腹壁静脉曲张。

肝大伴结节应考虑肝癌;有时右上肝癌在肋下仅扪及肝大,而扪不到肿块,或表现为肝上界上移。上腹部肿块有多种表现,左叶肝癌在剑突下常可扪及肿块,局限于左外叶者可扪及明显切迹;右肝下方肝癌可扪及右上腹肿块;肝癌所扪及的肿块多与肝相连,如与肝不相连的中上腹部肿块应考虑胃、横结肠、胰腺等上腹部脏器肿瘤;胆囊癌颇难与胆囊区肝癌区分,但胆囊癌者多不伴肝硬化,扪诊时肿块周边不硬。黄疸可表现为巩膜和皮肤黄染,通常一旦有黄疸,不论梗阻性抑或肝细胞性,不论肿瘤大小均列为晚期。如有门静脉主干癌栓,腹腔积液常为高张力性,患者常诉脐周腹痛,伴腹泻;肝静脉甚或下腔静脉瘤栓引起的腹腔积液常伴下肢水肿。肝癌结节破裂可引起癌性腹腔积液。脾大为肝硬化门静脉高压的表现,亦可因门静脉癌栓所致。下肢水肿可因低蛋白血症、下腔静脉癌栓或腹压高引起。

二、少见临床表现

类癌综合征为肝癌的少见症状,如红细胞增多症、低血糖症等。红细胞增多症占肝癌患者中的 10%左右,可能与肝癌细胞产生促红细胞生成素有关。低血糖症发生率亦为10%左右,可能与肝癌细胞异位产生胰岛素或肝癌巨大影响肝糖原的制备有关。但近年临床上肝癌合并糖尿病者并不少见。其他副癌综合征,如高钙血症、高纤维蛋白原血症、高胆固醇血症等,在临床中并不多见。

三、转移

随着疾病的发展,肝癌的转移发生率增高。肝癌多先有肝内播散,然后转移到肝外。转移多发生在晚期,但也有在早期出现转移者,与肝癌细胞的侵袭性和机体的免疫功能有关。肝癌血行转移较多,肝癌细胞进入血窦,侵犯肝内门静脉可导致肝内播散;侵犯肝静脉则可播散至全身其他部位,肺、骨转移较多见,肾上腺、脑、皮下等转移也可见到。肺转移常为肺内多个弥散小圆形病灶,亦有粟粒样变表现或肺炎和肺梗死者。如在根治性切除术后多年出现肺转移者,则常为单个结节。肺转移早期常无症状,以后可出现咳嗽、痰中带血、胸痛、气急等。骨转移常见于脊椎、髂骨、股骨、肋骨等,多表现为局部疼痛、肿块、功能障碍等,病理性骨折常见。脑转移可出现一过性神志丧失而易误为脑血管栓塞。

肝癌亦可通过淋巴管转移到淋巴结,尤其是肝内胆管癌。通常首先见于肝门淋巴结,左锁骨上淋巴结转移亦时有发现。

肝癌还可直接侵犯邻近器官组织,如膈肌、胃、结肠、大网膜等。如有癌结节破裂,则可出现腹腔种植。以上均可出现相应的症状。有广泛转移的患者可有心率加快。

四、并发症

肝癌常见的并发症包括肝癌结节破裂、上消化道出血、肝功能异常、胸腔积液、感染等,少见者如因下腔静脉栓塞出现的相应症状等。肝癌患者的死亡原因通常为多脏器功能衰竭、肝性脑病、上消化道出血及肝癌结节破裂出血,偶尔因肝静脉或下腔静脉癌栓脱落导致肺栓塞而死亡。肝癌结节破裂通常表现为失血和急腹症,如小破裂有时可误为胆囊炎或急性阑尾炎,腹腔穿刺有不凝血。上消化道出血多为食管胃底静脉曲张破裂出血,尤其是伴门静脉癌栓形成,可加重肝硬化引起的门静脉高压。上消化道出血还可能是肝功能异常导致凝血功能异常、化疗药物损伤消化道黏膜、门静脉高压致消化道黏膜水肿等综合因素的结果。肝功能障碍通常出现黄疸、腹腔积液,最终肝性脑病。胸腔积液多见于右侧,右侧血性胸腔积液可因右叶肝癌浸润膈肌所致。

第五节　辅助检查

一、肿瘤标志物

1.甲胎蛋白　甲胎蛋白(alpha fetoprotein,AFP)存在于胚胎早期血清中,出生后即迅速消失,如重现于成人血清中则提示肝细胞癌或生殖腺胚胎癌。此外,妊娠、肝病活动期、继发性肝癌和少数消化道肿瘤者也能测得 AFP。

至今,AFP 仍为肝细胞癌诊断中最好的肿瘤标志物。我国肝癌患者 60%~70%的 AFP 水平高于正常参考值。在欧美人群比例略低。凡 AFP>400g/L、持续 1 个月或 AFP>200g/L、持续 2 个月而无肝病活动证据,可排除妊娠和生殖腺胚胎癌者,应高度怀疑肝癌。对肝癌诊断而言,假阳性主要来自于与胚胎肝、卵黄囊、胚胎胃肠道有关的少数良、恶性疾病,尤其是肝炎与肝硬化伴活动性病变者。

AFP 对肝细胞癌的临床价值可归纳为:①特异性高;②为目前最好的早期诊断方法之一,可在症状出现前 6~12 个月做出诊断;③可反映病情变化、治疗效果和复发转移。

AFP 异质体的检测有助于良性与恶性肝病的鉴别,有助于原发性与继发性肝癌的鉴别。

2.脱-γ-羧基凝血酶原　脱-γ-羧基凝血酶原(des-y-carboxy prothrombin,DCP),是目前已获得公认的另一个有用的肝癌标记。国外研究测定 DCP 敏感性为 60%,特异性为92.3%,准确率为 81.4%;<2cm 肝癌阳性率为 35%,>3cm 者为 78.1%。

3.岩藻糖苷酶　肝细胞癌的岩藻糖苷酶(α-L-fucosidase,AFU)活性较继发性肝癌和肝硬化为高,其阳性率可达 70%~80%,对 AFP 阴性肝癌和小肝癌的诊断也有一定价值。

4.γ-谷氨酰转移酶同工酶Ⅱ　γ-谷氨酰转移酶同工酶Ⅱ(γ-glutamyl transferase isozymeⅡ,GGT-Ⅱ)诊断肝癌的阳性率为 25%~55%,有助于 AFP 阴性肝癌的诊断。

5.其他　如 M2 型丙酮酸激酶同工酶(pyruvate kinase isozyme M2,M2-PyK)有助于良性与恶性肝病的鉴别诊断。谷胱甘肽 S 转移酶(glutathione S transferase,GST)亦可作为

参考,但其特异性远不如 AFP。

二、实验室检查

1.肝功能检查 常规的肝功能检查应包括胆红素、白/球蛋白、丙氨酸氨基转移酶(ALT)、γ-谷氨酰转移酶(GGT)、凝血酶原时间等。胆红素高多表示有肝病活动或病期已晚;白/球蛋白比例倒置,反映肝功能失代偿,常难以耐受手术;ALT 异常,表示肝功能异常,或反映肿瘤及肝细胞的大量坏死;GGT 的升高,或说明肝功能异常,或因肝癌巨大,或反映门静脉内有广泛癌栓;凝血酶原时间异常,手术宜谨慎。关于肝储备功能的评定,常用 Child-Pugh 分级、吲哚氰绿 15 分钟滞留率(ICG-R15)等。

2.病毒性肝炎标记 我国约 90%肝细胞癌患者有 HBV 感染背景,10%~30%有 HCV 感染背景。为此,HBV 与 HCV 标记的检测有助于肝癌的诊断。对 HBV 标记而言,最好做 HBsAg、HBeAg、HBsAb、HBeAb、HBAb 和 HBV-DNA 全面检查。如影像学发现实质性占位病变,而患者 HBsAg 和抗 HBCAb 阳性,则肝细胞癌的可能性较大。同样,HCV 抗体和(或)HCV-RNA 阳性者亦增加肝细胞癌的概率。如有实质性占位病变,而 HBV 与 HV 标记均阴性,则应多考虑转移性肝癌或其他良性、恶性占位性病变。此外还可作为预测预后的参考。

三、医学影像学检查

肝癌的医学影像学检查除定位的目的外,还有一定的定性价值,并可用于指导手术。

1.超声检查 超声检查因操作简便、实时无创、移动便捷等特点,是临床上最常用的肝脏影像学检查方法。常规灰阶超声可早期、敏感地检出肝内占位性病变,可鉴别其是囊性或实质性、良性或恶性,并观察肝内或腹腔内相关转移灶、肝内血管及胆管侵犯情况等。彩色多普勒血流成像可观察病灶内血供,同时明确病灶性质及与肝内重要血管的毗邻关系。超声造影检查可提示肝肿瘤的血流动力学变化,帮助鉴别诊断不同性质肝肿瘤,在评价肝癌的微血管灌注和引导介入治疗及介入治疗后即刻评估疗效方面具有优势。超声联合影像导航技术为肝癌的精准定位和实时微创消融提供了有效的手段。术中超声及术中超声造影检查能更敏感地显示肝内直径约为 5mm 的肝癌,更好地协同手术治疗。超声弹性成像可检测肝实质和肝内占位性病灶的组织硬度,为明确肝癌手术的可行性提供更多的辅助信息。多种超声技术的联合应用,可为肝癌精准的术前诊断、术中定位、术后评估起到重要作用。

(1)超声检查的价值:①确定肝内有无占位性病变,1cm 小肝癌已不难查出;②提示占位性病变的性质,特别是鉴别液性或实质性,对实质性占位也有助于良性与恶性的鉴别。肝癌常呈"失结构"占位,小肝癌呈低回声占位,周围常有声晕;大肝癌或呈高回声,或呈高低回声混合,可有中心液化区;③明确肝癌与肝内重要管道的关系,以利指导治疗方法的选择和手术的进行;④有助于了解肝癌的肝内播散及邻近组织器官的侵犯。通常大肝癌周边常有卫星结节,或包膜不完整;⑤超声检查有助于了解门静脉、肝静脉和下腔静脉有无癌栓;⑥术中超声检查(IOUS)有助于检查术前遗漏的小肝癌,可更清晰地反映肿瘤与重要管道的关系,指导肝或亚肝段切除;⑦彩色多普勒超声(color Doppler us)更有助于了解占位性病变的血供情况,对肝癌的鉴别诊断有重要帮助;⑧可在超声引导下做穿刺活检,或局部治疗;⑨还可了解是否合并肝硬化,对肝细胞癌的诊断也有辅助作用;⑩超声造影可提高伴肝硬化小肝癌的诊断水平。

(2)超声检查的优点:①无创性;②操作简便,易于重复;③费用相对较低;④无放射性损害;⑤敏感度高;⑥可实时观察。

(3)超声检查的缺点:①存在超声难以测到的盲区;②成像的清晰度受治疗的影响,如经导管化疗栓塞后,癌结节的轮廓常不如 CT 清晰;③受操作者影响大。

2.CT 检查　CT 在肝癌诊断中的价值有:①CT 有助于提供较全面的信息,如肿瘤的大小、部位、数目、血供情况等;②有助于提示病变性质,与其他良性、恶性病灶的鉴别。通常肝细胞癌动脉相时常见强化,静脉相对多呈低密度占位;而胆管细胞癌则动脉相时常呈周边略强化;③CT 血管显像有助于了解肿瘤与血管的关系;④CT 还有助于了解肝周围组织器官是否有局部侵犯。总之,CT 的优点是提供的信息比较全面,缺点是有放射线的影响。

3.磁共振检查　其特点为:①对软组织的分辨率较好;②无放射线影响;③可显示各种管道通常肝癌结节在 T_1 加权图呈低信号强度,在 T_2 加权图呈高信号强度。但亦有不少癌结节在 T_1 为等信号强度,少数呈高信号强度。肝癌有包膜者在 T_1 加权图示肿瘤周围有低信号强度环,而血管瘤、继发性肝癌则无此包膜。有癌栓时 T_1 呈中等信号,而 T_2 呈高信号强度。目前,MRI 在肝肿瘤诊断中的作用要优于 CT。

4.数字减影血管造影(digital subtraction angiography,DSA)　DSA 是一种侵入性创伤性检查,多主张采用经选择性或超选择性肝动脉进行 DSA 检查。该技术更多用于肝癌局部治疗或急性肝癌破裂出血治疗等。DSA 检查可显示肝肿瘤血管及肝肿瘤染色,还可明确显示肝肿瘤数目、大小及其血供情况。DSA 检查能够为血管解剖变异、肝肿瘤与重要血管解剖关系及门静脉浸润提供准确客观的信息,对于判断手术切除的可能性、彻底性及制订合理的治疗方案有重要价值。

5.核医学影像学检查

(1)正电子发射计算机断层成像(positron emission tomography/CT,PET/CT),氟-18-脱氧葡萄糖(18FFDG)PET/CT 全身显像的优势在于:①对肿瘤进行分期,通过一次检查能够全面评价有无淋巴结转移及远处器官的转移;②再分期,因 PET/CT 功能影像不受解剖结构的影响,可准确显示解剖结构发生变化后或者解剖结构复杂部位的复发转移灶;③疗效评价,对于抑制肿瘤活性的靶向药物,疗效评价更加敏感、准确;④指导放疗生物靶区的勾画、确定穿刺活组织检查(简称活检)部位;⑤评价肿瘤的恶性程度和预后。碳 11 标记的乙酸盐(^{11}C-acetate)或胆碱(^{11}C-choline)PET 显像可提高对高分化肝癌诊断的灵敏度,与 ^{18}F-FDGPET/CT 显像具有互补作用。

(2)单光子发射计算机断层成像(single photon emission computed tomography/CT,SPECT/CT):SPECT/CT 已逐渐替代 SPECT 成为核医学单光子显像的主流设备,选择全身平面显像所发现的病灶,再进行局部 SPECT/CT 融合影像检查,可同时获得病灶部位的 SPECT 和诊断 CT 图像,诊断准确性得以显著提高。

（3）正电子发射计算机断层磁共振成像（positron emission tomography/MRI，PET/MRI）：1次PET/MRI检查可同时获得疾病解剖与功能信息，提高肝癌诊断的灵敏度。

6.肝血管造影 肝癌的肝动脉造影的特征为：肿瘤血管、肿瘤染色，并显示肝内动脉移位、动静脉瘘等肝动脉内注入碘油后7~14天做CT检查，有助于0.5cm小肝癌的显示，碘油常浓聚在肿瘤区。但有假阳性。

7.穿刺活检 具有典型肝癌影像学特征的肝占位性病变，符合肝癌临床诊断标准的患者，通常不需要以诊断为目的的肝病灶穿刺活检。对于能手术切除或准备肝移植的肝癌患者，不建议术前行肝病灶穿刺活检，以减少肝肿瘤播散风险。对于缺乏典型肝癌影像学特征的肝占位性病变，肝病灶穿刺活检可获得明确的病理学诊断。肝病灶穿刺活检可对明确病灶性质、肝病病因、肝癌分子分型及为指导治疗和判断预后提供有价值的信息。

临床医师应根据肝病灶穿刺活检对患者的受益、潜在风险及医师操作经验进行综合评估。肝病灶穿刺活检需要在超声或CT引导下进行，可采用18G或16G肝穿刺空芯针活检获得病灶组织，进行组织学诊断。肝病灶穿刺活检主要风险是出血和肿瘤针道种植转移。因此，术前应检查血小板和凝血功能，对于有严重出血倾向的患者，应避免肝病灶穿刺活检。为了降低肿瘤结节破裂和针道种植转移的发生，可选择同轴针引导穿刺，穿刺后用吸收性明胶海绵封闭针道，穿刺路径应尽可能经过正常肝组织，避免直接穿刺肝脏表面结节。应在影像显示肿瘤活跃的肿瘤内和肿瘤旁取材，取材后肉眼观察取材的完整性以提高诊断准确性。另外，受病灶大小、部位深浅等多种因素影响，肝病灶穿刺病理学诊断存在一定的假阴性率，特别是对于直径≤2cm的病灶，假阴性率较高。因此，肝病灶穿刺活检阴性结果不能完全排除肝癌可能，仍需定期随访。对于活检组织取样过少、病理学结果阴性但临床上高度怀疑肝癌的患者，建议重复肝病灶穿刺活检或者密切随访。

8.其他 如吲哚菁绿荧光显像技术在术中可以标示肝脏解剖及肿瘤大小、位置、有无播散等，可以用作术中实时成像指导手术操作且其视野较术中超声更大。术前肝脏肿瘤三维成像可以精确判断肿瘤与周围关系，决定手术方式等。

第六节 诊断及鉴别诊断

一、肝癌高危人群的监测筛查

对肝癌高危人群的筛查，有助于肝癌的早期发现、早期诊断、早期治疗，是提高肝癌疗效的关键。在我国，肝癌高危人群主要包括：具有乙型肝炎病毒（hepatitis B virus，HBV）和（或）丙型肝炎病毒（hepatitis C virus，HCV）感染、过度饮酒、非酒精性脂肪性肝炎、长期食用被黄曲霉毒素污染的食物、各种其他原因引起的肝硬化及有肝癌家族史等人群，尤其是年龄>40岁的男性风险更大。借助于肝脏超声检查和血清甲胎蛋白（alpha-fetoprotein，AFP）进行肝癌早期筛查，建议高危人群至少每隔6个月进行1次检查。

二、诊断

1.小肝癌的诊断　通常甲胎蛋白(AFP)阳性的实质性小占位性病变,如有 HBV 或 HCV 感染背景,而又无肝病活动证据者,诊断多可成立;对 AFP 持续较高浓度阳性而一时未观察到占位性病变者,应反复进行各种影像学检查,并密切随访,而不要轻易否定。对 AFP 阴性小占位性病变者,如有肝硬化、HBV 或 HCV 感染证据,应高度怀疑肝癌,尤其是超声检查显示有声晕,螺旋 CT 动脉相有填充者。

2.有症状的大肝癌的诊断　AFP 阳性者,诊断不难。以下几点有助于大肝癌的诊断:①来自肝癌高发区,中年男性,有家族史;②有肝硬化、HBV 或 HCV 感染证据;③有腹痛、食欲缺乏、乏力、消瘦、上腹部包块,或肝大有结节,或右膈抬高等;④不伴肝病活动证据的 AFP 升高;⑤超声检查示有声晕的实质性占位性病变,特别是有门静脉癌栓者;⑥CT 示实质性占位性病变动脉相有填充者,肝血管造影显示肿瘤血管与肿瘤染色;⑦少数以肝癌结节破裂急腹症或远处转移为首发症状者;⑧黄疸、腹腔积液、恶病质伴有肝内占位性病变者。

3.原发性肝癌诊断标准

(1)病理诊断:肝内或肝外病理学检查证实为原发性肝癌。

肝占位性病灶或肝外转移灶活检或手术切除组织标本,经病理组织学和(或)细胞学检查诊断为肝癌。病理学检查申请单应提供患者的 HBV/HCV 感染史、肿瘤血清学分子标志物及影像学检查等相关信息。

1)大体标本描述:重点描述肿瘤的大小、数量、颜色、质地、与血管和胆管的关系、包膜状况、周围肝组织病变、肝硬化类型、肿瘤至切缘的距离及切缘受累情况等。

2)显微镜下诊断:肝癌的诊断参照世界卫生组织(WHO)2019 版,重点描述以下内容:①肝癌的分化程度可采用 WHO 2019 版的 3 级分级法,或国际上常用的 Edmondson-Steiner 四级(Ⅰ~Ⅳ)分级法;②肝癌的组织学形态,常见有细梁型、粗梁型、假腺管型和团片型等;③肝癌的特殊类型,包括脂肪变型、透明细胞型、巨梁团块型、硬化型、嫌色细胞型、纤维板层型、富于中性粒细胞型、富于淋巴细胞型;④肿瘤坏死、淋巴细胞浸润及间质纤维化的范围和程度;⑤肝癌生长方式,包括癌周浸润、包膜侵犯或突破、微血管侵犯和卫星结节等;⑥周围肝组织慢性肝病评估,肝癌常伴随不同程度的慢性病毒性肝炎或肝硬化,推荐采用较为简便的 Scheuer 评分系统和中国慢性病毒性肝炎组织学分级和分期标准。

MVI 是指在显微镜下于内皮细胞衬覆的血管腔内见到癌细胞巢团,以癌旁门静脉分支为主(含包膜内血管)。病理学分级方法:M0 为未发现 MVI;M1(低危组)为≤5 个 MVI,且发生于近癌旁肝组织;M2(高危组)为>5 个 MVI,或 MVI 发生于远癌旁肝组织。当癌旁肝组织内的卫星灶与 MVI 难以区分时,可一并计入 MVI 分级。MVI 是评估肝癌复发风险和选择治疗方案的重要参考依据,应作为常规病理学检查指标。

卫星结节(satellite nodule)主要是指主瘤周边肝组织内出现的肉眼或显微镜下小癌灶,与主瘤之间有肝组织相隔,距离<2cm,主要来源于 MVI 基础上的肝内转移。

3)免疫组织化学染色检查:需要合理组合使用免疫组织化学染色标志物谱对HCC、ICC、混合型HCC-ICC及转移性肝癌进行鉴别诊断。推荐常用的肝细胞性标志物有精氨酸酶-1(arginase-1,Arg-1)、肝细胞石蜡1(hepatocyteparaffin1,Hep Par1)、磷脂酰肌醇蛋白多糖3(glypican-3,GPC3)、AFP、多克隆CEA(pCEA)、CD10;用于早期HCC的常用标志物是GPC-3、热休克蛋白70和谷氨酰胺合成酶(glutamine synthetase,GS)等。对于HCC中程序性死亡受体1(programmed death-1,PD-1)和程序性死亡配体1(programmed death ligand 1,PD-L1)的免疫组织化学染色检测也有开展,值得关注。

4)分子检测:目前对可用于客观选择肝癌靶向药物的实用性分子检测靶点研究多处于临床前的研发与验证中。整合形态和分子病理学特征的HCC分型对临床治疗有帮助。多结节性肝癌的大小和数量及术后复发性肝癌的克隆起源也是临床分期和选择治疗方案的重要参考依据。有研究结果显示:多结节性肝癌和复发性肝癌既可以是多中心起源的新生肿瘤,也可以是来自MVI途径的单中心起源,但也可以两种起源模式同时存在。显然,多结节性肝癌和术后复发性肝癌的克隆起源方式将会影响临床分期和治疗模式的选择。但这些肝癌的克隆起源特性难以通过常规组织形态学观察加以识别。为此,可采用基因组微卫星杂合性缺失(loss of heterozygosity,LOH)等方法检测以评估多结节性肝癌和术后复发性肝癌的克隆起源方式,为临床肝癌分期及制订个体化治疗方案提供参考依据。

2.临床诊断 ①AFP>400μg/L,能排除活动性肝病、妊娠、生殖腺胚胎性肿瘤及转移性肝癌,并能触及坚硬和有肿块的肝脏,或影像学检查具有肝癌特征性占位性病变者;②AFP=400μg/L,有两种影像学检查具有肝癌特征性占位性病变,或有两种肝癌标记(AFP异质体、异常凝血酶原、γ-谷氨酰转移酶同工酶Ⅱ及岩藻糖苷酶等)阳性及一种影像学检查具有肝癌特征性占位性病变者;③有肝癌的临床表现及肯定的肝外转移灶(包括肉眼可见的血性腹腔积液或在其中发现癌细胞),并能排除转移性肝癌者。

三、鉴别诊断

1.AFP阳性肝癌的鉴别诊断 AFP>500μg/L而最终证实不是肝癌者有:妊娠、新生儿、生殖腺胚胎性肿瘤、急慢性肝炎、肝硬化、肝内胆管结石、胃癌、胰腺癌伴肝转移、前列腺癌等。以上情况均可从胚胎发育中找到原因,因胚胎期AFP多来自胚胎肝与卵黄囊,少数来自胚胎消化道,故与之有联系的器官疾病可产生AFP。

2.AFP阴性肝癌的鉴别诊断 如影像学检查发现肝内占位性病变,而AFP阴性,主要需鉴别的疾病依次为以下几种。

(1)肝血管瘤:为原发性肝癌常见的鉴别对象,女性多,多无肝病背景,病程长,发展慢,一般情况好。AFP阴性。肝功能异常者少见,肿块虽大而ALT多不高。超声检查直径<3cm者常显示高回声光团,边清而无声晕;直径>3cm者常为低回声占位,无声晕,有时可见血管进入;浅表者可有压陷。CT增强后期可见向心性增强。

(2)继发性肝癌:常有原发癌病史,常见者为结直肠癌、胰腺癌、胃癌等,肺癌、乳腺癌也不少。常无肝病及HBV、HCV感染背景。体检时癌结节多较硬,而肝较软。各种影像学检查显示散在、多发的占位性病变。超声有时可见"牛眼"征,且多无肝硬化表现。AFP 大多阴性。但个别胃癌、胰腺癌,尤其伴肝转移者也可出现,AFP 阳性。肠道平滑肌肉瘤切除后常有肝转移,转移灶常呈均匀、无血管的低回声灶。

(3)肝腺瘤:女性多,常无肝病背景,常有口服避孕药史。AFP 阴性。影像学检查较难与肝癌区别,但 Tc-PMT 延迟扫描呈强阳性显像,其程度大于分化好的肝癌。

(4)局灶性结节样增生(focal nodular hyperplasia,FNH):为增生的肝实质构成的良性病变,其中纤维瘢痕含血管和放射状间隔。多无肝病背景,AFP 阴性。但彩色超声常可见动脉血流,螺旋 CT 增强后动脉相和静脉相常见明显填充,可见中央瘢痕。

(5)炎性假瘤:为类似肿瘤的炎症病变。多无肝病背景 AFP 阴性。超声检查有时呈分叶状,无声晕。彩色超声和 CT 多无动脉血流。

(6)肝肉瘤:多无肝病背景,AFP 阴性。各种影像学检查多呈均匀的实质性占位病变,但颇难与肝癌鉴别,幸其治疗原则相同。

(7)肝脂肪瘤与肝血管平滑肌脂肪瘤:少见,多无肝病背景,AFP 阴性。单纯脂肪瘤 CT 检查显示酷似囊肿。而合并血管平滑肌脂肪瘤者,其 CT 所见颇难鉴别。

(8)肝内液性占位性病变:主要包括肝囊肿、肝包虫、囊腺癌和液化的肝脓肿。肝脓肿者超声检查有液平,则不难鉴别,但尚未液化者颇难鉴别;通常 AFP 阴性、HBV 或 HCV 多阴性;超声检查示边界不清,无声晕;必要时可做穿刺诊断。肝包虫者有疫区居住史,多无肝病背景,AFP 阴性,超声检查有液平,包虫皮试阳性。肝囊肿多见,但鉴别不难,超声检查有液平,见后方增强,多无肝病背景。有时局限性脂肪堆积也会误为占位性病变。

四、分期

肝癌的分期对于预后评估、合理治疗方案的选择至关重要。国外有多种分期方案,如 BCLC、TNM、JSH、APASL 等。结合中国的具体国情及实践积累,依据患者一般情况、肝肿瘤情况及肝功能情况,建立中国肝癌的分期方案(China liver cancer staging,CNLC),包括:CNLC Ⅰa 期、Ⅰb 期、Ⅱa 期、Ⅱb 期、Ⅲa 期、Ⅲb 期、Ⅳ期。

CNLC Ⅰa 期:体力活动状态(performance status,PS)评分 0~2 分,肝功能 Child-Pugh A/B 级,单个肿瘤、直径≤5cm,无血管侵犯和肝外转移。

CNLC Ⅰb 期:PS 评分 0~2 分,肝功能 Child-Pugh A/B 级,单个肿瘤、直径>5cm,或 2~3 个肿瘤、最大直径≤3cm,无血管侵犯和肝外转移。

CNLC Ⅱa 期:PS 评分 0~2 分,肝功能 Child-Pugh A/B 级,2~3 个肿瘤、最大直径>3cm,无血管侵犯和肝外转移。

CNLC Ⅱb 期:PS 评分 0~2 分,肝功能 Child-Pugh A/B 级,肿瘤数目≥4 个、肿瘤直径不论,无血管侵犯和肝外转移。

CNLC Ⅲa 期:PS 评分 0~2 分,肝功能 Child-Pugh A/B 级,肿瘤情况不论,有血管侵犯而无肝外转移。

CNLC Ⅲb 期:PS 评分 0~2 分,肝功能 Child-Pugh A/B 级,肿瘤情况不论,血管侵犯不论,有肝外转移。

CNLCⅣ期:PS 评分 3~4 分,或肝功能 Child-Pugh C 级,肿瘤情况不论,血管侵犯不论,肝外转移不论。

第七节 治疗原则

一、肝癌治疗的演变

从 1891 年 Lucke 成功切除 1 例肝恶性肿瘤以来的 100 余年间,原发性肝癌治疗的历史大体上可分为几个阶段:相对缓慢发展的阶段;以大肝癌解剖性切除为特征的第 1 次提高;以小肝癌局部切除为代表的第 2 次提高;以手术切除、局部治疗和肝移植的综合治疗模式的第 3 次提高;目前,由于分子生物学系统生物学的进步、生物治疗的兴起及对转移的研究,很可能是第 4 次提高的前夕。

20 世纪 50—60 年代奠定了肝外科解剖与肝切除的生理、生化基础。1952 年,Lortat Jacob 用解剖肝门技术行大肝癌的解剖性切除。1963 年,Starzl 进行了第 1 例癌症的肝移植术,但其在肝癌治疗中的地位直至 20 世纪 90 年代才得到肯定。在此期间对不能切除肝癌也开展了肝动脉化疗灌注。肝癌的化疗与放疗也在此期间用于临床,但仅放疗有一些疗效。

20 世纪 70—80 年代,AFP 用于普查及影像学技术的发展,开创了小肝癌或亚临床肝癌的研究,取得了较大幅度提高疗效的结果,填补了对早期肝癌发展、诊断、治疗等方面认识的空缺。

20 世纪 80—90 年代,影像学技术突飞猛进,发现了更小的肝癌,局部治疗重新抬头,并出现了"不能切除肝癌的降期(缩小)后切除",使不能切除的部分肝癌患者有了根治希望。

20 世纪 90 年代以来,被认为是肿瘤第四大疗法的生物治疗已有新的内涵,由古老的免疫治疗剂发展为各种细胞因子、免疫活性细胞治疗等。特别是分子生物学的进步,又为肝癌的分子靶向治疗等提供了重要线索。对肝癌转移复发的研究,也预示着疗效进一步提高的前景。

概言之,肝癌治疗已由外科为主变为多学科治疗综合与序贯应用,个性化治疗已呼之欲出,预后也由不治变为部分可治。

二、治疗方法的选择

在各种治疗方法中能导致生存期延长者,有肝切除、肝移植、各种局部治疗、经导管动脉内化疗栓塞(TACE)、局部放疗等。全身化疗效果较差,生物治疗为未来提供希望。

1.治疗选择的决定因素 肿瘤情况通常 T_1、T_2 和部分 T_3 适于手术或局部治疗;部分 T_3 和 T_4 适于 TACE。肝功能 Child-Pugh 分级国际通用。通常局限性肝癌伴 Child A 级肝硬化是手术的适宜对象。Child A 级或 B 级伴局限性小肝癌适于局部治疗。多发结节肝癌伴 Child A 级和部分 Child B 级肝硬化可考虑 TACE,对伴有 Child C 级肝硬化的肝癌只宜保守治疗。也可使用吲哚菁绿 15 分钟滞留率(ICG-R15)评估肝功能储备、指导手术指征和切除范围。CT体积测定可通过重建预估包括病灶和正常肝在内的各部分肝脏体积,对治疗决策有指导意义。全身情况包括年龄,心、肺功能及合并的疾病。

2.小肝癌患者的治疗选择　Child A级肝硬化者,手术切除乃首选。对有肝硬化者,可做局部切除。Child B级肝硬化或不适于做手术切除者,可选择局部治疗,如射频消融、微波、冷冻治疗或乙醇注射。Child C级肝硬化者,通常宜保守治疗。随着肝移植的开展,伴Child B级或Child C级肝硬化者也可考虑做肝移植。

3.肿瘤仍局限的大肝癌的治疗选择　Child A级肝硬化,手术切除是最好的选择。对仍局限的但不能切除的肝癌可选择降期(缩小)后切除。经手术的肝动脉插管合并肝动脉结扎(但仍保持导管的通畅)是有效的缩小疗法,但目前实际应用相对少。也可用TA-CE和(或)局部治疗使肿瘤缩小。

4.多发性肝癌的治疗选择　合并Child A级或B级肝硬化,TACE是最好的选择。个别患者即使门静脉主干有癌栓,TACE仍可一试。对肝癌合并Child C级肝硬化者,只宜做对症治疗。

第十一章　胆管系统肿瘤介入治疗

近年来,胆管系统恶性肿瘤发病有上升趋势。胆管恶性肿瘤包括胆囊癌和胆管癌。这里胆管癌是指肝外胆管癌。目前外科手术切除仍是最有效的治疗手段。但由于胆囊癌和胆管癌特殊解剖关系。其早期缺乏特异临床表现。临床能够发现的早期病例很少。获诊的患者中能够行根治性手术切除的病例仅有 20%~30%。使外科手术在胆管恶性肿瘤治疗中价值有限。更多病例治疗有赖于其他治疗手段。近年来不能手术的患者多采用介入方法行动脉灌注化疗、胆管内外引流术、支架植入内引流术。同时辅助以全身化疗、放疗以减轻患者痛苦,延长生存时间。

第一节　胆管系统肿瘤介入治疗

一、胆囊及胆管的血管解剖

1.胆囊

(1)动脉:胆囊供血动脉为胆囊动脉。通常为 1~2 根,偶有 3 根。起自肝右动脉右缘。胆囊动脉尚发出 1~2 分支到肝管、胆囊管、肝总管上部。胆囊动脉常有变异。按起始位置不同分为 7 种类型。

Ⅰ型:胆囊动脉在胆囊三角内起于肝右动脉的占 54.2%。

Ⅱ型:胆囊动脉在肝管左侧起于肝右动脉的占 20%。

Ⅲ型:胆囊动脉起于肠系膜上动脉发出的肝右动脉占 8.4%。

Ⅳ型:胆囊动脉起于肝左或肝中动脉的占 10.3%。

Ⅴ型:胆囊动脉起于肝总动脉或肝固有动脉的占 2.6%。

Ⅵ型:胆囊动脉起于胃十二指肠动脉或十二指肠后动脉的占 2.6%。

Ⅶ型:胆囊动脉起子肠系膜上动脉。发出Ⅲ型以外的其他变异肝右动脉占 1.9%。

(2)静脉:多于胆囊动脉伴行。小分支分别汇于肝静脉、门静脉右支及门静脉。

2.胆总管

(1)动脉:胆总管上部,由胆囊动脉分支供血。胆总管中部,由肝固有动脉右支发出的分支供血。胆总管下部,由胰十二指肠上后动脉的分支供血。上述动脉分支构成血管网。

(2)静脉:胆总管前面静脉丛直接注入门静脉;胆总管上部静脉经胆囊静脉进入肝静脉。

二、胆管系统恶性肿瘤血管介入治疗的适应证、禁忌证

胆管系统恶性肿瘤发病隐匿,大部分就诊已是晚期,对于不能手术、术后复发者及肝转移者,血管介入治疗是综合治疗的手段之一。目前包括选择性动脉灌注化疗或栓塞化

疗术、经植入式导管药盒系统灌注化疗术。其中在胆管引流术基础上对阻塞胆管的肿瘤病灶进行选择性动脉灌注化疗或栓塞化疗术,称之为双介入疗法。

1.适应证

(1)不能手术切除的晚期胆管癌、胆囊癌。

(2)肝门部胆管癌姑息性治疗。

(3)中下段胆管癌伴梗阻性黄疸的术前减黄(结合 PTCD 或 ERBD 退黄肝功改善后。方可进行 TAE 或 TAI)。

(4)肝内外胆管广泛狭窄者。

(5)术前灌注化疗,为根治手术创造条件。

(6)术后复发者。

(7)高龄体弱或不愿意接受外科手术者。

(8)心肺功能差、解剖位置复杂、手术困难、危险性大者。

2.禁忌证

(1)有严重出血倾向者。

(2)大量腹腔积液。

(3)恶病质者。

(4)肝肾衰竭者。

(5)碘过敏者。

三、血管介入治疗方法

1.操作方法　采用 Seldinger 技术穿刺股动脉,插入 RH 或 Cobra 导管,选择腹腔动脉造影,了解肿瘤血供情况,尽可能超选择肿瘤供血动脉插管进行灌注化疗和(或)栓塞化疗。

(1)胆囊癌者:胆囊动脉若起于肝右动脉、肝左或肝中动脉、胃十二指肠动脉或十二指肠后动脉、肝总动脉、肝固有动脉则导管分别超选择插入上述动脉行灌注化疗。若不能判定则肝总动脉或肝固有动脉或肝右动脉灌注化疗。

(2)胆管癌者:则选择胆囊动脉、肝固有动脉、胃十二指肠动脉或腹腔动脉灌注化疗、胆管癌合并肝转移者在胆汁引流基础上,可行 TACE 术;胆管梗阻先行 PTCD 或支架植入术(ERBD)引流,1～2周后再行动脉灌注化疗和(或)栓塞化疗(双介入法)。

肿瘤供血不丰富者或有条件者,可用全植入式导管药盒系统(PCS)。行肝动脉 PCS 植入术,可反复多次灌注化疗,避免多次介入操作。

2.灌注化疗方案　常用化疗药有氟尿嘧啶(5-FU)500～1000mg/m²、四氢叶酸钙(CF)100mg/m²、顺铂(DDP)80～100mg/m²、丝裂霉素(MMC)10～15mg/m²、吡柔比星(ADM)50mg/m²、健择(GEM)1000mg/m²等。多选择2～3种药物。如:5-FU+CF+健择或5-FU+DDP+MMC 用生理盐水稀释后。一次性经导管缓慢注入(10～15分钟);化疗栓塞时加碘化油制成混悬液,用量视病灶大小及血供情况而定;若肿瘤较大,供血丰富,可用少量吸收性明胶海绵颗粒栓塞供血动脉;有文献报道,配合血管紧张素Ⅱ升压灌注或肾上腺素灌注化疗,将提高肿瘤细胞药物浓度。将 $10\mu g$ 肾上腺素经导管注入肝动脉,20 秒后进行灌注化疗。灌注化疗间隔以 3~4 周为宜,4~5 次为一个疗程。PCS 者,方案为 5-FU 500mg、DDP 20mg、MMC 4mg 联合灌注,连续 5 天为一个疗程,每月 1 次,3~5 个疗程。

四、血管介入治疗的并发症及处理

1.消化道反应　较多见。上腹不适、恶心、呕吐、食欲缺乏,2~3 天可缓解。为化疗药物不良反应。也可能由于化疗药物或栓塞剂反流入胃十二指肠动脉损伤胃肠黏膜所致。

2.胆囊炎、胆囊坏死　剧烈腹痛时,应考虑大剂量化疗药进入胆囊动脉,造成动脉损伤导致缺血甚至坏死。需禁食、抗炎,必要时行外科手术。

3.感染　抵抗力低且多有胆管梗阻,均有不同程度的混合细菌感染,需加强抗炎,联合使用抗生素。

五、血管介入治疗的疗效评价

胆管恶性肿瘤是消化道预后极差的肿瘤。传统的以手术为主的综合治疗方法 5 年生存率为 0~5%,1 年生存率不到 20%。国外报道,胆囊癌、胆管癌采用肝动脉灌注化疗,总有效率为 48%~60%,中位生存期为 14 个月,对照组为 4 个月,而且药物毒性低,5 年生存率无明显区别;另报道,胆囊癌肝转移者行肝固有动脉灌注治疗后一般状态好转,1~4 个月肿瘤缩小 10%~80%;胆囊癌Ⅳ期患者外科手术前行 2 个周期的肝动脉灌注化疗,4 周后行根治性手术,患者 3 年仍存活;国内报道,胆管癌在 PTCD、ERBD 基础上行灌注化疗,一定程度上可抑制肿瘤生长、缩小肿瘤,再通胆管,减压祛黄。国内学者报道,3 例胆管癌患者,行 ERBD 时,肿瘤组织硬,支架扩张不完全。行动脉灌注及化疗栓塞 4 周后,肿瘤缩小,支架扩张良好;肝门胆管癌患者,术前 4~8 周对受侵犯的肝右叶行 TAE,可使左叶显著的代偿性增大,从而获得半肝切除的机会。随着近年介入治疗在胆管癌中广泛应用,胆管内支架的成功使用,2 年生存率上升至 40%~70%。单纯动脉灌注化疗或栓塞化疗在治疗胆管恶性肿瘤方面国内外报道较少。而且生存时间与接受治疗的患者肿瘤分期也有重要关系。还需要临床工作者对更多病例进行进一步探讨。目前在治疗胆管癌的疗效较差的情况下,主张综合模式治疗,如手术+PTCD 或 ERBD+动脉灌注+栓塞化疗+胆管内外放射治疗+免疫治疗。尤其对中晚期胆管癌者,虽不能达治愈目的,但可减轻患者痛苦、减轻黄疸,改善患者情况,提高生活质量,延长生存时间。在提高手术机会、减少药物毒性方面也起到重要作用。

第二节　经皮肝穿胆管引流术及胆管内支架植入术

一、经皮肝穿胆管引流术

经皮肝穿胆管引流术是指在影像设备(通常为 X 射线透视或 B 超)引导下经皮经肝穿刺胆管并置入引流管,使胆汁流向体外或十二指肠的一系列技术。主要用于胆管梗阻的治疗。包括外引流、内引流和内外引流,是所有胆管梗阻介入治疗的基本技术。

1.适用范围 胆管梗阻引起胆管扩张及阻塞性黄疸,为本术的主要适应证。急性化脓性胆管炎亦可行本术。大量腹腔积液和弥漫性胆管狭窄不宜采用本术治疗。

器材:

(1)千叶针:千叶针用于经皮肝穿刺胆管造影。可通过微导丝引入导管,亦可在其外套以套管针,引导穿刺。

(2)套管针:套管针为一针芯(实心或空心)和外套管(塑料或金属)组成。一般长度为15~20cm,外径为 6F 或 7F,用于胆管穿刺并引入导丝。

(3)胆管引流管:胆管引流管一般为多侧孔短导管,外径6~8F,长度30~40cm。现流行用较软且抗折曲的聚酯材料。外引流管头端常为钩形或掐尾形,侧孔 2~5 个,多在弯曲部内侧,以防与胆管壁密切接触造成引流不畅。头端常有一尼龙丝由内腔引出至尾端,再由锁定装置固定,使头端形态固定,防止导管脱出。在拔管时应注意先松开锁定装置,使尼龙丝松弛方可拔出,以免该线切伤胆管。内外引流管的侧孔位于导管头端及干部,中间留有 3~5cm 的无孔区置于胆管狭窄部。头端应入十二指肠。有侧孔的干部应置于扩张的胆管内,切勿置于肝实质内,否则,可造成持续的血胆汁或导管内血块阻塞。

(4)导丝:可采用常规导丝或超滑、超硬导丝。与引流管相应直径的扩张器亦常备。

2.技术方法

(1)入路的选择

1)腋中线入路:适用于大多数患者。患者平卧于检查床,选其体厚的中点,在透视下选右肋膈角下二十肋间(大多数在 8~9 肋间)作为进针点。局部麻醉并切一长 0.5cm 的小口。

2)剑突下入路:剑突下入路适用于左肝管的阻塞和腋中线入路不能完成操作者。一般选择在剑突下 3~4cm,偏左侧 2~3cm。应透视下观察该点是否已避开心影、胃泡和胀气显示的横结肠。

(2)胆管穿刺:胆管穿刺分为一步穿刺法和两步穿刺法。两步穿刺法通常采用两步穿刺法,即先用千叶针行胆管造影。腋中线入路进针时水平刺向第 11 或第 12 胸椎体右缘约 2cm 处。剑突下入路进针时向右侧指向肝门区穿刺。用 5mL 注射器抽稀释的对比剂,边注入边后撤穿刺针,直至胆管显影。其显影的标志为管道持续显影,并缓慢流动形成树枝状管道,继续加注 5~10mL 对比剂,至主要的胆管显影。若刺中肝静脉则显示对比剂向第二肝门迅速排空,提示穿刺层面偏背侧。若刺中肝动脉或门静脉,显示对比剂较快速流向肝内并消失,提示胆管在其邻近,可将穿刺层面略偏背侧或腹侧。肝外和包膜下穿刺则显示条状或片状密度增高影。肝实质或肿瘤内穿刺可显示小团状影,弥散缓慢。应注意胆管内不可过多注入对比剂,以免胆管内压突然增高,使感染的胆汁逆行入血造成菌血症。

用套管针穿刺选定的胆管。术者左手持针体,右手顶紧针芯勿使其退入针套,进入皮下组织后嘱咐患者闭气,迅速刺进肝包膜,然后调整方向,向已显影的胆管分支穿刺。部位一般选择胆管分支为宜,以利后续操作。一般刺入胆管时可见管壁先受压变扁。退出针芯,缓慢后退针套,观察有无胆汁流出,一旦有胆汁顺利流出,即可送入导丝。若流出血液则稍候,观察后来是否流出胆汁或血中是否混有胆汁(胆汁常较黏稠并带丝,将其滴于干净纱布上,可于周边显示明确的黄色带)。否则,继续后撤外套管,一般要求套管勿退出肝包膜,以免肝包膜多处损伤,造成出血。有时胆汁过于黏稠不易流出,可采用注入对比剂观察的方法。本法的优点为:第2次行套管针穿刺时,可根据胆管显影的情况,选择有利于胆管插管等后续操作的胆管分支及部位进行。缺点为:行套管针穿刺时,有时难以一次成功,对肝脏损伤相对较大。一步穿刺法有2种:如配有微导丝,可沿千叶针送入,然后退出穿刺针,再沿导丝送入5F扩张管,最后引入导丝;如为PTCD套装则可沿千叶针直接送入套管针。本法损伤相对较小,操作较简单。若因穿刺的胆管部位不满意,有时难以完成后续的胆管插管等操作,仍需行二次穿刺。

(3)胆道插管:胆管穿刺成功后,先送入较柔软的导丝,尽量使其进入胆总管。需做内外引流时可通过狭窄区进入十二指肠。可顺手沿导丝推送外套管深入。撤出导丝后,放出部分胆汁,并注入少量对比剂做进一步观察,以明确管端的位置和胆管情况。换入超硬导丝,并用相应的扩张器扩张穿刺的通道,再置入引流管。单纯外引流可用猪尾形导管置于狭窄的近端。内外引流则用多侧孔的内外引流管,远端置于十二指肠内,近端置于扩张的胆管内,切忌其侧孔置于肝实质内和肝包膜外,否则,可造成出血、胆汁腹腔漏和导管堵塞。若梗阻平面较高,位于肝门区同时累及左右肝管,而导丝经反复尝试仍不能通过狭窄段进入胆总管,引流管可置于左右肝管的较大的分支内或骑跨于2个分支。

为提高引流效果,可同时经剑突下和右腋中线入路行左右肝胆管引流术。引流管植入后,即观察胆汁是否顺利流出及胆汁性状。若胆汁流出困难,则透视下调整管端位置,并注入对比剂观察其是否位于胆管内。可用生理盐水注入导管,待胆汁自行流出,必要时可稍加抽吸。

(4)引流管的外固定:观察到胆汁顺利流出后方可进行外固定。首先将导管固定线轻轻拉紧,旋紧接口螺丝或固定器,剪去多余固定线。可用专用导管固定器将导管夹紧,将固定器贴于皮肤上。简易的方法是用大块手术膜或透气良好的带敷料的胶布固定。

3.术后观察及护理 术后24小时内应严密观察患者生命体征。每天胆汁流量和性状是观察的重要指标。单纯外引流者每天胆汁流出量为400~2500mL,胆管不全阻塞者胆汁量稍少。胆汁过少时,应考虑导管脱落和阻塞的可能,必要时行造影复查。导管阻塞时可用生理盐水冲洗后待其自然流出。抽吸的方法易使残渣堵塞导管,多不采用。必要时可用导丝疏通引流管。术后早期可出现血胆汁,但不能结成血凝块,否则提示胆管出血。通常引流24小时后胆汁应不含血色,否则,应在透视下观察导管侧孔是否位于肝实质内或胆管内是否存在残余血凝块。必要时可用维生素 K_3 等止血药止血。正常胆汁为金黄色,绿色或混浊胆汁常提示合并感染,应采样送检和行细菌培养。感染者可经引流管注入庆大霉素8万~12万U或0.5%甲硝唑10~20mL,保留1~2小时后再开放引流,每天2~3次。胆汁黏稠或有血凝块残余于胆管者,可加用糜蛋白酶溶于生理盐水中作保留灌注。引流过程中禁用负压吸引装置。每隔1周左右对局部皮肤消毒,更换固定器具。

二、经皮经肝穿刺胆管内支架植入术

经皮经肝穿刺胆管造影(percutaneous transhepatic cholangiography, PTC)由 Nakayama 首先报告,在 PTC 基础上发展起来的胆管引流术(percutaneous transhepatic cholangial drain-age,PTCD 或 percutaneous transhepatic biliary drainage,PTBD)已成为胆胰疾病常用的有效治疗方法。其中,经 PTC 途径植入胆管内支架行胆道内引流术近年来临床应用日益广泛,取得了理想的效果。

1.适应证及临床疗效 各种良恶性胆道梗阻是经皮经肝穿刺胆管内支架植入术的主要适应证。各种良恶性胆道梗阻所致的黄疸,药物治疗常难以奏效,如果不能及时解除胆道梗阻以减轻黄疸,终会导致肝功能衰竭而成为患者的直接死亡原因。实践表明经皮经肝穿刺胆管内支架植入术可有效地解除胆道梗阻。此外,经皮经肝穿刺胆管内支架植入术还被用于胆漏和胆石症等疾病的治疗。

(1)恶性胆道梗阻:恶性胆道梗阻临床常见,多由胆管癌、胆囊癌、胰腺癌、肝门部或肝外胆管周围淋巴结原发性病变或转移性癌肿所致。恶性胆道梗阻患者,经皮经肝穿刺胆管内支架植入术可以改善健康状况、提高生存质量、创造手术和放化疗机会,并适当延长生存期。与外引流相比.内引流符合生理、生活方便、疗效优越,易于为医师和患者所接受。国外报告无法手术切除的肝门部胆管癌患者,内引流(10 例)与外引流(10 例)相比,可明显延长平均生存时间(分别为 6.4 个月和 4.4 个月,$P<0.05$),提高生存质量(Karnof-sky 积分分别为 68.1 和 57.7,$P<0.05$),缩短生存期内住院时间(每月平均 14.2 天和 27.3 天,$P<0.05$)。国外报道恶性阻塞性黄疸患者,外引流 18 例、内引流 38 例,平均生存期分别为 2.1 个月和 7.9 个月,1 年生存率分别为 10%和 20%,结果也表明内引流明显优于外引流。与塑料内支架相比,一般认为金属内支架引流时间更长、引流效果更理想。文献报道金属支架 5~6 个月通畅率 60%~70%,20%~25%的病例需要再次介入治疗。

(2)良性胆管狭窄:良性胆管狭窄常见于原发性硬化性胆管炎或胆道手术后。原发性硬化性胆管炎最终可发展为淤胆性肝硬化,尚无特效治疗方案。文献报告原发性硬化性胆管炎患者经 PTC 途径植入金属内支架是一种有效的姑息性辅助疗法。

(3)胆漏:胆漏常见于手术或某些疾患者,随着腹腔镜下胆囊切除术的广泛应用,其所引起的胆漏也日益多见,通过 PTC 途径植入胆道金属支架是行之有效的治疗方法。

(4)胆石症:复发性肝内胆管结石合并肝内胆管狭窄的患者常用的治疗方法为肝内狭窄胆管的扩张术和震波碎石等,但治疗后胆管狭窄的症状一般难以彻底缓解。

2.并发症 经皮经肝胆管支架植入术的常见并发症包括胆管炎、支架移位、出血、败血症、胆漏等。胆管炎是 PTCD 的主要并发症,高达 47%。右侧穿刺置管时,左侧胆管炎发生率达 25%。但术前有无胆管炎并不会增加操作的并发症。胆管炎的发生率与引流管粗细、抗生素应用与否、术后冲洗与否等有关。10~12F 粗导管置管时胆管炎发生率低。当术后以生理盐水冲洗时,胆管炎发生率低。有文献报道一种可冲洗的引流管,临床观察发现其胆管炎发生率较低。术前术后应用抗生素也可降低术后胆管炎发生率,但也有文献对此持有异议。术后远期发生的胆管炎多是支架堵塞所致,支架阻塞的原因常为浓缩的胆汁、组织碎片、肿瘤在支架两端过度生长所致。支架堵塞时可气囊清理或在原支架腔内再次植入支架。覆膜支架可以防止肿瘤长入支架网眼,堵塞管腔。对既往植入的塑料支架堵塞时,经 PTC 途径以一硬导丝插入十二指肠,再以气囊导管在支架近端扩张可将该塑料支架送入十二指肠,并植入金属内支架。

第十二章　淋巴瘤

第一节　霍奇金淋巴瘤

霍奇金淋巴瘤(Hodgkin lymphoma,HL)曾称霍奇金病,起源于淋巴造血组织,95%以上为 B 细胞起源。HL 分为结节性淋巴细胞为主型霍奇金淋巴瘤(nodular lymphocyte-predominant Hodgkin lymphoma,NLPHL)及经典型霍奇金淋巴瘤(classical Hodgkin lymphoma,CHL)。后者又可进一步分为结节硬化经典型霍奇金淋巴瘤(nodular sclerosis classical Hodgkin lymphoma,NSCHL)、混合细胞经典型霍奇金淋巴瘤(mixed cellularity classical Hodgkin lymphoma,MCCHL)、淋巴细胞消减经典型霍奇金淋巴瘤(lymphocyte-depleted classical Hodgkin lymphoma,LDC HL)和富于淋巴细胞经典型霍奇金淋巴瘤(lymphocyte-rich classical Hodgkin lymphoma,LRCHL)。NLPHL 的基本特征是病变中存在淋巴细胞和组织细胞,CHL 则是炎性背景中存在 RS 细胞。NLPHL 病程进展缓慢,即使复发也可保持良好的治疗反应,预后优于 CHL,早期病变(ⅠA 期或ⅡA 期)推荐适度化疗联合缩野的侵犯野放疗。CHL 及ⅠA 期或ⅡA 期之外的 NLPHL 则需综合治疗。

在欧美国家,HL 有两个发病高峰年龄,近 30 岁和 50~60 岁,但我国患者仅有一个发病高峰年龄(40 岁左右),发病率也明显低于欧美,仅占淋巴瘤的 10%~15%。HL 病因不明,可能与遗传、EB 病毒感染等有关。NSCHL 大多见于年轻女性,其余各种类型均多见于男性。HL 主要原发于淋巴结和胸腺,很少原发于其他部位。

一、临床表现

大多数 HL 患者初发症状为颈部或纵隔淋巴结肿大,随着疾病进展逐渐侵袭其他部位。HL 患者常见的 B 症状包括发热、盗汗、6 个月内体质量减轻超过 10%。大多患者初次诊断时并不伴有 B 症状,仅 20%~30%的患者伴有 B 症状。

二、分期及不良预后因素

2014 年世界淋巴瘤大会(LUGANO)会议以来,HL 分期强调在 Ann Arbor 分期基础上结合 PET-CT 检查。德国霍奇金淋巴瘤研究组(GHSG)和欧洲癌症研究与治疗组织(EORTC)分别提出了 HL 患者的不良预后因素。目前尚无定论哪种预后模型更优。2018 版美国国家综合癌症网络(NCCN)指南将 HL 患者分为 3 组:早期良性(Ⅰ~Ⅱ期不伴不良因素);早期不良因素[Ⅰ~Ⅱ期伴任何不良因素,不良因素包括大纵隔(肿块最大径/胸腔最大径>0.33cm、巨大肿块>10cm、B 症状、红细胞沉降率(ESR)≥50mm/1h、结外受累及>3 个淋巴结区受累];以及晚期病变(Ⅲ~Ⅳ期)。对于晚期(Ⅲ~Ⅳ期)HL 患者,危重症感染患者(IPS)评分对患者预后有指导性意义。

三、治疗

目前大部分患者接受 ABVD 方案(多柔比星+博来霉素+长春新碱+达卡巴嗪)作为一线治疗方案疗效较好,治愈率可达80%。但仍有约20%的 HL 患者难治或复发,成为临床治疗的难点及挑战。近年来随着精确放化疗及靶向药物、免疫治疗等新技术、新药物的应用,HL 的治疗取得了快速进展。

1.早期 HL 一线治疗　由于 HL 好发于青年且可治愈,放化疗带来的不良反应和继发肿瘤风险很大程度上影响了患者的远期生存质量,因此在保证疗效的基础上减少放化疗疗程和剂量成为早期 HL 临床研究的重点。近年来提出用更精确、不良反应更低的累及部位放疗(ISRT)取代传统的累及野放疗(IFRT),然而仍无大型随机对照试验证实前者的优势。

(1)预后良好组:对于早期预后良好的 HL,2 个周期 ABVD 方案序贯 20Gy IFRT 是当前被广泛接受的综合治疗模式(CMT)。德国霍奇金研究组 HD7 和 HD10 试验更新数据显示,CMT 的 15 年无进展生存(PFS)显著优于扩大野放射治疗(EFRT),而 2 个周期 AB-VD 方案序贯 20Gy IFRT 组的 10 年 PFS 和总生存(OS)与 4 个周期 ABVD 方案序贯 30Gy IFRT 相比表现出非劣效性。而依据多项大型临床试验结果,中期 PET-CT 评估阴性未行放疗的疗效仍劣于 CMT,主要表现为复发风险增高。

(2)预后不良组:对于早期预后不良的 HL,HD8 及 HD11 更新数据表明在远期 PFS 方面,EFRT 较 IFRT 无优势,BEACOPP 方案(博来霉素、依托泊苷、多柔比星、环磷酰胺、长春新碱、丙卡巴肼、泼尼松)较 ABVD 方案无优势,4 个周期 ABVD 方案序贯 30Gy IFRT 组优于 20Gy 组,BEACOPP 方案后 IFRT 高、低剂量组差异无统计学意义。由此提示中等强度的化疗方案或许可以减少放疗剂量。H9-U 试验证实 4 个周期 ABVD 方案序贯 IF-RT、4 个周期 BEACOPP 方案序贯 IFRT 与 6 个周期 ABVD 方案序贯 IFRT 相比均无劣势,但 BEACOPP 方案的不良反应更多。HD14 试验显示,与传统的 4 个周期 ABVD 方案联合放疗相比,2 个周期 BEACOPP 增强方案序贯 2 个周期 ABVD 方案联合放疗在肿瘤控制方面效果更好。因此 4 个周期 ABVD 方案序贯 30Gy IFRT 是早期预后不良 HL 的标准治疗,但对于年龄<60 岁耐受性较好患者,中高强度的化疗方案序贯放疗是更优选择。

综上,ABVD 方案序贯 IFRT/ISRT 是早期 HL 的基本治疗模式,在充分权衡疾病控制和治疗相关不良反应的基础上,可个体化地调整放化疗强度。

2.晚期 HL 一线治疗

(1)化疗:晚期 HL 通常采取系统性化疗,放疗仅限于化疗后有残留病灶的患者。ABVD 方案仍是目前广泛使用的一线治疗方案,然而国际预后评分(IPS)高危患者的疗效劣于低危患者。一项包括 9993 例患者的系统回顾和荟萃分析显示:BEACOPP 增强方案的 OS 在所有化疗方案中显示出明显优势,5 年 OS 率较 ABVD 方案高10%。HD15 试验将 2182 例 18~60 岁晚期 HL 患者随机分为 8 个周期、6 个周期 BEACOPP 增强方案和 8 个周期 BEACOPP-14 方案三组,中位随访 102 个月,6 个周期 BEACOPP 增强方案的有效性和安全性最佳。此外根据治疗中期疗效动态调整治疗方案也是近年 HL 一线治疗的热点。在西南肿瘤协作组的 S0816 试验中,2 个周期 ABVD 方案后评估 PET-CT(PET2)阴性者继续 4 个周期 ABVD 方案治疗,PET2 阳性者更换为 6 个周期 BEACOPP 增强方案治疗,更新数据显示患者的 5 年 OS 率仍然很高(94%)。尽管历史数据表明 PET2 阴性者预后良好,但仍有近 25% 的患者复发,表明 PET-CT 指导下的 ABVD 标准一线治疗方案在晚期 HL 中存在一定局限性。PET2 阳性者的 PFS 优于历史数据,但继发恶性肿瘤的发病率较高。HD0801 试验则提示 PET2 阳性者受益于包含异环磷酰胺挽救化疗后的自体造血干细胞移植(ASCT)。PET2 阴性患者可不应用博来霉素,从而避免肺毒性。

(2)Brentuximab vedotin(BV)、nivolumab(nivo)联合 AVD 方案:BV 是一种靶向 CD30 的抗体耦合药物,选择性地将抗微管蛋白药物 MMAE 传递给 CD30$^+$细胞,从而诱导细胞凋亡。鉴于 BV 在 ASCT 失败后 HL 患者中的高效性,FDA 在 2011 年批准其单药治疗复发难治性 HL。ECHELON-1 是一项旨在比较 BV+AVD 方案和 ABVD 方案作为初治晚期 HL 患者一线治疗的随机Ⅲ期试验,数据表明 BV+AVD 方案的 2 年 PFS 率优于 ABVD 方案,且在亚组分析中,IPS 4~7 分的高危患者尤其受益于 BV+AVD 方案。2018 年 3 月,FDA 批准 BV+AVD 方案作为Ⅲ、Ⅳ期 HL 的一线治疗方案。此外,比较 BrECADD 方案(BV、依托泊苷、环磷酰胺、多柔比星、达卡巴嗪和地塞米松)和 BEACOPP 增强方案治疗晚期 HL 的随机Ⅲ期试验正在进行中。Nivo 是靶向程序性死亡受体 1(PD-1)的免疫检查点抑制剂,Check Mate 205 试验中,nivo 单药序贯 nivo+AVD 方案治疗初诊晚期 HL 的完全缓解(CR)率为 67%,9 个月的 PFS 率为 94%,3~4 级不良事件的发生率为 59%,包括中性粒细胞减少(49%)和发热性中性粒细胞减少(10%),未见明显肺毒性。

3.老年 HL 一线治疗　大约 1/3 初诊 HL 患者年龄≥60 岁,与年轻患者相比,老年 HL 诊断时为晚期病变、有 B 症状及 EB 病毒阳性的患者较多。此外,老年患者体能状态差,并发症多见,预后往往较差。加之放化疗相关损伤,此类患者的 OS 率并不优于一线强化方案。以往纳入临床试验的≥60 岁患者仅占 5%~10%,因此大部分治疗进展仅限于年轻群体。HD13 和 HD10 试验中,287 例早期预后良好老年 HL 患者分别接受 2 个周期 AVD 方案、2 个周期 ABVD 方案和 4 个周期 ABVD 方案序贯 IFRT 治疗,前两组的 CR 率为 96%~99%,3~4 级不良事件发生率相当,而 4 个周期 ABVD 方案组 CR 率为 88%,原因可能是博来霉素相关不良反应导致更多患者死亡。因此,对于老年 HL 的一线治疗,超过 2 个周期的博来霉素不良反应多,疗效有限。目前临床上老年晚期 HL 尚无标准一线治疗方案。HD9 研究表明,对于 66~75 岁的晚期 HL 患者,COPP-ABVD 交替方案和 BEACOPP 方案在 5 年 CR、OS 和无治疗失败生存率方面差异无统计学意义,即使应用 BEACOPP 方案,治疗相关病死率也较高。前文所述的 ECHELON-1 显示老年患者组的 PFS 并未从 BV+AVD 方案中获益,且 BV+AVD 方案组发热性中性粒细胞减少的发生率(37%)较预期更高。德国科隆大学医学院报告了 B-CAP(BV 联合环磷酰胺、多柔比星、泼尼松)方案治疗老年晚期 HL 患者的Ⅱ期临床试验的初步结果,在接受 6 个周期 B-CAP 方案及 PET-CT 阳性残留灶放疗的 48 例患者中,21 例获得 CR,26 例获得部分缓解(PR),客观缓解率(ORR)为 98%。所有 CR 患者、10 例 PR 患者 PET-CT 阴性,2 例患者由于不良反应分别在 4 个周期和 5 个周期后停止治疗。基于 R-CHOP 方案衍生的 B-

CAP 方案在老年晚期 HL 中表现出了良好的有效性和安全性,值得进一步研究。

4.复发难治性 HL

(1)挽救化疗:高剂量化疗(HDCT)后 ASCT 是目前复发难治性 HL(RR-HL)患者的标准挽救治疗。而 HSCT 前的挽救化疗可以减轻肿瘤负荷,且挽救化疗的疗效是 ASCT 预后评价指标之一。然而,由于缺乏前瞻性随机试验,目前尚无挽救化疗方案的选择推荐。BV 单药及 BV 联合各种传统化疗方案[ICE 方案(异环磷酰胺+顺铂+依托泊苷)、DHAP 方案(顺铂+阿糖胞苷+地塞米松)、ESHAP 方案(依托泊苷+顺铂+阿糖胞苷+甲泼尼龙琥珀酸钠)、苯达莫司汀]作为挽救治疗均显示了良好前景。国外学者推荐挽救治疗首选 BV 单药,2 个周期后根据 PET-CT 评估结果再决定是否加用挽救化疗,由此可使一部分患者避免以铂类药物为基础的化疗带来的不良反应,还可筛选出对 BV 敏感的患者,从而决定 ASCT 后 BV 维持治疗的可行性。

(2)PD-1 抑制剂:PD-1 抑制剂在 RR-HL 中展示了良好的疗效,尤其是 ASCT 和 BV 治疗失败的患者。CheckMate 205 试验显示 nivo 在 ASCT 治疗失败后 HL 患者中的 ORR 为 69%,更新数据显示无论是否有 BV 治疗史,nivo 反应率高且持久,后续随访中不断有患者达到 CR。相似的是,KEYNOTE-087 试验中的各组患者无论之前接受何种治疗,是否接受过 BV 治疗,均对 pembrolizumab 具有显著的反应率。国内的两个代表性 PD-1 抑制剂 sintilimab 和 tislelizumab 治疗 RR-HL 的 ORR 分别为 80.4%和 85.7%,数据优于国外同类研究,可能由于国内主要纳入二线化疗失败的患者,而国外主要纳入多线治疗、ASCT 及 BV 治疗失败者,此外 tislelizumab 的 IgG4 重链区可能会减少 Fcγ 受体阳性的巨噬细胞吞噬 PD-1 阳性 T 细胞,从而发挥更强的抗肿瘤活性。PD-1 抗体治疗 RR-HL 的显著特点之一是在疾病进展后治疗(TBP)中的临床疗效。CheckMate 205 中,首次疾病进展至下次系统治疗的中位时间为 TBP 后 8.8 个月,而未接受 TBP 者为 1.5 个月。鉴于长期使用 nivo 可持续降低靶病灶的肿瘤负荷,且依然维持较好的耐受性和安全性,患者可在疾病进展后持续使用 PD-1 抑制剂,除非疾病进展。此外,nivo+BV 作为挽救治疗方案的初步数据鼓舞人心,但仍需远期随访数据证实其有效性。PD-1 抑制剂联合 ICE 方案作为挽救治疗,以及 PD 1 抑制剂作为 ASCT 后巩固/维持治疗的多项临床试验正在进行中。

然而,在 PD-1 抑制剂治疗有效的患者中,仅 12%~30%获得 CR,且部分患者最终仍复发,中位 PFS 时间约为 14.7 个月和 10 个月。在联合治疗中,CTLA-4 单抗 Ipilimumab、nivo 联合 BV 治疗 22 例 RR-HL 的 ORR 为 82%,CR 率为 68%;其中既往接受多线治疗,包括 ASCT 患者的 ORR 为 95%,CR 率为 79%。目前比较 BV+nivo 双药和 BV+Ipilimumab+nivo 三药疗效的随机Ⅱ期试验正在进行中。此外,对于 PD-1 抑制剂单药治疗无反应的 RR-HL 患者,LYSA 中心研究了化疗及化疗联合免疫治疗的疗效,结果表明 67%的患者对治疗有反应,其中化疗联合 PD-1 抑制剂治疗组的反应率高于单用化疗组(86%对 59%),这一结论支持化疗与免疫治疗有协同作用。PD-1 抑制剂联合其他药物如 LAG3 抑制剂、PI3K 抑制剂、组蛋白去乙酰化酶抑制剂等治疗 RR-HL 的研究正在进行中。

(3)新型治疗:Chen 等提出 BV 耐药与 MMAE 抵抗及多药耐药泵表达相关,而环孢素(CsA)能够恢复 BV 耐药细胞内 MMAE 浓度,在小鼠模型中联用 CsA 与 BV 可恢复 BV

的敏感性。2018 年美国血液学年会报道,将 CsA 与 BV 联合治疗原发性 BV 难治性 HL 患者的 ORR 为 67%,CR 率为 33%。此外,标准预处理(FC 方案)后进行抗 CD30 嵌合抗原受体 T(CAR-T)细胞治疗对 RR-HL 具有显著的疗效和安全性。新一代口服选择性 PI3Kδ/γ 抑制剂 Tenalisib 对复发/难治淋巴瘤有高度活性,在 RR-HL 中的疗效也引人注目。

第二节　难治性非霍奇金淋巴瘤

非霍奇金淋巴瘤(non-Hodgkin lymphoma,NHL)是一组在形态学、临床特征、治疗反应及预后上均有较大差异的淋巴系统恶性肿瘤。即使病理类型相同,原发部位不同也会造成临床表现和预后的差异。NHL 来源于经抗原刺激后处于不同分化、发育阶段的 T 细胞、B 细胞、NK 细胞或组织细胞/树突状细胞,实际上是互为独立的疾病。在我国,NHL 约占所有淋巴瘤的 90%,发病率虽有明显的上升趋势,但仍显著低于西方国家。此外,我国 NHL 中滤泡性淋巴瘤(follicular lymphoma,FL)相对少见,T 细胞淋巴瘤相对多见,结外累及多见。

近年来,随着新药的不断问世,基因治疗和生物导弹的应用,以及造血干细胞移植技术的广泛开展,非霍奇金淋巴瘤(NHL)的治疗已取得了瞩目的进展,NHL 已成为一类可以治愈的疾病。但临床上几乎有半数以上的病例,尽管用了各种治疗手段,仍然很难达到完全缓解,甚至有的病例治疗一开始就产生耐药。本节重点对难治性非霍奇金淋巴瘤进行阐述分析,帮助读者了解其诊治策略。

一、耐药机制

肿瘤细胞耐药,从出现耐药的时间可分为:①初治耐药;②获得性耐药。针对化疗药物耐药的多少又可以分为:①单药耐药(SDR);②多药耐药(MDR)。

MDR 是导致肿瘤产生耐药和化疗失败的主要原因之一。MDR 是一个非常复杂的现象,有多种因素与机制共同构成。主要包括 3 种表现形式:①典型 MDR,即多药耐药基因(MDR1)和其编码的细胞膜 P-糖蛋白(P-gP)表达增加;②非典型 MDR,由细胞凋亡的抑制,谷胱甘肽(GSH)解毒酶系统活性增加,DNA 拓扑异构酶 II(Top II)活性降低或结构异常,DNA 损伤后修复能力增强组成;③多药耐药相关蛋白(MRP)基因的过度表达。典型 MDR 作用机制已较明确。

1.MDR 基因与 P-糖蛋白　人类 MDR 基因含有两个基因,即 MDR1 和 MDR2。MDR1 基因的表达产物 P-gP 是引起细胞 MDR 的主要原因。P-gP 是一种由 MDR1 基因编码的具有 ATP 酶活性的跨膜泵,当药物与耐药细胞接触时,脂溶性药物按浓度梯度进入细胞,与 P-gP 结合,同时水解 ATP 获得能量,将药物由细胞内泵出,细胞内药物质量浓度不断下降,最终产生耐药。Miller 等报道复发耐药 NHL 的 P-gP 阳性率高达 64.0%。国内学者报道,MDRmRNA、P-gP 在初治 NHL 的阳性率 8.0%~9.6%,复发难治性 NHL 阳性率 60.0%~79.2%,且 MDR mRNA 和 P-gP 阳性组的化疗效果明显低于阴性组。

2.凋亡基因与耐药　肿瘤耐药的原因之一是凋亡受阻。对凋亡状态的研究多集中在凋亡控制基因 Bcl-2、p53 等。Bcl-2 是一种新型的原癌基因,通过阻断细胞凋亡来影响细胞生存,研究发现其编码的 P26-Bcl-2 高表达,可引起肿瘤细胞对凋亡的抵抗,阻止阿霉素(ADM)、长春新碱(VCR)、糖皮质激素等多种药物及 X 线诱导的细胞凋亡,表现出更强的耐药性。有报道,60 例高度恶性淋巴瘤中,P-gP、P26-Bcl-2 的表达分别为 25.0%和 40.1%,共同表达阳性的 NHL 3 年无病生存期(DFS)明显低阴性组(15.3%vs.48.5%)。

二、耐药防治

耐药防治的原则是"辨证施治"。对于化疗敏感的中、高度恶性淋巴瘤,首程治疗宜尽可能采用较强烈化疗争取完全缓解(CR)(一般应>2 个周期、总数最少达 6 个周期),然后予以足够巩固治疗而不作维持治疗,以免无助于延长生存却增加不良反应。对某些低度恶性淋巴瘤则宜用较温和方案而不用过分强烈药物,以免损伤免疫功能、破坏机体与肿瘤之间相对平衡而促进肿瘤生长。对惰性淋巴瘤,有时甚至可密切观察,待肿瘤肯定发展时再治疗,这样能使患者生存期延长。然而对那些初治耐药的病例和因违反化疗原则而产生耐药的患者,研究逆转耐药的对策显得十分必要。

三、难治性 NHL 的诊断

关于难治性 NHL 的诊断尚无统一的标准。综合国内众多学者提出的诊断依据,编者拟订了难治性淋巴瘤的诊断草案:①经标准方案化疗 2 个周期肿瘤缩小不足 50%或病情进展;②经标准方案化疗达 CR,但半年内复发者;③2 次或 2 次以上复发者;④造血干细胞移植后复发者;⑤转化型的侵袭性淋巴瘤;⑥MDR1mRNA/P-gP170、Bcl-2/P26-Bcl-2、p53 表达阳性者;⑦高度侵袭型 NHL(burkitt 淋巴瘤,burkitt 样淋巴瘤,淋巴母细胞淋巴瘤,套细胞淋巴瘤,T/NK 细胞淋巴瘤)。

四、难治性 NHL 的治疗方法

国内外治疗难治性 NHL 的方法有:①增加化疗药物剂量;②改变用药途径;③改变化疗方案;④应用新药;⑤耐药逆转剂的应用;⑥生物免疫疗法;⑦造血干细胞移植;⑧其他。

1.增加化疗药物剂量

(1)国内外报道以大剂量阿糖孢苷(Ara-c)2.0~3.0g/m^2,1~3 天为主方案的疗效:CR 为 29.6%~42.0%,总有效率(OR)为 44.0%~78.5%。

(2)以大剂量异环磷酰胺(IFO)为主的方案的疗效:CR 为 17.4%～40.9%,OR 为 55%~85%,IFO 为 1.5~2.0g/m^2,用 1~5 天,静脉滴注,美司那(mesna)为 IFO 的 20%。

(3)大剂量顺铂(PDD)为主方案的疗效:CR 为 22.5%～35.0%,OR 为 55.0%～65.9%。PDD 100mg/m^2,第 1 天,连续静脉滴注 24 小时。

2.改变用药途径　肿瘤细胞持续性暴露于低浓度的天然产物类物,其 MDR1 表达比暴露于 24 小时高浓度中低 10 倍以上,可能是导致 P-gp 的 ATP 耗竭,使细胞内的药物外溢减少,从而提高细胞内的药物浓度,起到增强抗肿瘤的作用。

陆建伟报道用表柔比星(E-ADM)(15mg/m^2)、VCR(0.4mg)、足叶乙甙(VP-16)(50mg/m^2),连续96小时输注治疗难治性NHL 26例,OR达57.7%,总的缓解期3~22个月,且所有病例均为用常规E-ADM、VCR、VP-16联合化疗方案治疗无效或复发难治性病例。国外报道用美罗华+EPOCH方案(VP-16、泼尼松、长春新碱、环磷酰胺、阿霉素)治疗复发的转化型B-NHL,方案中ADM、VP-16、VCR为72小时连续输注,OR 69%,中位生存期14.5个月,预计2年生存率49%。我院应用低浓度连续96小时VAE方案治疗难治性非霍奇金淋巴瘤10例,均比常规治疗疗效明显提高。

3.改变化疗方案 难治性非霍奇金淋巴瘤确实无标准的、有效的解救化疗方案。但对开始化疗就表现出耐药,可考虑改变化疗方案,使用与开始化疗无交叉耐药的方案,包括某些新药的应用,有望使部分患者得到缓解。近几年来多用不含蒽环类药物的化疗方案,如IMVP-16、MINE、IEPD、CEPD、ICE、CHASE、ESHAP、NEP、HDAP等方案,有效率30%~70%,但长期生存率不足10%。

4.应用新药

(1)以健择为主的方案。CR达34%左右,OR为69.5%~78.1%。国内报道,健择1000mg/m^{2}静脉滴注(>30分钟),在第1天和第8天使用,PDD 50mg/d,1~3天静脉滴注,VP-16 100mg/d静脉滴注,1~3天,泼尼松60mg/m^2,1~5天,顿服,28天为1个周期。连续治疗2个周期,CR 34.4%,OR 78.1%。马树栋等报道,健择1000mg/m^{2}静脉滴注(>30分钟),第1天和第8天使用,PDD 50mg/d,1~3天静脉滴注,泼尼松60mg/m^2,1~5天,顿服,3~4周为1个周期,治疗3个周期以上,CR 33.3%,OR 73.1%。国外报道,健择1000mg/m^{2}静脉滴注(>30分钟),第1天和第8天使用,顺铂75mg/m^{2}每天1次,21天为1个周期,治疗23例复发耐药的淋巴瘤,CR 4例,OR 69.5%。

(2)兰州军区兰州总院,以诺维本(NVB)为主的方案的疗效:OR达52.9%~81.48%。NVB 25mg第1天和第8天使用,PDD 50mg,第2~4天,VP-16 100mg,第1~5天,28天为一个疗程,治疗6个周期以上,CR 29.63%,OR 81.48%。胡永军等报道,NVB 10mg+生理盐水50mL,锁骨下静脉快速推注,NVB 60mg+生理盐水240mL,静脉滴注,2mL/h,持续滴注24小时,连用5天,IFO 1.28/m^2,第1~5天,结果:22例患者治疗>6个周期,CR 27.3%,PR 59.1%,OR 86.4%,认为可作为CHOP耐药的首选补救方案。

(3)温州医学院附属医院以紫杉醇为主的方案的疗效:紫杉醇135mg/m^2,静脉滴入结合常规COP方案,CR达55.4%,OR达69.8%。

(4)楷莱单一用药剂量为20~45mg/m^2,如果与其他药物联合用药,其他药物剂量下调。国外多中心研究报道,34例复发性或顽固性T细胞淋巴瘤(Ⅰ~Ⅳ期)接受楷莱单一化疗,15例患者1个疗程后出现CR或临床完全缓解(CCR)。11例部分缓解、2例稳定、2例进展。OR达78.5%。

(5)以氟达拉宾为主的方案的疗效:国外有学者报道,氟达拉宾+Ara-c,配合PDD 96小时,持续静脉点滴,OR达48%。国内医院应用楷莱、氟达拉宾为主的方案也收到了良好的疗效。

5.耐药逆转剂的应用 体外实验已经证明逆转MDR的药物有:①钙离子阻滞剂,如维拉帕米;②钙调素抑制剂;③环孢素;④奎尼丁类;⑤异戊二烯类等物;⑥去污剂;⑦类固醇激素;⑧GSH 合成酶抑制剂,如 BSO;⑨GSH 转移酶的抑制剂,如依他尼酸;⑩单克隆抗体。目前,临床用于淋巴瘤 MDR 的药物有环孢素、维拉帕米、三苯氧胺等。侯梅报道用环孢素+三苯氧胺逆转 NHL 的 MDR,OR 达 72.7%(对照组为 43.5%)。国外报道用维拉帕米逆转 NHL 的 MDR,化疗有效率达 72.0%。

6.生物免疫疗法

(1)CD20 单克隆抗体:美罗华是 CD20 的单克隆抗体,实验已经证明美罗华可提高肿瘤细胞对化疗的敏感性和逆转肿瘤耐药。由于美罗华能够启动细胞凋亡,抑制淋巴瘤细胞株增生,其活性不依赖于细胞周期,有很好的应用前景,对于复发的 CD20 阳性的 B 细胞低、中度恶性 NHL 有很好的疗效。用调整剂量的 EPOCH-美罗华Ⅱ期临床研究,治疗 18 例高危大细胞淋巴瘤,CR 89%,PR 11%,中位随访 9.3 个月,PFS 89%,总生存率 75%。国外报道 24 例高危侵袭性 NHL 自体或异体造血干细胞移植后 47 天,加用美罗华进行治疗,减少了移植复发的危险,其中 9 例移植后未达到 CR 的患者加用美罗华后达 CR,中位随访 12 个月,2 年 OS 及 DFS 分别为 88%、55%。国内对 17 例难治性 NHL 或 ASCT 的复发的 NHL 用美罗华治疗结果显示,对美罗华的总反应率 53%,4 例 CR,5 例 PR,中位 PFS13 个月,认为美罗华对移植后复发的、耐药难治的 NHL 是有效的,且耐受性很好。

(2)Bexxar:Bexxar 是由 CD20 单抗和 1311 结合的新型免疫治疗药物,实现以肿瘤为靶向的放射治疗,使得肿瘤组织的放射量高于正常组织的 10 倍,达到最佳的肿瘤杀伤效应。国外报道在 53 个科研机构用 Bexxar 治疗 365 例难治复发 NHL,包括美罗华失败的患者,取得了较好的效果,273 例可评价病例中,OR 58%,CR 27%。国外报道对初治失败及化疗耐药复发的进展性 NHL 23 例,用 Bexxar 继以大剂量化疗及 APBSCT 治疗,CR 57%,OR 78%,中位随访 12 个月,1 年生存率 60%,认为对初治耐药及难治复发的进展 NHL 是极有希望的治疗手段。张军一等用美罗华治疗难治复发 NHL 9 例,CR 3 例,PR 4 例,SD 2 例,无治疗相关死亡病例。

(3)肿瘤坏死因子(rhTNF-NC):国内医院用 rhTNF-NC 治疗 NHL 取得了良好的效果。联合化疗 BACOP+TNF 治疗 NHL 22 例,CR 达 30%,OR 达 70.59%,较对照组 OR 明显提高(单用化疗组 44.4%)。

7.造血干细胞移植 有学者用 HD-CT+ABPSCT 及治疗 46 例复发难治性 MHL。结果提示 HD-CT+APBST 对复发的、IPI 属低与低中危的难治性 NHL 有效,而对中与中高危难治性 NHL 几乎没有意义。国外学者用 HD-CT+APBSCT 治疗 13 例难治性 NHL,中位随访 36 个月,OR 66.6%。

国内学者用交替半身照射法治疗 7 例复发性 NHL,随访 6~26 个月均生存,但接受本方法治疗前均经联合化疗达症状消失,淋巴结消失 10~12 周。有人报道用到非冷冻的 AHSCT 治疗 4 例难治性 NHL,无病生存 8~57 个月。我院应用 CBV+ APBSCT 治疗难治性 NHL 16 例,无病存活 6~72 个月。

8.其他 抗血管生成剂反应停已经广泛应用于抗肿瘤治疗,砷剂(As_2O_3)作为凋亡诱导剂治疗多发性骨髓瘤(MM)收到良好效果,我院应用反应停及 As_2O_3 治疗难治耐药的 NHL 也取得了一定的效果。

五、难治性 NHL 治疗策略的建议

对于高度侵袭性的 NHL,初治即应加大化疗剂量,缓解后尽早行造血干细胞移植。对原发耐药的 NHL,选择新药、生物免疫治疗或者行异基因造血干细胞移植。获得性耐药 NHL,采用二线化疗方案、加大化疗剂量、改变化疗途径、逆转耐药及生物免疫治疗,治疗有效后也应尽早行造血干细胞移植。耐药逆转治疗:应加强对化疗药物耐药机制的研究,以采取相应的逆转对策。有条件的单位应进行 MDR 基因与 P-糖蛋白、Bcl-2、p53 等因子的测定。环孢素 A(CsA)参考剂量 5mg/(kg·d)连用 5~7 天,有条件者应监测 CsA 血药浓度。

目前国内尚无难治性 NHL 的诊断标准及大样本的资料。进行大样本的观察、多中心协作,有利于探讨 NHL 的相关发病因素、制订诊断标准和治疗的策略、客观评价新方法的疗效,提高我国难治性 NHL 的治疗水平,为患者造福。

第三节　套细胞淋巴瘤

套细胞淋巴瘤(mantle cell lymphoma,MCL)是起源于淋巴结套区的 B 细胞淋巴瘤,世界卫生组织(Word Health Organization,WHO)淋巴瘤分类将 MCL 定义为侵袭性淋巴瘤,是一种独特的淋巴瘤亚型。MCL 占非霍奇金淋巴瘤(non-Hodgkin´s lymphoma,NHL)发病率的3%~10%,好发于中老年人,中位发病年龄为 67 岁,男性多见。MCL 具有特征性染色体易位 t(11;14),可导致细胞周期蛋白 D1(cyclin D1)过表达,以淋巴结起病常见,初诊时多为Ⅳ期,胃肠道、脾脏、骨髓受侵多见,临床病程多呈侵袭性,且预后差。采用传统化疗方法进行初始治疗虽缓解率高,但常出现早期复发,中位生存期为 3~5 年。10%~15%的 MCL 患者呈现惰性、慢性病程。

一、套细胞淋巴瘤相关基因

MCL 多发生 t(11;14)易位,将 CCND1 融合基因并入免疫球蛋白重链(immunoglobulin heavy chain,IgH)基因座,致 cyclin D1 过表达,延续了 NOXA 的稳定性,且导致细胞周期蛋白依赖性激酶4(cyclin dependent kinases4,CDK4)异常活化。研究发现,MCL 中存在对硼替佐米耐药的细胞株,而奥利司他和 MLN4924 对这种细胞株治疗有效,原因在于 NOXA 在奥利司他和 MLN4924 这两种药物作用下被泛素化降解,稳定性被破坏。

叉头蛋白 M1(fork head box protein M1,FoxM1)是一种促癌转录因子,参与肿瘤细胞的增生、血管生成、侵袭和转移。研究发现 FoxM1 是 MCL 治疗的靶点之一,在 50 例初治 MCL 患者标本中发现 FoxM1 表达率为 82.3%,且 FoxM1 抑制剂能较广泛地抑制 MCL 细胞株生长,其在 MCL 患者中的治疗价值值得进一步研究。

国外学者研究了 MCL 患者标本二代测序结果中易突变的基因(即 CCND1、ATM、KMT2D、TP53、NOTCH1、NOTCH2、BIRC3 和 WHSC1),单变量分析显示 TP53 突变提示预

后不良;多变量分析显示 TP53 和 NOTCH1 均与不良预后相关,患者的总生存(overall survival,OS)和无进展生存(progression free survival,PFS)时间均显著缩短。

Mg^{2+} 依赖性蛋白磷酸酶 1δ(protein phosphatase magnesium-dependent 1δ,PPM1D)是抑制 P53 的癌蛋白,或可成为 MCL 的治疗靶点。MCL 细胞中 PPM1D 信使 RNA 水平高于正常 B 淋巴细胞,PPM1D 抑制剂 GSK2830371 利用 P53 介导的信号发生转导,导致 MCL 细胞死亡,增加 MCL 细胞对硼替佐米和多柔比星的敏感性。

黏膜相关淋巴样组织淋巴瘤易位蛋白 1(mucosa-associated lymphoma translocation 1,MALT1)由黏膜相关淋巴瘤易位基因 1 翻译生成,是一种受体介导的核因子-κB(nuclear factor-κB,NF-κB)信号通路的激活成分。研究显示,存在 NF-κB 信号通路活化的 MCL 细胞株多发生伊布替尼耐药,且这类细胞株中存在 MALT1 蛋白异构。有研究发现,小鼠 MCL 模型中敲低 MALT1 后肿瘤生长显著被抑制,MALT1 蛋白受到抑制后 MYC 基因表达下调。进一步探究 MALT1 蛋白的免疫学功能有助于 MCL 的治疗。

二、套细胞淋巴瘤的诊断与鉴别诊断

1.MCL 的诊断 MCL 的诊断需要通过组织活检,结合临床表现、形态学、免疫组化检测,甚至需要联合遗传学检测才能做出准确判断。

典型 MCL 由形态单一的小至中等大小淋巴细胞构成,按细胞形态可分为经典型、母细胞样型和多形性变型,其中母细胞样型和多形性变型是 MCL 的侵袭性亚型。其中母细胞样型细胞特点类似淋巴母细胞淋巴瘤,多形性变型细胞形态特点类似弥漫大 B 细胞淋巴瘤(diffuse large B cell lymphoma,DLBCL)。

MCL 的免疫组化特征为 CD5、B 细胞淋巴瘤因子-2(B cell lymphoma 2,Bcl-2)、cyclin D1、CD20 阳性,CD10、CD23 和 B 细胞淋巴瘤因子-6(B cell lymphoma 6,Bcl-6)阴性。如 CD5 或 cyclin D1 阴性,则需通过基因检测进一步确诊。t(11;14)(q13;q32)易位在 MCL 中较为普遍,由此产生 CCND1,从而导致 cyclin D1 异常高表达。少数 cyclin D1 阴性的 MCL 患者 cyclin D2、cyclin D3 异常表达。如 cyclin D1 阴性,上述基因未发生易位,但表现为 MCL 的病理形态,则需检测 SOX11。对于此类 MCL 患者,SOX11 阳性对于确诊尤为重要。最新研究报道,MCL 中罕见存在 MYC 重排,具有 CCND1 和 MYC"双打击"特征。在 MCL 患者的临床诊断中,需进行血液和骨髓检查、全身计算机体层摄影(computerized tomography,CT)或正电子发射体层成像(positron emission tomography,PET)-CT 等全面检查,有症状者需行内镜检查,母细胞样型 MCL 建议检查脑脊液,排除中枢神经系统受累,以明确分期。

2.MCL 的鉴别诊断 MCL 预后差,鉴别诊断尤为重要,特别需要与滤泡性淋巴瘤(follicular lymphoma,FL)、小淋巴细胞淋巴瘤(small lymphocytic lymphoma,SLL)/慢性淋巴细胞白血病(chronic lymphocytic leukemia,CLL)、边缘带淋巴瘤(marginalzone lymphoma,MZL)、DLBCL 和 LBL 等相鉴别。①FL:瘤细胞 cyclin D1 和 CD5 阴性,Bcl-6 和 CD10 阳性;②SLL/CLL:对于 CD23 阳性的 MCL,需结合 CCND1、cyclin D1、t(11;14)及 SOX11 鉴别;③MZL:CD5、CD10、CD23、cyclin D1 和 Bcl-6 阴性,瘤细胞 CD20 和 CD79a 阳性;

④LBL:同母细胞样型 MCL 相鉴别,CD5 和 cyclin D1 在母细胞样型 MCL 中呈阳性表达,TdT 和 CD34 在 LBL 中呈阳性表达;⑤DLBCL:同多形性变型 MCL 相鉴别,形态学相似,需借助 CD5、cyclin D1 和 SOX11 基因检测进一步确诊。

3.预后指标 欧洲 MCL 工作组制订的 MCL 国际预后指数(mantle cell lymphoma international prognostic index,MIPI),包括患者年龄、乳酸脱氢酶(lactate dehydrogenase,LDH)、白细胞计数和美国东部肿瘤协作组(Eastern Cooperative Oncology Group,ECOG)评分四项指标,依据分值由高至低分为高危组(6~11 分)、中危组(4~5 分)和低危组(0~3 分),三组 OS 时间依次为未达到、51 个月、29 个月。MIPI 评分临床应用方便,但肿瘤生物学特性未包含在内。独立于 MIPI 评分的生物学指标 Ki-67 体现了细胞增生情况,对患者预后评判具有重要价值(临界值为 30%)。临床更多应用 MIPI 评分联合 Ki-67 对 MCL 患者进行风险评估。微小残留病(minimal residual disease,MRD)已被证明与 MCL 相关,以评估缓解的质量和预测复发。

三、套细胞淋巴瘤的治疗

1.一线治疗

(1)初诊惰性 MCL 患者的治疗选择:对于早期无症状的惰性 MCL 患者,符合下述 5 种特征者可以选择观察等待:①Ki-67<30%;②最大肿瘤直径<3cm;③LDH 和 β_2 微球蛋白正常;④无 B 症状;⑤组织学上无母细胞样型和多形性变型表现。不列颠哥伦比亚癌症研究中心报道了 440 例初诊 MCL 患者,确诊至初次治疗的平均等待时间为 35 个月,结果证明 延迟治疗的患者中位 OS 时间显著长于即刻治疗组(72.0 个月 vs.52.5 个月,P =0.041)。这提示部分初诊的 MCL 患者选择观察等待,可减轻治疗痛苦,且不影响总体预后。

(2)体能状态好的年轻 MCL 患者的治疗选择:研究证明,高强度的一线 MCL 治疗可以一次性清除肿瘤细胞,减少复发和耐药细胞的产生。Romaguera 等发表了对约 100 例 MCL 患者使用 R-Hyper-CVAD 方案(利妥昔单抗联合大剂量环磷酰胺+长春新碱+多柔比星+泼尼松)和 R-MA 方案(利妥昔单抗联合氨甲蝶呤+阿糖胞苷)交替治疗,10 年数据良好——无事件生存时间为 6.5 年,OS 时间为 13.4 年。R-HyperCAVD/R-MA 方案可以通过改善完全缓解(complete response,CR)和 MRD 的状态获得更深的缓解。但有研究提示该方案移植动员率低,39%~64%的患者因不良反应终止治疗,治疗相关髓系肿瘤的 10 年累积发病率为 6.2%。由于 R-Hyper-AraC 方案(利妥昔单抗联合大剂量阿糖胞苷)利于年轻患者,因此在自体造血干细胞移植(autologous stem cell transplantation,ASCT)前,利用 R-CHOP 方案(利妥昔单抗联合环磷酰胺+多柔比星+长春新碱+泼尼松)和 R-Hyper-AraC 方案交替治疗,12 年随访数据显示约 40%的 MCL 患者达到无进展生存(progression free survival,PFS)。因为该方案不含氨甲蝶呤,患者化疗耐受性较好,所以作为一线方案被广泛使用。

LyMa 试验旨在分析初治年轻 MCL 患者接受 ASCT 后使用利妥昔单抗维持(rituximab main tenance,RM)治疗效果。299 例入组患者(中位年龄为 57 岁)均给予 4 个周期

R-DHAP 方案(利妥昔单抗联合地塞米松+大剂量阿糖胞苷+铂类)治疗,获得 CR 者通过 R-BEAM 方案(利妥昔单抗联合卡莫司汀+依托泊苷+阿糖胞苷+美法仑)进行 ASCT 治疗,未获得 CR、不确定的完全缓解(unconfirmed complete response,CRu)或 PR 患者继续 4 个周期 R-CHOP 方案 2 周后接受 ASCT。完成 ASCT 后所有患者随机分配是否接受 RM 治疗,维持组患者每 2 个月输注 1 次利妥昔单抗,共治疗 3 年,至患者出现复发、进展、严重感染等,甚至死亡。257 例接受 ASCT 患者中有 240 例按照 1:1 随机分为 RM 组和非 RM 组(每组各 120 例),结果显示,RM 组患者无事件生存(event free survival,EFS)、PFS 和 OS 时间均延长。年轻 MCL 患者经 R-DHAP 方案诱导后进行 ASCT 并接受 RM 治疗可考虑作为标准治疗方案。

美国得克萨斯州 MD 安德森癌症研究中心进行了一项 II 期临床试验,该研究分为 2 个阶段,第一阶段为 R-I 方案(利妥昔单抗+依鲁替尼)诱导治疗≤12 个疗程,第二阶段为 R-Hyper-CVAD/MA 方案强化治疗。50 例初治年轻 MCL 患者入组,ECOG 评分为 0~1 分。第一阶段治疗达 CR 患者强化化疗 2 个周期,第一阶段治疗达 PD 或疾病稳定(stable disease,SD)患者强化化疗获得 CR 后巩固 2~4 个周期,治疗结束。截至报道时,通过可评估患者的试验数据,完成诱导治疗的患者均有效且 CR 率为 72%,完成第二阶段治疗的患者 CR 率为 100%。这一研究结果可观,即提供了新的治疗方法,也值得进一步拓展研究。

目前,一线强化疗方案联合 ASCT 虽然可以显著延长 MCL 患者复发时间,但 MCL 仍被认为是不可治愈的疾病,更好的一线治疗方案仍有待探索。

(3)老年 MCL 患者的治疗选择:MCL 的中位诊断年龄为 65 岁。对于老年患者,治疗方案和目的应根据危险因素调整。BR 方案(利妥昔单抗+苯达莫司汀)和 R-CHOP 方案均可用于老年 MCL 患者。有研究表明采用 BR 方案治疗的患者 CR 率显著高于采用 R-CHOP 方案治疗的患者(40%:30%,$P=0.021$),但二者 OS 差异无统计学意义,BR 组患者 3~4 级白细胞减少和感染发生率均显著降低。另有研究显示 CVP 方案(环磷酰胺+长春新碱+泼尼松)疗效劣于 CHOP 方案,甚至弱于苯丁酸氮芥,因此不推荐 CVP 方案作为一线治疗。

研究表明,R-BAC 方案(利妥昔单抗+苯达莫司汀+阿糖胞苷 800mg/m² 连续 3 天)的疗效可观,但 3~4 级血液学不良反应和治疗相关感染率高。因此,国外开展的 II 期临床试验提出 R-BAC500 方案(阿糖胞苷 500mg/m²,第 2~4 天)。57 例 MCL 患者入组,中位年龄为 71 岁,治疗 4~6 个周期。结果显示患者 ORR 为 96%,CR 率为 93%,51% 的患者达到骨髓 MRD 阴性。无维持治疗下 2 年 PFS 率为 81%,OS 率为 85%,且血液学不良反应减少,因此,减低阿糖胞苷剂量是老年 MCL 患者一线治疗相对安全且高效的选择。

硼替佐米是临床常用的蛋白酶体抑制剂,可通过抑制细胞增生发挥抗肿瘤作用,其选择性作用于泛素蛋白酶体途径从而降解细胞内蛋白质。国内学者针对 30 例 MCL 患者开展了一项研究,其中中高危患者居多,中位年龄为 61 岁。给予 6 个周期 VCR-CVAD 方案(硼替佐米+利妥昔单抗+环磷酰胺+多柔比星+长春新碱+地塞米松),获得 PR 的患者接受利妥昔单抗巩固和 RM 治疗。截至报道时,中位随访时间达 7.8 年的 20 例患者中仍有 15 例为缓解状态,且疗效与年龄是否>60 岁无关,此研究结果缓解率持续时间较强化疗联合 ASCT 更长。加入硼替佐米方案可以提高 10% 的患者的 3 年 PFS 率和 OS 率,疗效甚至可与其他更密集型治疗方案媲美。浙江大学医学院的一项Ⅲ期临床研究入组了 121 例无法进行干细胞移植的东亚 MCL 患者,分析 CHOP 方案中的长春新碱被硼替佐米替代后疗效能否提高。结果显示,采用含硼替佐米治疗方案的患者中位 PFS 时间由 13.9 个月延长至 28.6 个月,CR 率提高 16%,CR 维持时间为 30 个月,不良反应可控。

总体来说,年龄是 MCL 预后的重要分层条件,如何进一步研发更加高效低毒的新药或新的治疗方案是目前亟待解决的问题。

2.复发/难治性 MCL 的治疗 北欧淋巴瘤工作组(NCT02460276)临床研究首次发表了关于利妥昔单抗联合来那度胺和伊布替尼治疗复发/难治性 MCL 的结果。研究入组 50 例患者,中位随访时间为 7 个月,其中 29 例可评估疗效,ORR 为 88%,CR 率为 64%,MRD 结果阴性者达 54%。TP53 有无突变对 PFS 和治疗反应均无影响,且不良反应轻。美国 MCL004 研究显示,对于伊布替尼耐受性差或治疗失败的复发/难治性 MCL,来那度胺治疗有效。

有研究提出利妥昔单抗与伊布替尼联用时其抗肿瘤作用减弱,与来那度胺联用时其抗体依赖的细胞介导的细胞毒性(antibody-dependent cell-mediated cytotoxicity,ADCC)增强。研究显示,接受利妥昔单抗联合来那度胺治疗的 44 例复发/难治性 MCL 患者 ORR 为 57%,PR 率为 20%,CR 率为 36%,中位 PFS 时间为 11.1 个月,中位 OS 时间为 24.3 个月,且不良反应可以耐受,利妥昔单抗联合来那度胺治疗 MCL 在临床中有一定的应用价值。

四、治疗套细胞淋巴瘤的新型药物

布鲁顿酪氨酸激酶(Bruton's tyrosine kinase,BTK)是 B 细胞受体(B cell receptor,BCR)信号通路中的一种关键酶,抑制 BTK 即可抑制 B 细胞生长及其功能。已上市用于 B 细胞淋巴瘤治疗的伊布替尼即属于小分子 BTK 抑制剂。zanubrutinib 是另一种强效、高选择性的口服 BTK 抑制剂,基础研究中,该药物在药物动力学和药效活性方面体现优势。有学者分析了 zanubrutinib 治疗复发/难治性 MCL 的效果和不良反应,zanubrutinib 160mg 口服至病情进展或出现不可耐受的不良反应。86 例入组患者中仅 1 例未评估,结果显示 ORR 为 84%,CR 率为 59%,PD 率为 16%。治疗期间出现的不良事件(treatment emergent adverse event,TEAE)多为血细胞减少、上呼吸道感染、皮疹。个别患者因感染、肺部炎症及间质病变停药。zanubrutinib 在这项Ⅱ期研究中显示出较佳的肿瘤抑制作用,患者一般可以耐受,是 MCL 新的治疗药物。

Venetoclax 是 FDA 批准的首个 Bcl-2 小分子抑制剂,Bcl-2 是细胞凋亡中的关键调节因子。国外报道了复发/难治性 NHL 患者长期口服 venetoclax 的疗效,106 例入组患者中,28 例 MCL 患者 2 年 PFS 率为 30%,CR 率为 83%,PR 率为 14%,严重不良事件(serious adverse event,SAE)发生率低。结果显示该药物可以改善 MCL 患者的生存。

嵌合抗原受体 T 细胞(chimeric antigen receptor T-cell,CAR-T)免疫疗法是将患者的

T淋巴细胞分离出来,采用基因工程技术给T细胞添加肿瘤细胞的抗原并激活,加工过的T细胞抗肿瘤活性明显增强,体外扩增后回输给患者。携带特殊抗原的T淋巴细胞特异性攻击人体肿瘤细胞并将其摧毁,目前CAR-T免疫疗法多用于治疗血液系统肿瘤。2019年美国临床肿瘤学会年会上有学者报道9例复发/难治性MCL患者经CAR-T治疗的ORR为78%,该研究入组患者虽少,但患者均口服伊布替尼,并使用过中位5种治疗方案。淋巴瘤的CAR-T治疗中CD19靶点应用广泛,针对CD19不表达或对此靶点CAR-T治疗无效的患者,国内有学者将构建的靶向B细胞激活因子受体的CAR-T用于动物实验并取得了良好的疗效,期待临床研究结果发布。

其他新药研究,如特异性CDK4/6抑制剂palbociclib、PI3Kd激酶抑制剂IN-CB050465、酪氨酸激酶Syk的选择性抑制剂entospletinib(GS-9973)等,在MCL的治疗中均体现了较好的疗效。

参考文献

[1]高春芳,王仰坤.消化系统肿瘤学[M].北京:人民军医出版社,2012.

[2]邵志敏,沈镇宙,徐兵河.乳腺肿瘤学[M].上海:复旦大学出版社,2013.

[3]汤钊猷.现代肿瘤学[M].上海:复旦大学出版社,2011.

[4]孙燕.临床肿瘤学高级教程[M].北京:人民军医出版社,2014.

[5]王明荣,周纯武.中华医学百科全书 临床医学肿瘤学[M].北京:中国协和医科大学出版社,2017.

[6]李兆申,陈汝福,胡先贵.整合胰腺肿瘤学[M].上海:上海科学技术出版社,2015.

[7]邵志敏,沈镇宙,徐兵河.乳腺肿瘤学[M].上海:复旦大学出版社,2013.

[8]程井军.与瘤共存 中西医肿瘤治疗[M].北京/西安:世界图书出版公司,2018.

[9]王居祥,徐力.中医肿瘤治疗学[M].北京:中国中医药出版社,2014.

[10]李文刚.口腔颌面部恶性肿瘤的治疗[M].北京:人民军医出版社,2011.

[11]张叔人.肿瘤免疫治疗进展[M].北京:中国协和医科大学出版社,2017.

[12]中华人民共和国国家卫生健康委员会医政医管局.原发性肝癌诊疗规范(2019年版)[J].临床肝胆病杂志,2020,36(2):277-292.

[13]原发性肝癌的分层筛查与监测指南(2020版)[J].中华肝脏病杂志,2021,29(1):25-40.

[14]中国医师协会肝癌专业委员会精确放疗学组,中国研究型医院学会放射肿瘤学专业委员会肝癌学组,中国研究型医院学会肿瘤放射生物与多模态诊疗专业委员会,中国生物医学工程学会精确放疗分会肝癌学组.原发性肝癌放射治疗专家共识(2020年版)[J].临床肝胆病杂志,2021,37(2):296-301.

[15]林晨,张再重,王烈.美国国家综合癌症网络临床实践指南:胃癌(2020V2)更新要点和解读[J].临床外科杂志,2021,29(1):23-25.

[16]Ⅳ期原发性肺癌中国治疗指南(2021年版)[J].中华肿瘤杂志,2021,43(1):39-59.

[17]赫捷,李霓,陈万青,吴宁,沈洪兵,江宇,李江,王飞,田金徽,中国肺癌筛查与早诊早治指南制订顾问组,中国肺癌筛查与早诊早治指南制订专家组,中国肺癌筛查与早诊早治指南制订工作组.中国肺癌筛查与早诊早治指南(2021,北京)[J].中国肿瘤,2021,30(2):81-111.

[18]国家癌症中心中国结直肠癌筛查与早诊早治指南制定专家组.中国结直肠癌筛查与早诊早治指南(2020,北京)[J].中国肿瘤,2021,30(1):1-28.